關節過度開展的肌力覺醒

給過度軟Q者的修復訓練與瑜伽指南

Too Flexible to Feel Good :

A Practical Roadmap to Managing Hypermobility

瑟莉絲特·佩雷拉
Celest PEREIRA

艾黛兒·布里吉斯
Adell BRIDGES

著

過度柔軟，反而不適

過度柔軟或關節過度活動的人，通常具有極高的柔韌性，甚至能夠前後彎曲關節。他們可能是朋友群中那個略顯笨拙、容易感到疲倦，經常因為某些傷痛而苦惱的人。如果你讀到這裡不自覺點頭，並露出會心的微笑，那麼很可能你也是這些關節過度活動者之一。

關節過度活動影響了約 15% 至 20% 的人群，比左撇子、身高超過 180 公分還要常見。其症狀可能導致從輕微不適到難以忍受的疼痛，並伴隨著焦慮、腸胃問題等各種症狀。由於關節過度活動的表徵多樣，許多人未能及時診斷，使得患者感到迷茫沮喪，並且得面對不少的醫療費用。

在這本書中，Celest PEREIRA 和 Adell BRIDGES 不將關節過度活動視為缺陷，而是看作一項巨大的優勢——只要你能有意識且用心地去應對。他們透過生動的角色設計，解釋這種狀況如何影響你的身體與大腦，並讓這些概念變得更加容易理解與記住。此外，他們還將教你如何保持正確姿勢、強化肌肉結構，並調整生活方式來保護你的柔軟身體，避免傷害。

無論你是否是這樣的柔軟體質，或是瑜伽教練、舞蹈教師、運動指導等專業人士，《關節過度開展的肌力覺醒》都是一本不可或缺的日常訓練指南，幫助你有效管理關節過度活動。

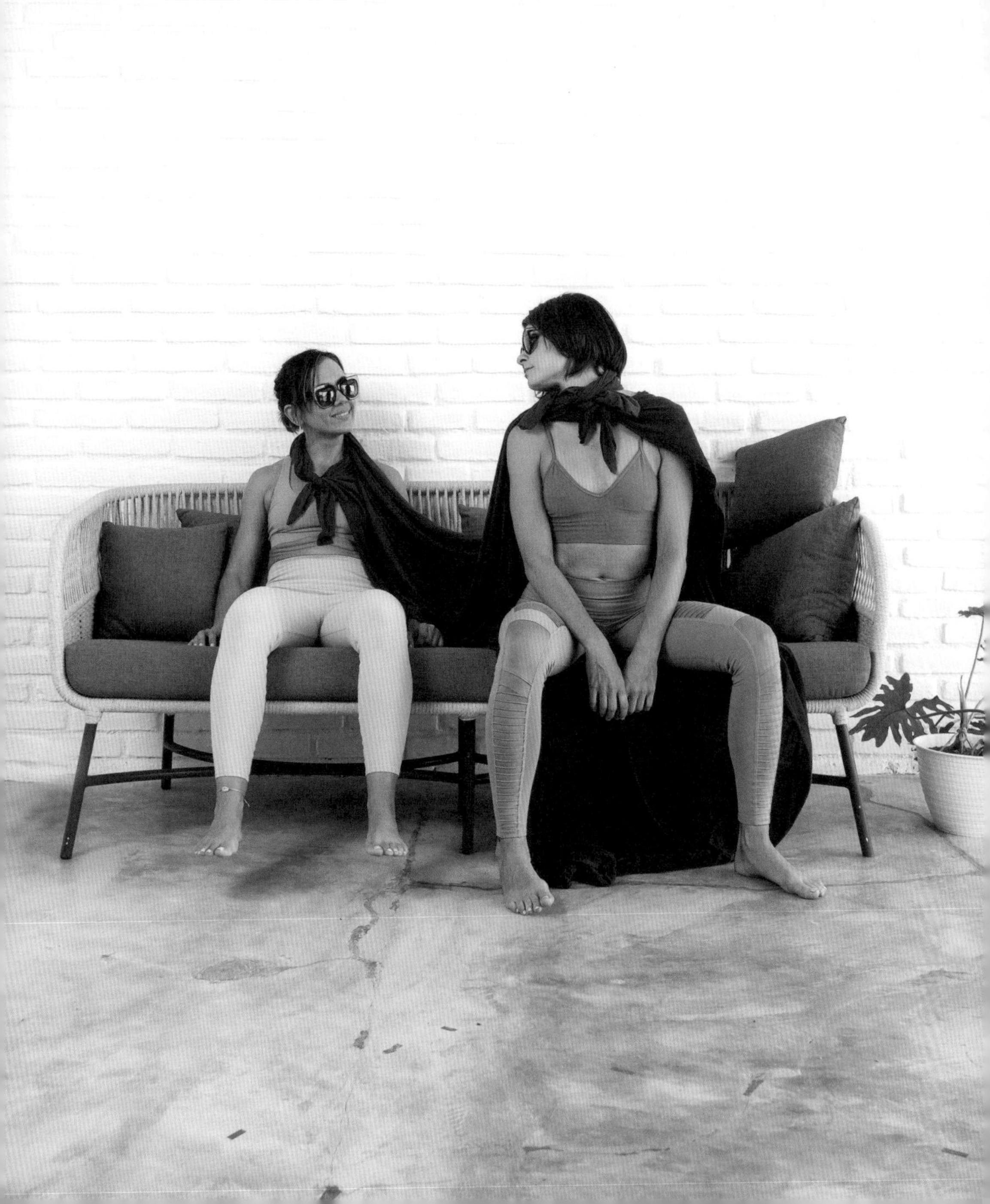

Contents

目錄

序言

我是艾瑞克科布博士，是 Z-Health Performance 的創辦人。我們公司專注於「腦部基礎訓練」或「神經中心訓練」，簡單來說，我們致力於將大腦的運作概念融入健康、健身、疼痛緩解和康復的領域，主要目標是幫助專業人士從傳統的生物力學觀點轉向神經生物力學的視角，來理解身體和動作。

在這段時間裡，我遇到了來自世界各地的數千位出色的人士，包含有醫生、治療師、研究人員、教練、運動員等等。雖然從他們身上我學到了很多，但很少見到像 Celest 和 Adell 這樣的專業人士，對幫助客戶有著如此遠大的願景，願意學習、成長，並在已成功的模式上不斷變革和進步。這也是我非常高興能夠受邀為 Celest 和 Adell 撰寫這篇序言的原因之一。

大約一年多前，我透過 Instagram 認識了這兩位了不起的人物。儘管我對社交媒體一向抱持謹慎的態度，因為網路上不斷充斥著大量錯誤信息，但它仍然能成為一股強大的正向力量。

我第一次接觸他們的工作是透過他們的 Hypermobile Yogis 帳號。我立刻被一些照片和內容吸引，因為這些正好反映了我們對於過度靈活的了解。他們以並排照片展示了「減少」靈活性的對比，並強調這些變化是經過訓練後，所呈現出的改善結果，這激起我對他們這種方法想更深入了解的興趣。隨後，我們展開了整整一年的想法交流，討論如何將神經科學更深層地融入他們已經很卓越的工作中。

那麼，這爲什麼重要呢？

作為一名神經科學專家，我對於不同人群的大腦功能和結構差異有著強烈的興趣。由於曾經有著與專業舞者和世界級體操選手合作的經驗，我已投入大量時間研究關於過度靈活性與大腦之間的相關研究。

事實上，我們已經知道了許多這方面的知識，而且這些知識也極具吸引力。以簡單的結論來說，過度靈活的人他們的大腦與一般人有所差異，這些差異不僅影響到動作，還涉及疲倦、疼痛、焦慮等一系列問題。重點是，如同許多研究一樣，我們該如何將這些知識或資訊應用到實際生活中？

在這本書中，你將找到關於這類問題的一些關鍵性答案。儘管某些內容一開始看起來會覺得有些陌生，但請放心，這些內容都基於可靠的研究和現實生活中的應用經驗。

過去，這群過度靈活性的人長期以來在傳統的訓練方法中被忽視或忽略。這實在是非常遺憾及可惜，因為正如我提到的，研究已經明確表明過度靈活者的大腦與一般人有所差異。這意味著，為這些過度靈活的身體設計出一個專門的、針對性的訓練計劃，對於幫助他們達到無痛且功能正常的狀態至關重要。

在過去一年裡，Celest 和 Adell 基於研究大腦的訓練概念，並將其成功融入他們的個人訓練和指導中，取得了驚人的顯著成果。我非常高興看到他們將這些概念融入這本書中，也非常期待聽到你們應用這些方法在自己訓練後，獲得改變生活的結果。

請持續往目標努力前進

艾瑞克·科布博士

Z-Health Performance 創辦人

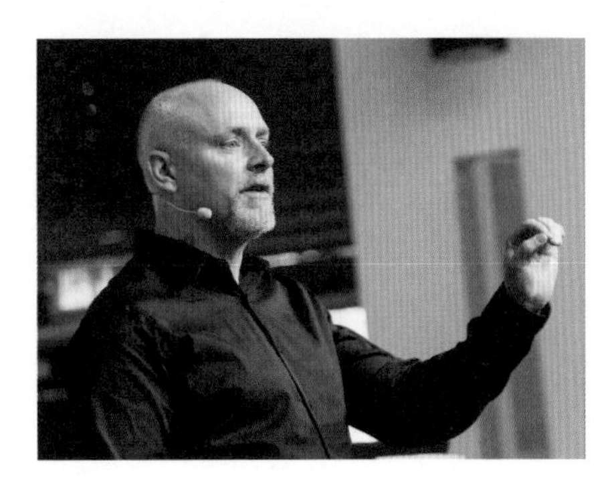

前言

我們身邊有些人擁有超乎常人的能力，而你可能就是其中之一。表面上，這些人看起來像是不起眼的「行走殘骸」。當周圍的人精力充沛、活力無限時，他們卻被疲勞所困住，如同被困在孤島上一般。儘管多年來他們對健康飲食極度注重，卻仍然飽受腸胃問題困擾，比起那些每天都能「順利排便」的朋友們，他們顯得更加無奈。他們是隱藏的英雄，儘管擁有一整套豐富冥想和呼吸技巧來幫助自己達到內心的平靜，卻仍然要忍受令人產生胃痛的焦慮感並奮力對抗。

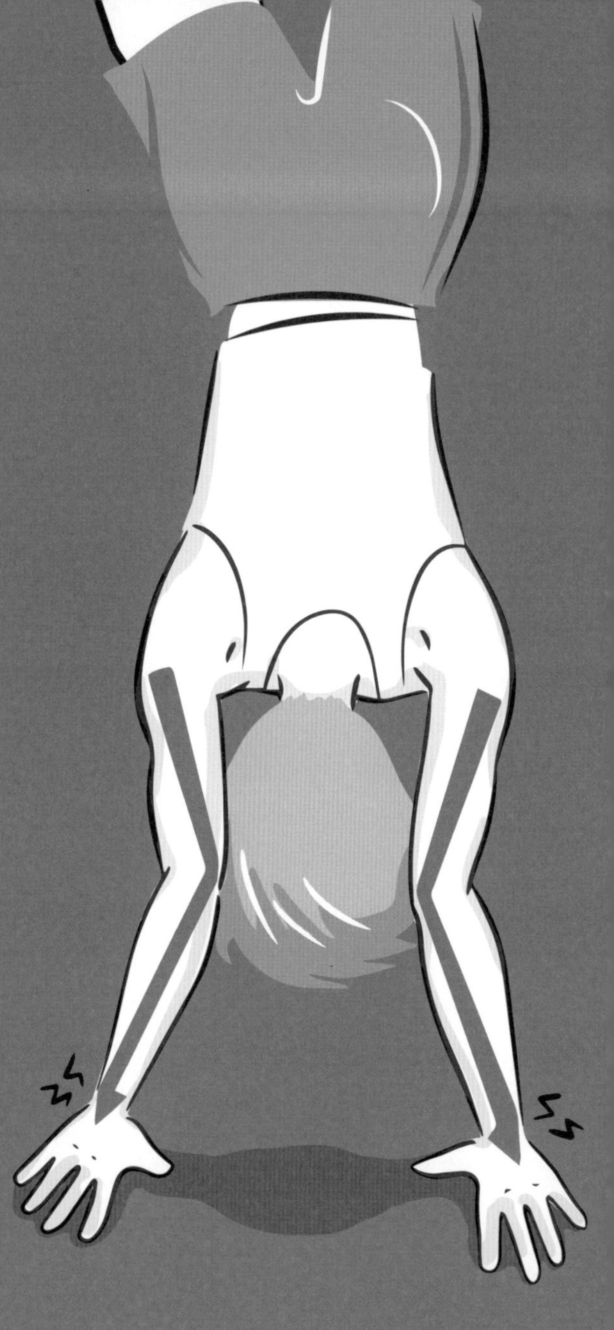

他們常常被醫生、同儕，甚至整個社會側目而視，讓他們感到自己像是疑病症患者或怪胎。但事實上，他們卻無意識地擁有尚未被發掘的超能力。這些人是患有關節過度靈活譜系障礙（簡稱 JHSD 或過度靈活症）的群體，隨著你深入閱讀本書後，你會逐漸明白他們（或許包括你）為何被稱為超人。現在，你只需要知道，如果你拿起這本書是因為你覺得，「太靈活也會不舒服？這聽起來像在說我！」那麼你還沒有確認到自己的症狀。要知道，你不是怪胎，也不是疑病症患者，更絕對不是孤單一人。

什麼是過度靈活症？

過度靈活症是一種譜系障礙，影響約 15% 到 20% 的人口，這比左撇子、身高超過六英尺或擁有第三顆乳頭的人還要常見（由於過度靈活症經常未被診斷或甚至被忽視，所以確切的受影響人數難以掌握）。因此，當你在任何聚會上提起這個話題，甚至是一場滿是醫生的晚宴上，可能會聽到大多數人說：「哇，我從來沒聽說過這個！」（社會上對此障礙疾病的認知缺乏，讓我們感到不寒而慄。）

造成這種現象的其中一個原因，是該疾病的譜系特性難以被人察覺。它不像第三顆乳頭那樣，明顯到每次照鏡子都能清楚看到。此外，譜系障礙對某些人的影響微乎其微，讓他們依然能過著正常健康的生活，而另一些人則可能成為慢性疾病的計時炸彈，面對各種折磨的症狀，說實話，真的非常糟糕。

向 EDS 超級英雄們致敬

那些處於過度靈活症譜系最末端的超人，被診斷為埃勒斯 - 當洛斯症候群（EDS），他們在生活上面對的情況可能非常嚴重。EDS 是一種極其複雜的疾病，這本書的重點不在於深入探討這類病理的醫學範疇。然而，我們希望藉著這本書向所有患有 EDS 的朋友們致以崇高的敬意，因為他們在日常生活中面臨巨大的挑戰，並展現出令人難以置信的勇氣。

EDS 是一種基因突變，會使得身體擁有過度柔韌性，甚至達到極端的程度。這些英雄們經常面臨關節脫臼和骨折、頻繁的瘀傷、內臟和血管問題，甚至有脆弱的眼睛及呼吸困難等多種挑戰，以上所列舉僅是 EDS 的其中幾項症狀。

在往下說明之前，我們想對所有患有 EDS 的讀者說聲抱歉，因為我們未能給予 EDS 應有的關注。或許，如果本書廣受歡迎，我們將獲得資助，為這個被忽視的族群撰寫一本專門的書籍。

經過深入研究後，多數患有關節過度活動譜系障礙（JHSD）的人，會發現自己在這個譜系範圍內的某個位置。有些人對自己不尋常的症狀感到困惑，而有些人則因為龐大的醫療費用而苦不堪言。

那麼，這些處於過度活動症譜系上不同位置的人，看起來是什麼樣子呢？你是否也是其中之一？你怎麼知道呢？如果你是一名瑜伽老師、舞蹈教練或運動教練，想要保護你的學員免受傷害，你該如何辨識這些人呢？

首先，我們認為「關節過度活動」這個名稱並不準確。個人認為這種症狀應該被稱為「關節過度柔軟譜系障礙」。這個族群最明顯的特徵是……沒錯！你猜對了～超級柔軟。通常（但並非都是這樣），他們的膝蓋和手肘會過度伸展（超過 180 度）。他們可能能夠把肩膀脫臼這件事當作派對上的一個小把戲。甚至在地板上玩桌遊時，能像摺紙一樣把自己對摺起來；或是在上瑜伽課時，他們能把頭放到一些不應該去的地方，還有當他們無辜地挖鼻孔時，手指也可能會向後彎曲。

我們稍後會探討那些看似令人印象深刻的彎曲動作，所伴隨而來的其它症狀。現在，有一點是確定的是：我們的「柔軟家族」要麼就逐漸向譜系惡化的邊緣邁進，要麼是採取必要的措施，讓身體有顯著的改善。在這個譜系上的人，沒有停滯不前的選擇；你要麼在進步，要麼在退化。

我們撰寫這本書是為了那些想要駕馭自身柔軟力量的過度柔軟者，目標不僅僅是管理他們的症狀。我們稱那些患有 JHSD 的人為「柔軟族」或「柔軟家族」，他們是這個故事的主角和英雄。因為，他們是正在訓練中的超人。

認識 Adell 和 Celest

我曾經認為生活在疼痛中是正常的。更正一下，我把損壞的膝蓋和不穩定的肩膀視為我運動生涯的戰鬥傷痕。「沒有痛苦就沒有收穫」是我從體操背景中帶來的座右銘，並且一直延續到我的瑜伽練習中。
Adell：

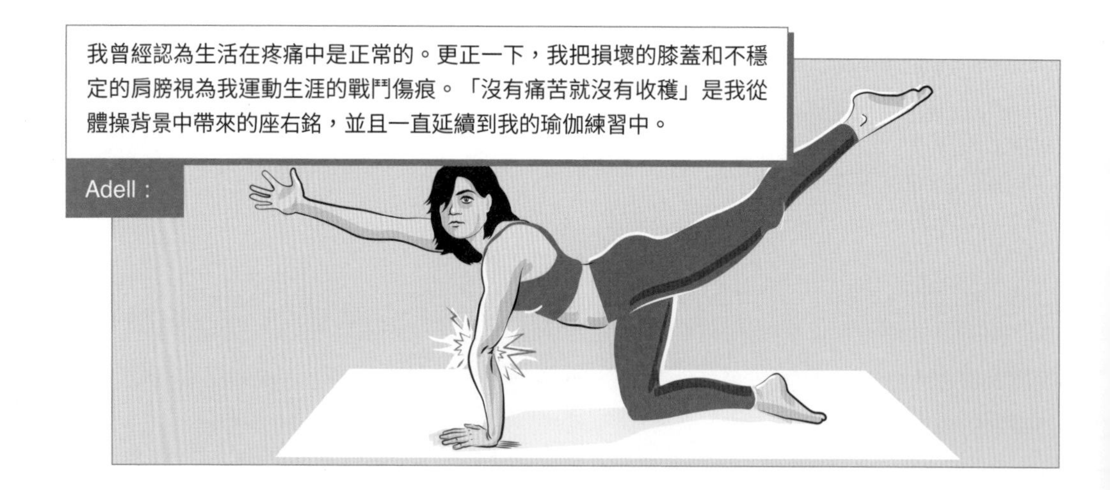

瑜伽成為我挑戰自己彎曲極限的競技場，也是我學會以全新方式體驗自己身體的方式。我學會了聆聽身體的聲音，當然，我也經常忽略了身體的警告（它在痛苦中低聲哀嚎，請求我稍微收斂一下）。

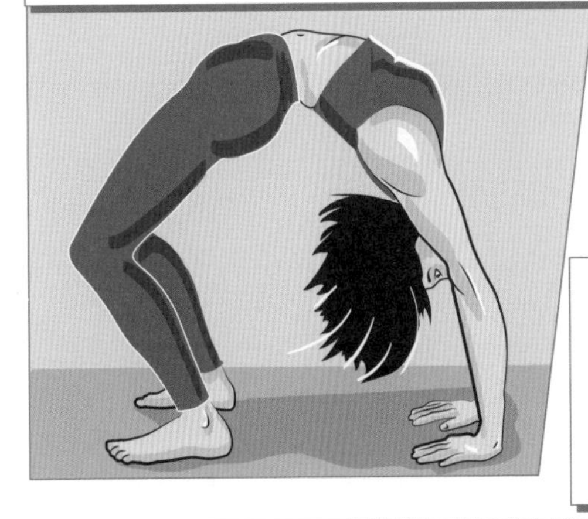

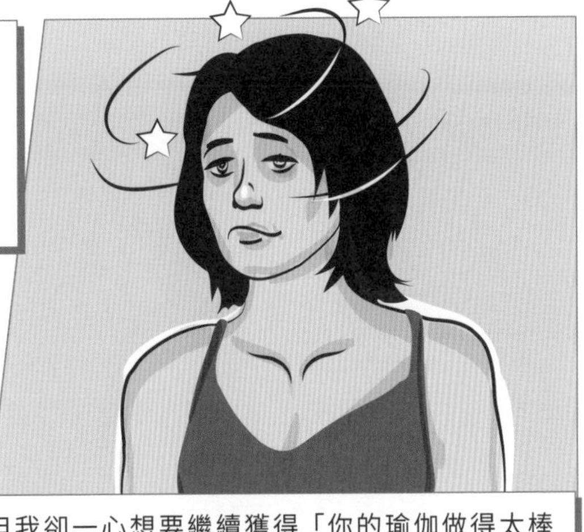

但我卻一心想要繼續獲得「你的瑜伽做得太棒了！」的讚美，同時忽視了逐漸增加各種令人困擾但不致命的問題，例如莫名的劇烈疲勞、奇怪的消化問題，這些問題似乎我的朋友們都沒有遇到，而我的醫生也輕描淡寫地處理。

在我的瑜伽教師訓練中，我幸運地染上了「解剖學狂熱症」，成為世界上最熱衷於搜尋各種運動方法的人之一。有一天，我在 Google 上搜尋了一些我現在已經記不起來的東西，可能是「如何做過度劈腿」或「加深後彎的伸展運動」，結果讓我掉進了關節過度柔軟的兔子洞。當我閱讀到那些症狀時，感覺就像是自己正在檢查一份我原以為只是正常生活的問題清單。

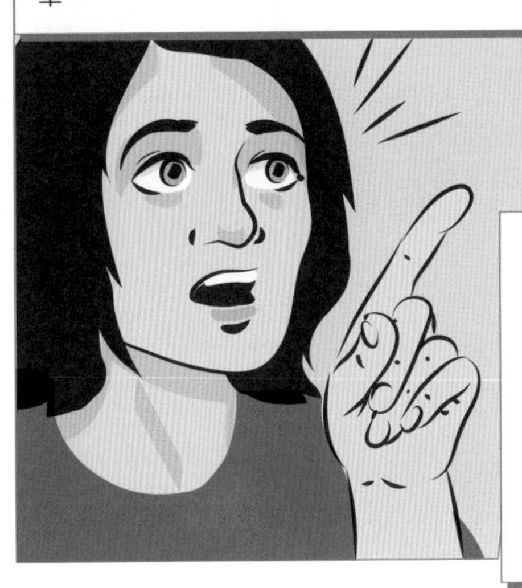

希望我能這麼說，我立刻理解自己在生活和瑜伽練習中，需要做哪些改變來緩解所有症狀。但由於對生物力學的無知和對使用自己身體原有方式的依賴，我仍然面臨漫長的旅程。簡而言之，我還在這條旅程上。不過，改變瑜伽練習方式的抵觸情緒，隨著時間的推移卻變得更加熱衷，因為我已體驗到，將「過度柔軟性」和「過度敏感性」與身體的「力量」和「穩定性」結合起來的超凡感受。

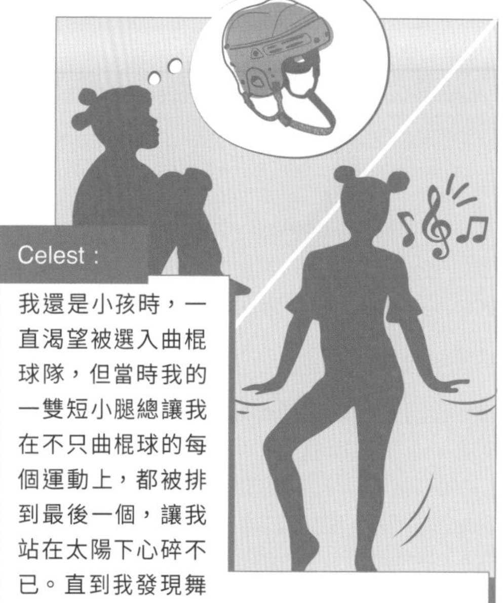

Celest：

我還是小孩時，一直渴望被選入曲棍球隊，但當時我的一雙短小腿總讓我在不只曲棍球的每個運動上，都被排到最後一個，讓我站在太陽下心碎不已。直到我發現舞蹈這個愛好，速度和敏捷性才終於出現在我的生活中。舞蹈成為了我運動的出口，它不在乎我的身高，而且喜歡我那超柔軟的身體。

然而，不論是孩童和青少年時期，我一直經歷著持續的疼痛的困擾，包括明顯的外傷和隨機無法解釋的疼痛。我的腸胃問題非常嚴重，常常讓我在逛街購物時不得不急忙衝向廁所。再加上，我經常因為大大小小的壓力而心跳加速，忍受著焦慮所帶來的困擾。

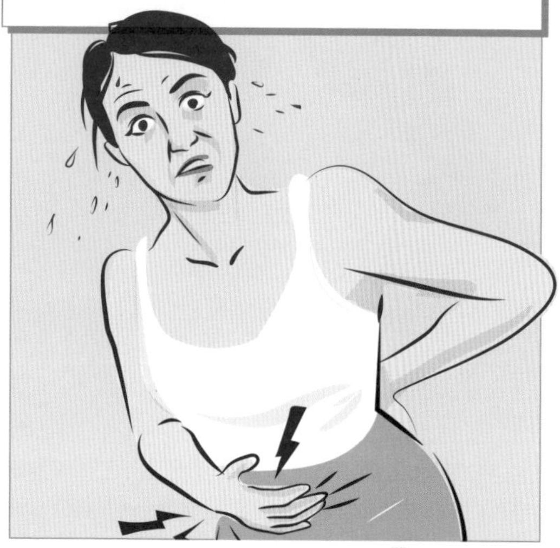

我攻讀物理治療學位的過程中，認識到關節過度鬆弛及「鬆筋症候群」的問題，但當時我並沒有將這一點與自己的身體狀況連結起來，直到因瑜伽訓練讓我嚴重受傷，被迫走進物理治療診所。儘管我的身體在呼喚著改變，我的自尊心卻總是希望能因為「驚人的表現」，在 Instagram 上獲取更多的讚。經過多次的物理治療後，我被診斷出關節過度活動症候群，這個診斷幫助我找到了一些安全的方式來調整我的瑜伽練習。

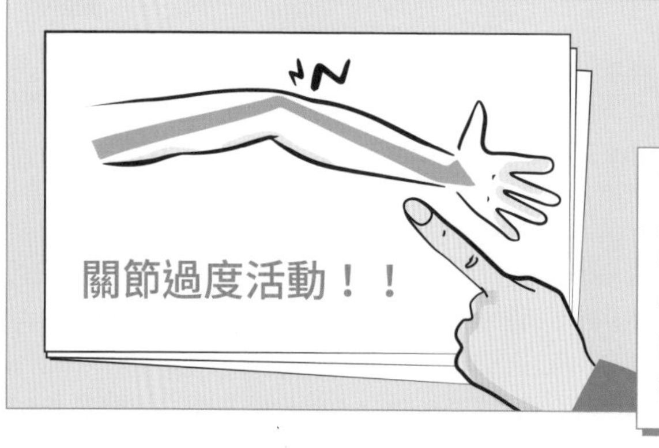

當我大幅調整練習方法感受到身體的正面效果後，看到我的瑜伽夥伴們忍受疼痛在追求更深的姿勢時，卻讓我感到非常的心碎。

需要知道的有用詞彙

活動範圍 ROM（Range of Motion）：是指關節能夠在身體的運動過程中自由移動的範圍。我們會在第一章關於神經系統的內容中，以及第十章「**柔軟體質的瑜伽生存指南**」中更深入地討論這個概念。

活動度 Mobility：指的是關節活動範圍，特別是在自己的肌肉力量控制下的活動度。

可以把活動度想像成柔軟度和力量的結合。彈性體質的人通常力量較弱，他們往往依賴外力，如重力、他人協助的手或道具來拉動或支撐，做到那些令人驚嘆的「蝴蝶結」姿勢。想像一下一個人雙腳各架在不同的椅子上，臀部貼地的「過度劈腿」這種全靠重力而不是腿部肌肉力量來支撐的姿勢。如果將椅子移開，他的雙腿會失去控制地掉落到地上。

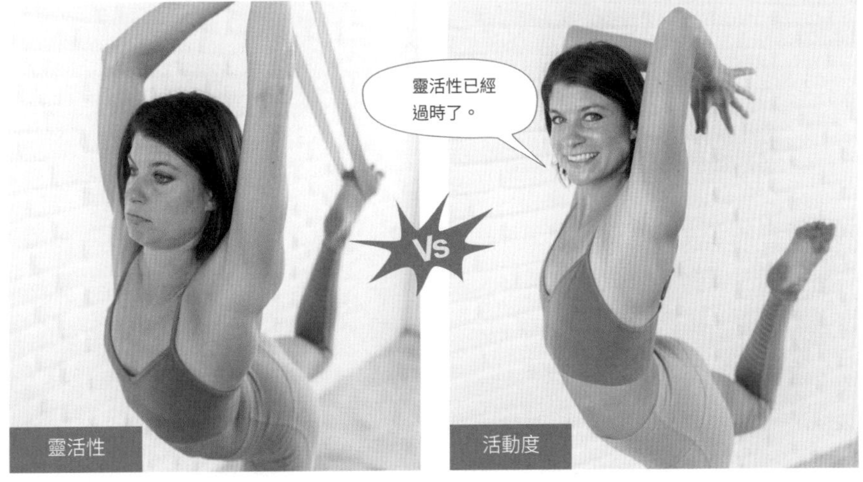

膠原蛋白 Collagen：人體內最豐富的蛋白質，是筋膜和軟組織（如肌肉、肌腱和韌帶），以及腸道內壁、動脈壁和皮膚的主要結構成分。對本書最相關的是，膠原蛋白的異常正是關節過度活動譜系障礙（JHSD）的原因。正因為膠原蛋白的結構過於彈性，柔軟體質的人才會如此靈活。

張力 Tension：在本書的上下文中，指的是身體結構保持其形狀的能力。張力越大，結構內能儲存的潛在能量就越大。想像一下橡皮筋和彈力繩的對比。你可以輕鬆地用雙手拉開橡皮筋，因為它幾乎沒有張力。而用手臂拉伸彈力繩則費力得多。如果一位冒險家將一個重物掛在橡皮筋的一端，橡皮筋會斷裂，而彈力繩則會讓大膽的高空彈跳者安全地在空中回彈上來，我們的身體需要這種張力來保持身體結構的穩定。

為什麼人會有關節過度活動的問題？

你可能注意到在前一頁提到，膠原蛋白不僅僅影響關節活動範圍，還是身體許多部位的重要組成部分。是的，柔軟族群通常還可能擁有過度軟化的血管、彈力過度的皮膚，及缺乏足夠張力的正常運作的消化道。

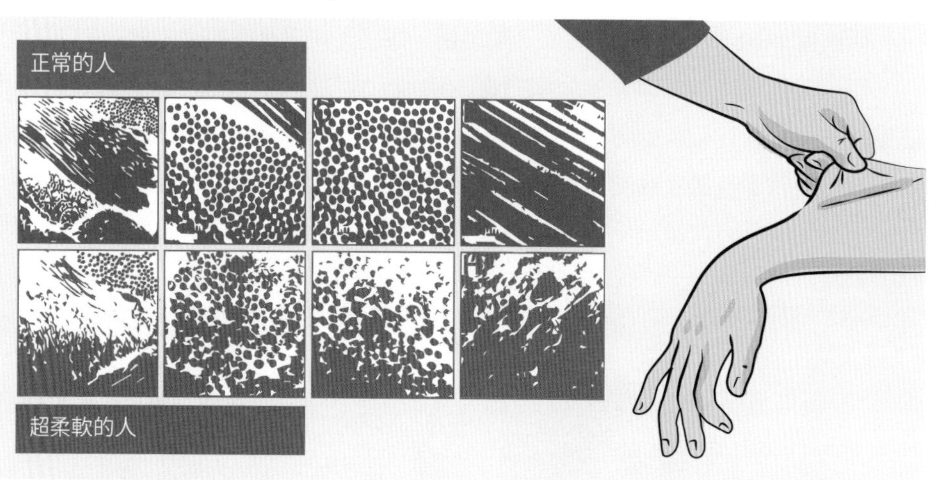

這種生理上的紊亂原因出於膠原蛋白結構受到破壞，具體上按照診斷的嚴重程度可能會影響身體的局部或全部區域。不幸的是，這不僅僅局限於肌肉和肌筋膜系統的結締組織。事實上，過度柔軟的人往往，有相當大部分的人伴隨著更高比例的腸胃和消化問題，例如腸躁症（IBS）、胃酸逆流和便秘。這些過度柔軟的人也比一般人更容易罹患焦慮症，而疲勞也是常見的症狀之一。此外，氣喘、偏頭痛、纖維肌痛、姿勢性心搏過速（POTS）、低血壓、失眠、器官脫垂、膀胱炎、痔瘡、靜脈曲張等問題，也多出現在我們的「柔軟家族」。

好消息是，我們患動脈粥樣硬化的機率較低，而且自然生產的過程通常也會輕鬆一些……只是稍微輕鬆一點。畢竟，分娩生孩子並不輕鬆，不過有理論認為，彈性較好的組織可以減輕陰道生出嬰兒時的疼痛感。不過，別誤以為自己或認識的人，因為有其中幾個症狀就一定是過度柔軟。這些症狀只是更常出現在「柔軟家族」中而已。

讓我們來談談「貝登量表」 (Beighton Scale)，這個儘管存在嚴重缺陷和結論不夠明確，卻仍然是目前最佳的測量工具。對於像這樣的譜系障礙疾病，症狀也會出現在未患病的群體中，這讓診斷變得相當棘手。因此，儘管它的科學結論性遠遠不夠，但「貝登量表」至今仍然被廣泛採用。

以下是測試項目，每做成一項，你可以獲得一分：

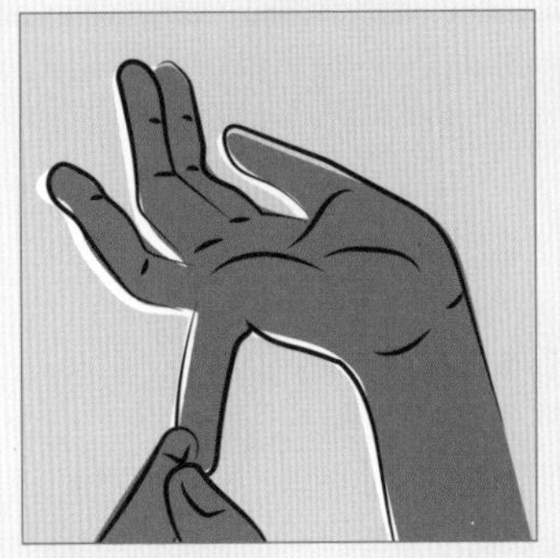

1 你的右手小指能向後彎曲超過 90 度。

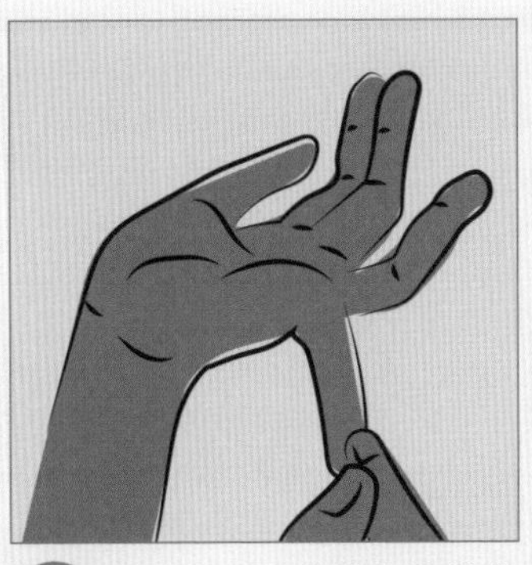

2 你的左手小指能向後彎曲超過 90 度。

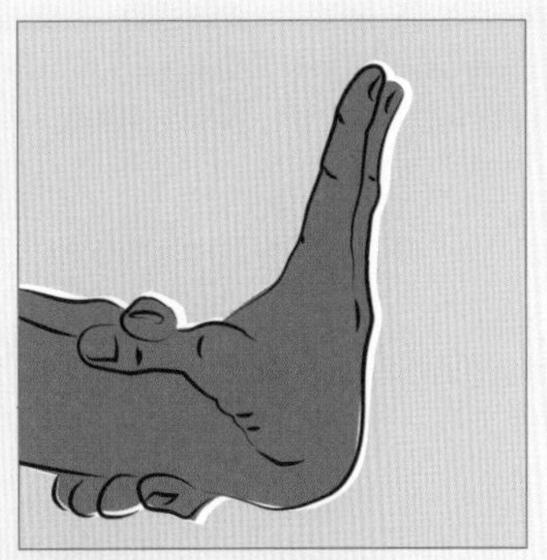

3 你的右手腕能夠彎曲，使你的拇指碰到前臂。

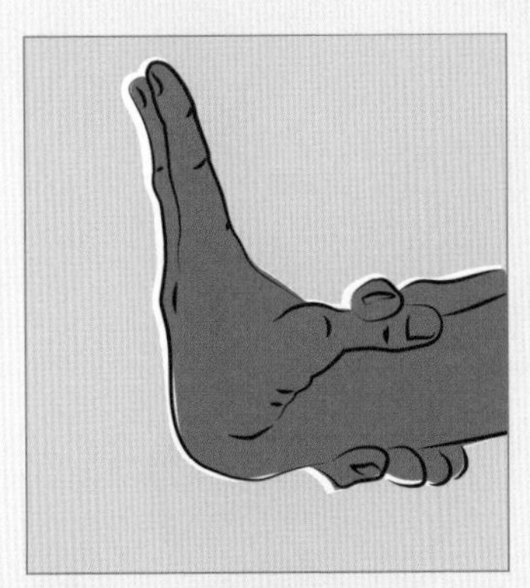

4 你的左手腕能夠彎曲，使你的拇指碰到前臂。

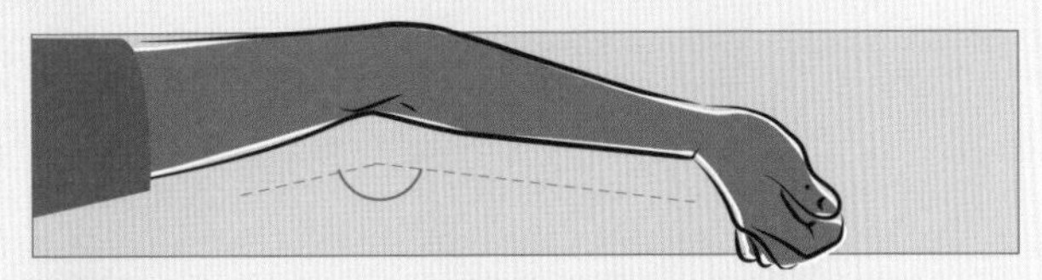

5 你的右手肘能夠伸直超過 180 度。

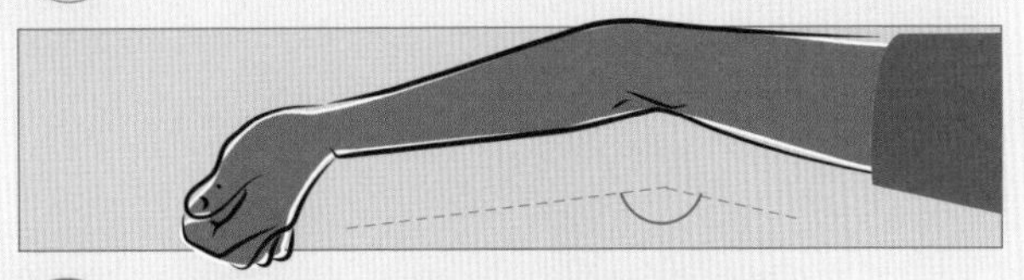

6 你的左手肘能夠伸直超過 180 度。

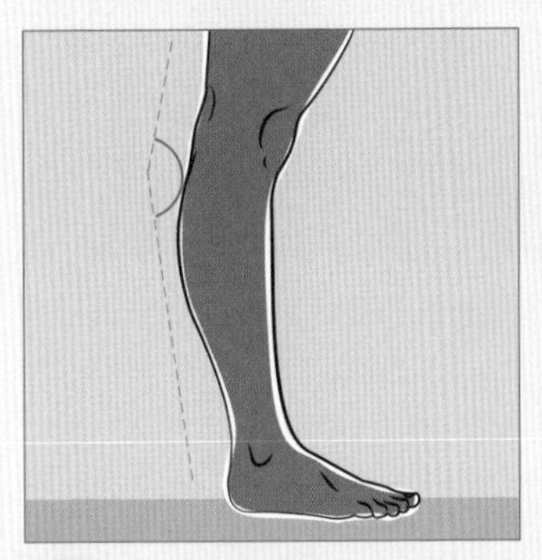

7 你的右膝關節能夠伸直超過 180 度。

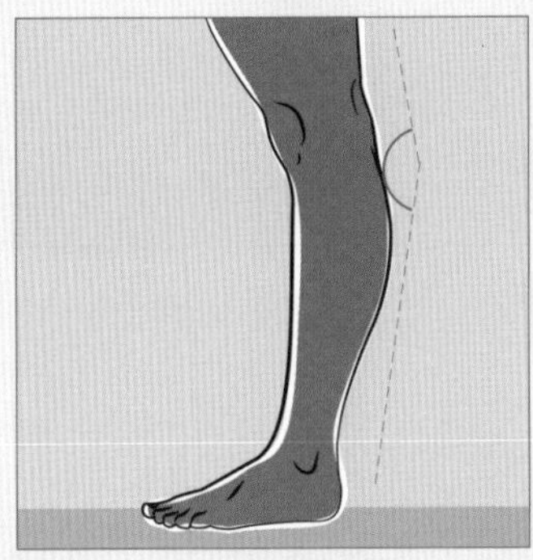

8 你的左膝關節能夠伸直超過 180 度。

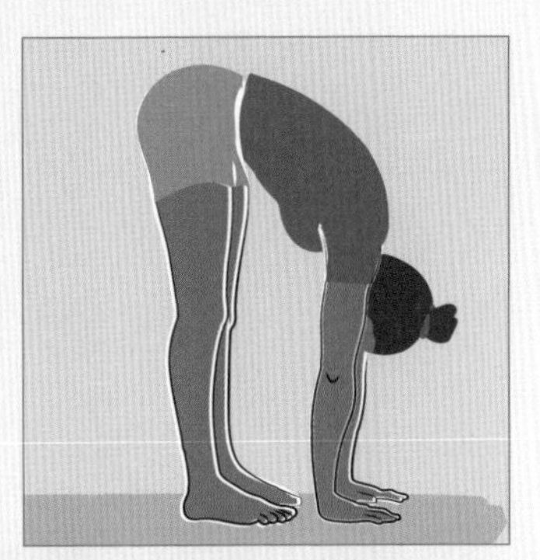

9 你能夠站立時雙手平放在地上，並且膝蓋保持伸直。

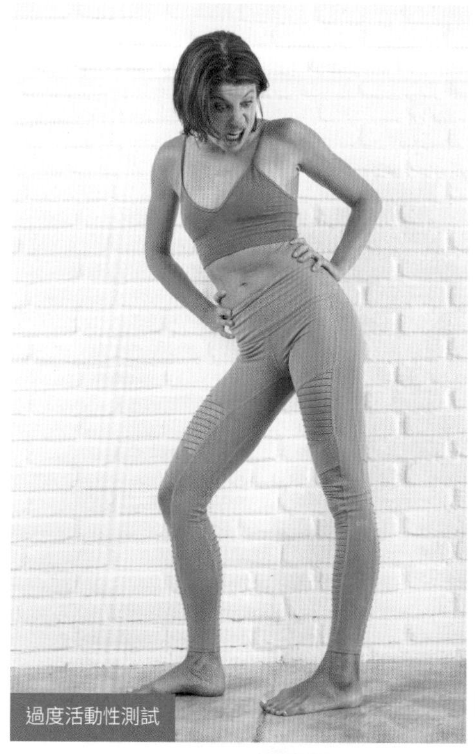
過度活動性測試

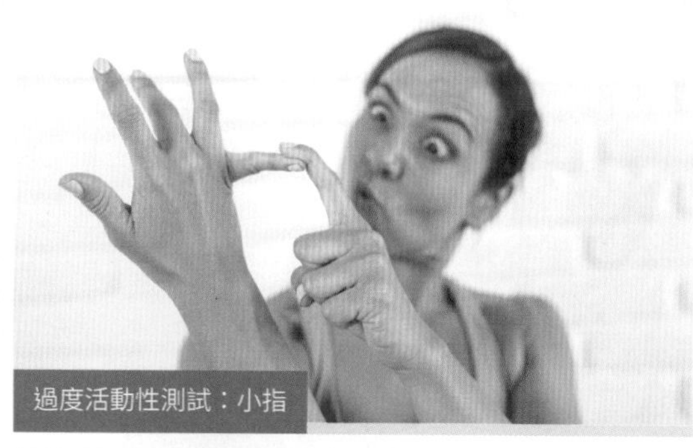
過度活動性測試：小指

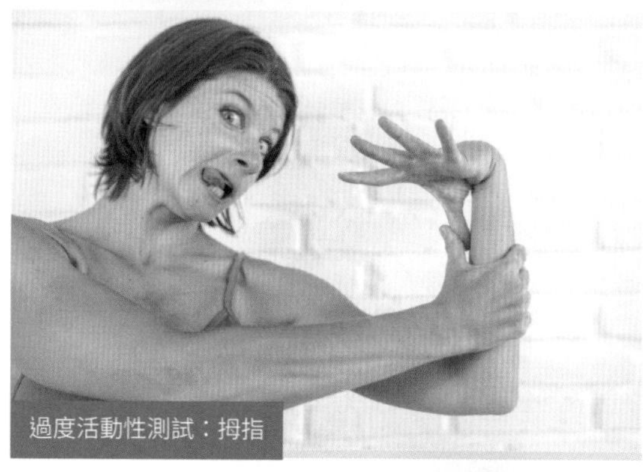
過度活動性測試：拇指

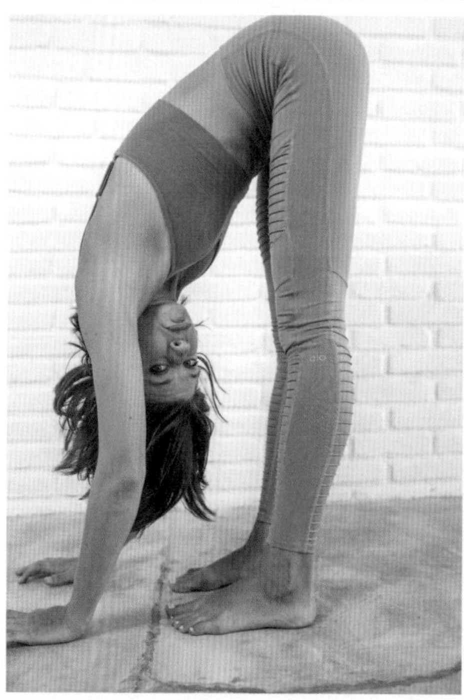

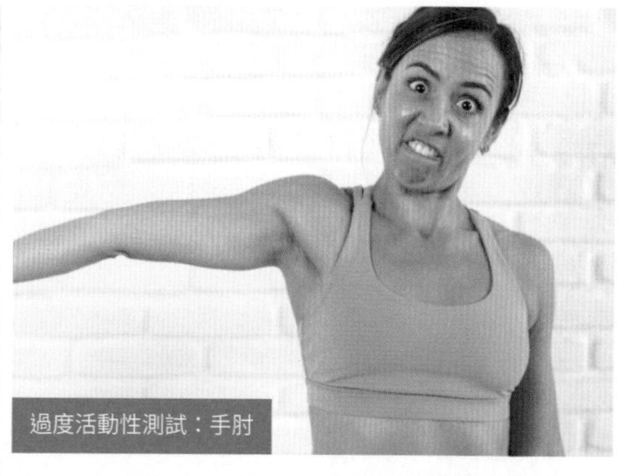
過度活動性測試：手肘

有些來源指出，只要得到兩分就能被認為是過度活動性；也有一些來源認為需要四分或五分。究竟哪個標準才對？由於過度活動性是一種範圍性疾病，即使只有一分也可能顯示你可能在這個範圍內。最重要的是你的柔軟力是否已造成疼痛或未來可能引發疼痛的狀況。

這正是本書要探討的內容。
不過，在此之前，我們先來談談什麼不算過度活動性。

關節過度活動性並不是一切的答案

針對像關節過度活動性這樣複雜的問題，簡化為非黑即白的觀點雖然很吸引人，但卻不夠全面。當我們開始了解這種影響全身並涉及多方面生活的狀況時，往往會傾向於將所有問題歸咎於「過度活動性」。這種反應就像剛發現自己對麩質不耐受時，決定徹底排除麩質一樣。你可能會發現皮膚變得光滑、精力提升，也不再頻繁放屁。然而，你不會指望所有紅綠燈都因為你戒掉麩質而轉為綠燈，也不會期待單靠戒麩質能改善生活中的每個方面。你明白腸胃問題和其他生活問題的區別，也清楚它們之間通常沒有直接關聯。

更複雜的是，關節過動症候群（Joint Hypermobility Syndrome, JHS）可能還會影響消化系統的功能、血管彈性、感覺系統、皮膚，以及韌帶、肌腱和肌肉，導致一系列相關症狀。這也意味著，在罹患 JHS 的人群中，過度活動性確實比一般人更常見。

然而，這並不代表有腸道問題的人一定會有過度活動性，也不代表有焦慮症狀的人必然屬於關節過度活動的範疇。同樣地，即使你身體極度柔軟，也不一定就是過度活動性的一員。而即便確診為關節過動症候群，也不一定說明你的腸道問題與膠原蛋白的功能異常有直接關聯。這些問題還可能與你的飲食習慣或青春期曾服用的抗生素有關。

基本上，你需要警惕那些試圖簡化複雜問題的觀點。不要僅因一些相似的症狀就草率地進行自我診斷。每個人的身體情況都獨特，應以全面的視角來看待這些交錯的健康因素。並不是只影響了你一個人，會沒有人理解你或你必須獨自忍受的情況。

並不是一種完全糟糕的狀況，沒有任何好處或積極的一面。（提醒一下：你其實是超人！）

並不是成為怪異的藉口。你的怪異，其實是你獨特的美麗能力，不必強迫自己融入任何框框或規範。擁抱它吧！

並不是讓你炫耀自己輕鬆脫臼肩膀或把腿放到頭上的藉口。即使你能做到，也不意味著你應該這樣做。

為了滿足你對冷冰冰事實的渴望，這裡列出一些關於關節過度活動（hypermobility）肯定、確定、不容置疑的事實：

- 並不是一種讓你全身都很柔軟的狀況。你可能在某些部位非常柔軟，但為了提供保護，有些部位的肌肉卻很僵硬。（這一點我們將會在第二章「你身體如何運動」深入探討。）
- 並不是只影響兒童和女性的狀況。雖然這種情況在兒童和女性中更常見，但任何年齡、任何性別的人都有可能有關節過度活動性。
- 並不是僅僅影響關節的問題。我們會在後面的章節中討論，關節過度活動性還涉及到其它方面的問題。
- 並不是意味著你將永遠活在疼痛中，且只能依賴止痛藥來應對。這種無知的觀念真是讓人噩夢連連！真可怕！
- 並不是只影響了你一個人，會沒有人理解你或你必須獨自忍受的情況。並不是一種完全糟糕的狀況，沒有任何好處或積極的一面。（提醒一下：你其實是超人！）
- 並不是成為怪異的藉口。你的怪異，其實是你獨特的美麗能力，不必強迫自己融入任何框框或規範。擁抱它吧！
- 並不是讓你炫耀自己輕鬆脫臼肩膀或把腿放到頭上的藉口。即使你能做到，也不意味著你應該這樣做。

第一章：

神經系統的小小介紹

要充分了解這本書的內容，理解神經系統的運作以及它如何與你生活中的每一個經歷緊密相連是非常重要的。試想一下：你不是用眼睛看，而是用大腦來看。你的眼睛只是向大腦提供外界資訊的工具，大腦再將這些資訊解釋出來，讓你對眼前的事物有更深的認識。

你不是用耳朵聽，而是用大腦來聽。你感受到腿部割傷的疼痛，不是因為那裡的皮膚出現傷口，而是因為透過你的大腦感受到疼痛。

曾經因為被甩了而哭泣幾天，一邊吃著冰淇淋嗎？你感受到的心碎，不是在心臟裡，而是在大腦中感受到的。

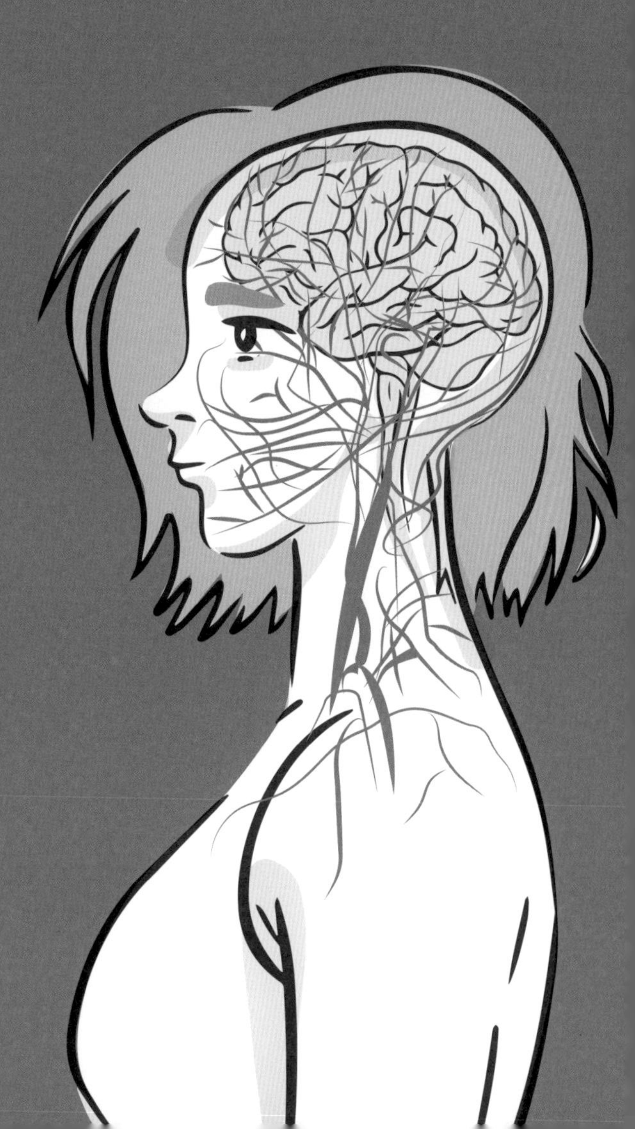

完成以下句子：

我不是用肌肉來移動。我是用我的 ____________ 來移動。

我不是在關節感受疼痛。我是用我的 ____________ 來感受疼痛。

我不是用舌頭品嘗到冰淇淋的心碎味。我是用我的 ____________ 來品嘗它。

大腦是中樞神經系統的一部分，它透過周邊神經系統與身體其它部位進行通信。可以把大腦想像成一個中央樞紐，從中延伸出數以萬計的神經通道，負責發送和接收來自身體其它部分的信號。

沒有大腦與神經系統之間的溝通，就不會有任何事情發生。有時這種溝通會出現缺陷，有時會變得模糊混亂，有時甚至完全無法運作。不過，通常它會正常運作，這是值得讚嘆的！

在我們繼續之前，讓我們介紹你認識 Elastidog。

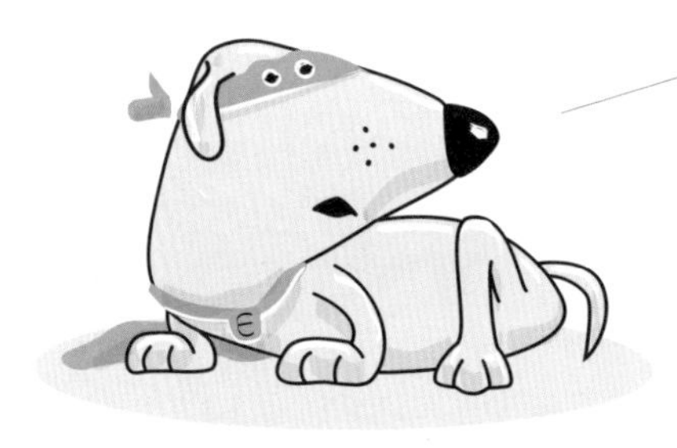

Hi！我是 Elastidog

這是 Elastidog，牠來幫助我們了解神經系統，至少是了解神經系統與我們柔軟家族的關連，以及我們如何體驗這個世界。雖然人類的神經系統不是一隻毛茸茸的四足哺乳動物，但它與 Elastidog 確實有一些相似之處。

理解神經通路

關於神經系統，有一個非常重要的特點是它具有適應性。神經系統不斷地利用所謂的神經通路來讓我們的生活變得更輕鬆，而這些神經通路也在不斷地適應變化。

昨晚，Elastidog 的主人 Molly 和 Tom 吃了一排肋排。Molly 已經教會 Elastidog，如果牠坐在她旁邊並等待她說：

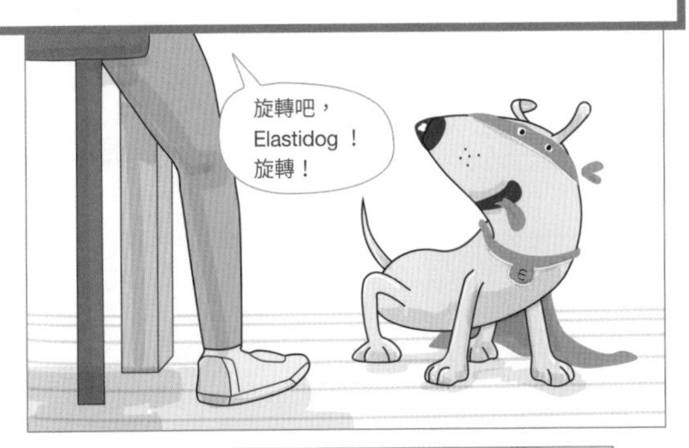

... 那麼牠只需旋轉一圈，Molly 就會給牠一根骨頭。

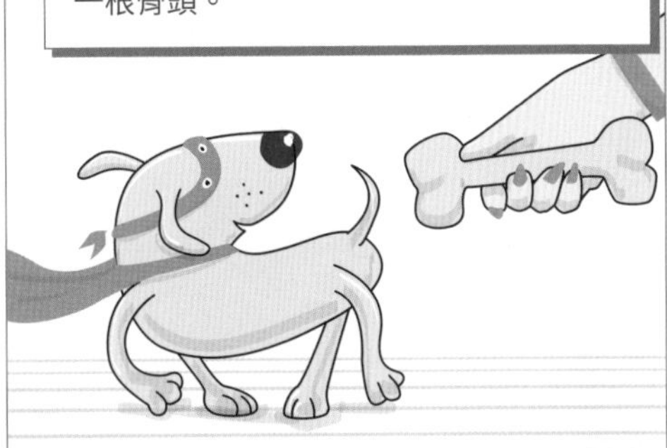

Molly 心情好，給了牠兩根骨頭，所以牠把其中一根藏起來留著以後吃，但現在牠已經忘了藏在什麼地方。

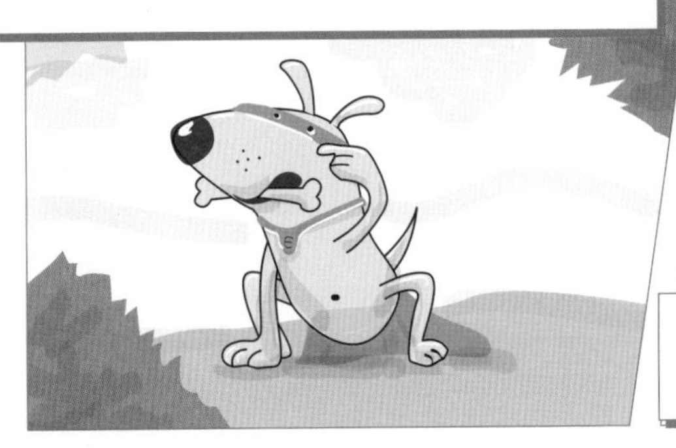

Elastidog 不知道的是，有幾隻老鼠發現了那根骨頭，並把它搬到了它們最愛的小吃地點，老橡樹下。

然後，一隻狐狸把骨頭帶走，和牠的小狐狸們一起在小溪旁的泥地上享用。

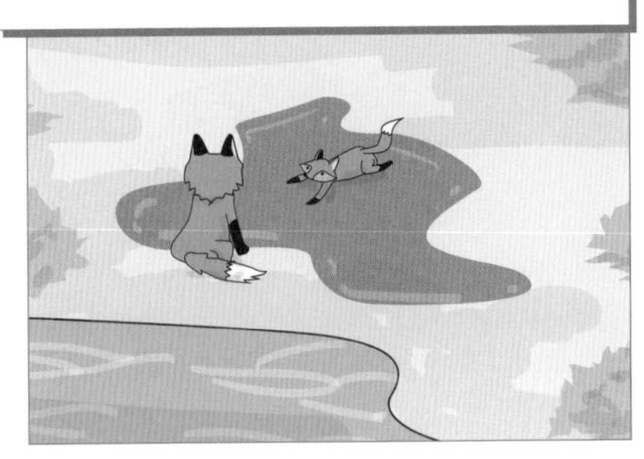

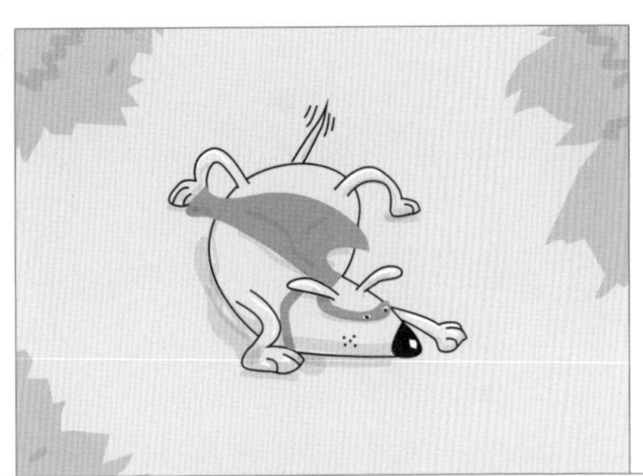

當 Elastidog 開始尋找牠的骨頭，鼻子貼在地面上時，牠強大的嗅覺引導牠沿著一條線索 ...,

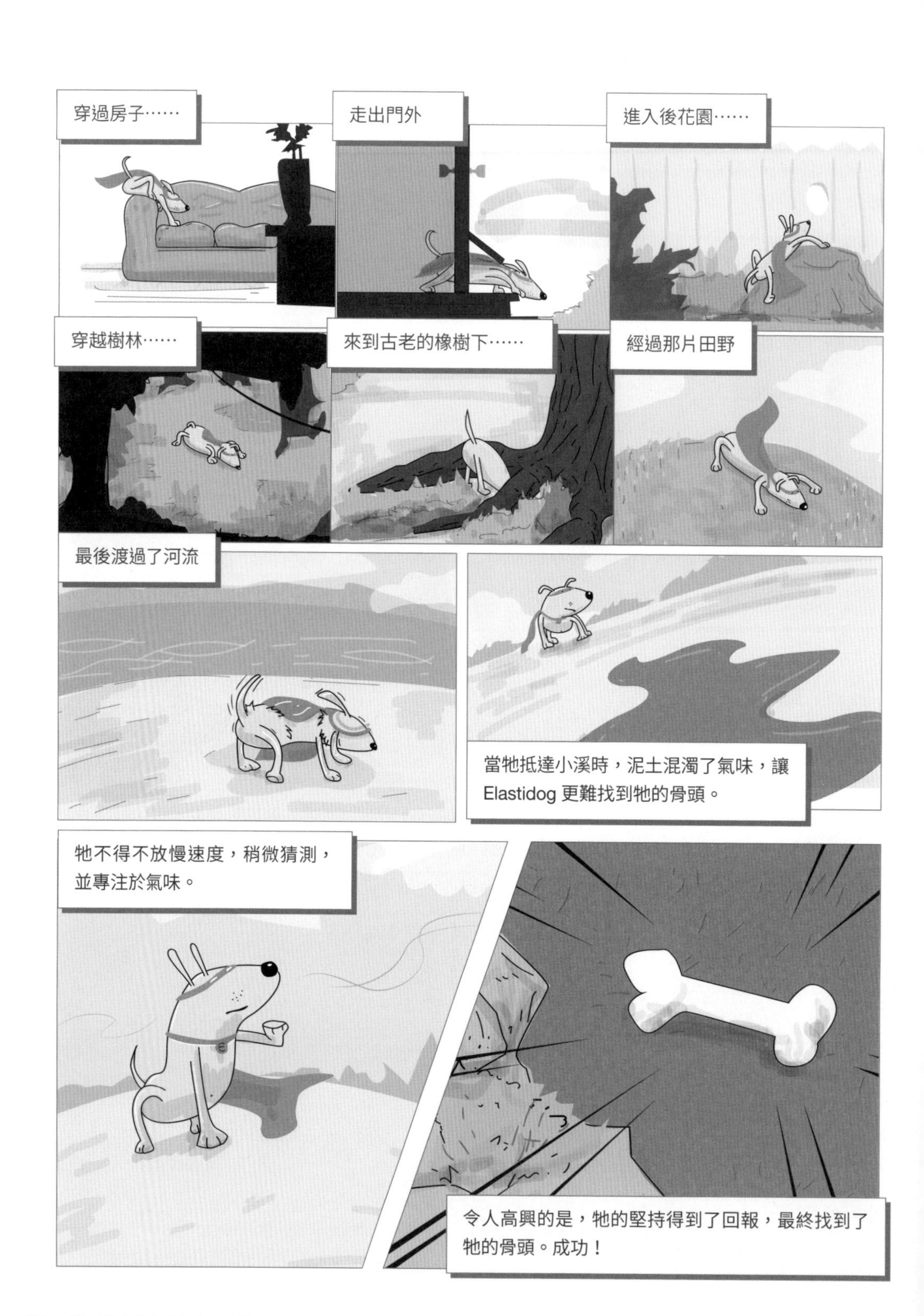
穿過房子……
走出門外
進入後花園……
穿越樹林……
來到古老的橡樹下……
經過那片田野
最後渡過了河流
當牠抵達小溪時，泥土混濁了氣味，讓 Elastidog 更難找到牠的骨頭。
牠不得不放慢速度，稍微猜測，並專注於氣味。
令人高興的是，牠的堅持得到了回報，最終找到了牠的骨頭。成功！

Elastidog 尋找骨頭的過程有點像神經系統的運作。大腦和軟組織（如皮膚、筋膜、肌肉、肌腱和韌帶）之間存在著神經路徑，這些路徑傳遞信號，使得大腦能夠理解身體中的狀況，同時也讓身體組織接收到移動的指示。身體的每一個功能都從大腦開始，通過神經脈衝的傳遞來實現。

有趣的事實：這些路徑不僅透過神經傳導，還經由血液循環、淋巴系統、腦脊髓液以及所謂的「基底物質」進行傳遞，這些基底物質基本上是存在於所有其它器官之間的水狀或粘稠物質。

關節過度活動對人體的影響之一是，大腦與軟組織之間的信號會變得模糊，就像 Elastidog 的氣味線索一樣。我們知道會有這類症狀是由於膠原蛋白的破壞造成的，膠原蛋白是構成軟組織（包括肌肉、血管和皮膚）的主要蛋白質。由於膠原蛋白的破壞，信號傳遞到大腦的效率和速度會受到影響，就像 Elastidog 在氣味線索變模糊後不得不減速並進行猜測一樣。因此，過度柔軟的人也會面臨神經系統的困擾和阻礙，這是由於缺乏本體感覺（嗨，隨機的瘀傷來源不明！），所以過度柔軟的人常被標籤為笨拙或不協調。

而且，由於我們不知有其它不同的狀態，這對我們來說是正常且自然的，我們對這種斷層是完全無感。我們經常對虛弱、疼痛和不平衡的感覺麻木不仁。因此，我們繼續以我們一直以來的方式做事。想像一下，Elastidog 從家裡到狐狸留下骨頭地方的路徑原本是一條簡單的路，只需 5 分鐘和 500 步就能完成。但由於泥濘，讓這條路徑的某部分變得複雜，因此 Elastidog 增加了 2 分鐘和 200 步，造成繞圈的行為，甚至有時在同一點重複踩兩次。但牠認為，因為牠找到了骨頭，所以這條路徑就是找到骨頭的最佳方法。

所以，Elastidog 把骨頭藏在同一個地方，第二天又重複走上一遍曲折的路程，包括繞圈和多餘的步伐。一天又一天，Elastidog 繼續沿著同樣的路徑回到牠的骨頭，每次都用牠的腳步進一步壓實那條小徑，使得這條路每次都更容易走。而牠完全不知道，其實只需選擇一條更直接的路徑，就能節省幾分鐘和很多步伐，更快速有效地找到骨頭。

這往往也發生在神經系統中。我們的運動方式～記住，運動可以像劈腿一樣表達力十足，也可以像吸氣一樣微妙，會在神經系統中形成模式。按照這些模式，準確告訴每一部分的肌肉纖維應該如何發力，是身體讓日常行為盡可能輕鬆的方式。通過創建這些神經模式，大腦可以釋放出能量來做其它事情，比如記住你在一本超酷的書中讀到，有關過度柔軟性的許多新事實。

雖然 Elastidog 的嗅覺尋骨技巧令人驚嘆，但對於準備寒冷食物匱乏的冬季時並不實用。同樣，神經系統在完成眼前的任務時，既美麗複雜又聰明高效，但在創建這些神經模式時，它對於長期的利益可能並不太關心，例如搬家時需要抬起重箱的那種模式。

關於疼痛的說明

疼痛是一個很好的例子，能幫助我們理解神經系統如何專注於當下（就像一位瑜伽修行者），但卻不太擅長為長期利益建立持久的系統。

你的神經系統總是會優先考慮當前的安全。當你感到疼痛時，神經系統通常會關閉某些運動模式，以阻止引起疼痛的原因，即使這樣可能會在長期內造成不平衡，最終導致受傷。

這裡有一個真實的例子：

倫敦的物理治療師大衛，對於從早到晚長時間站立的工作早已習以為常，他常常一天要接待超過 25 位病人。

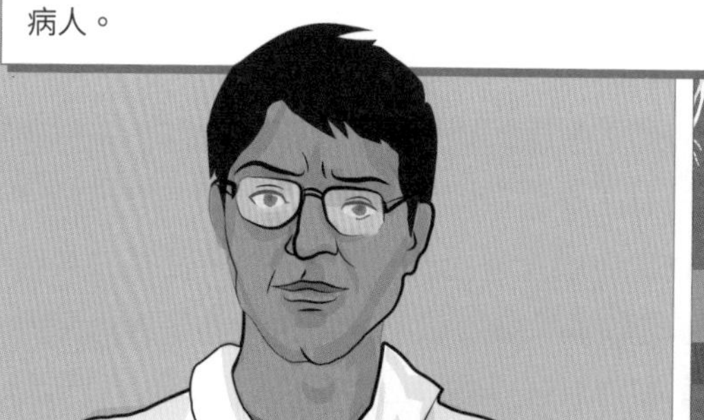

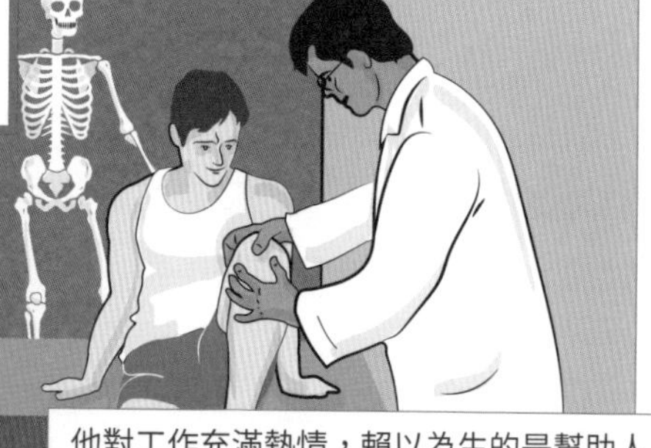

在一個炎熱的夏日傍晚，大衛在經過一天繁忙的工作後，正急需一場清爽的淋浴，當時他正走在回家的路上，由於辦公室裡沒有冷氣，因此讓他感到格外的疲憊。

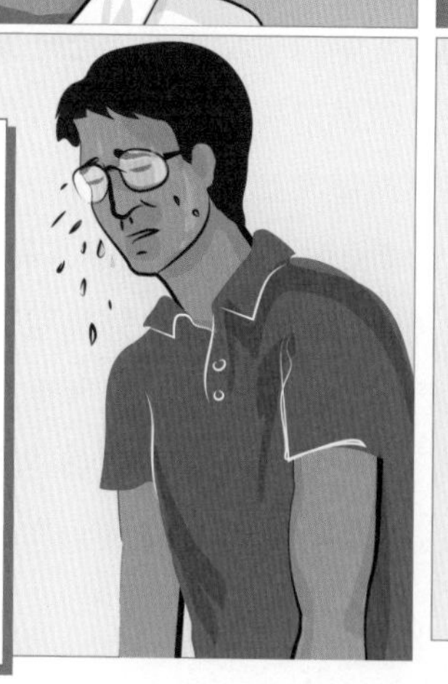

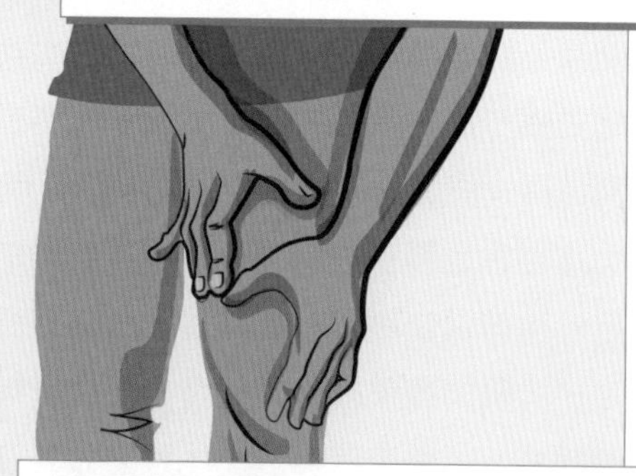

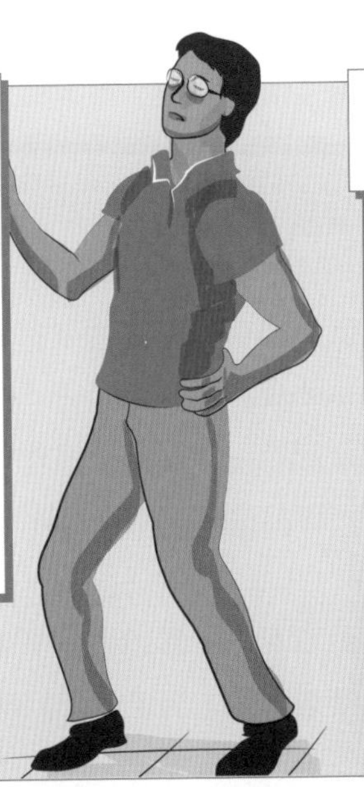

最初些微的不適很快就演變成了疼痛。為了減輕這些疼痛，大衛的神經系統不自覺地從使用後側動力鏈（即沿著身體背部的肌肉），轉換為使用前側動力鏈（沿著身體前側的肌肉）來行走。

幫助人們正確走路是大衛的工作，因此他迅速進行了自我治療，做了一些運動，然後繼續走路。

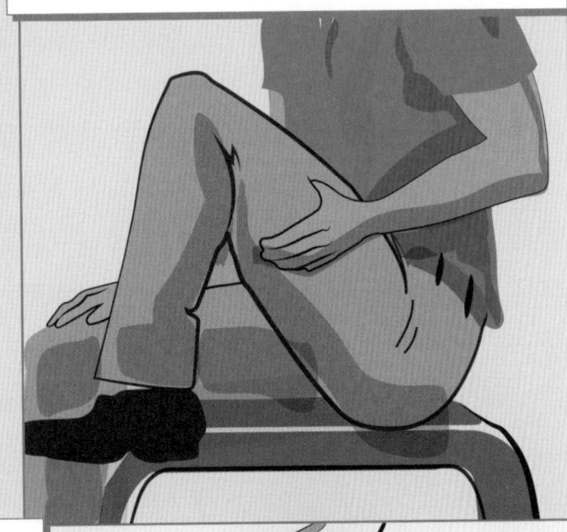

但在走了幾步後，因為皮膚摩擦而引起的疼痛，再次導致他的肌肉活化機制發生了不自主的調整。

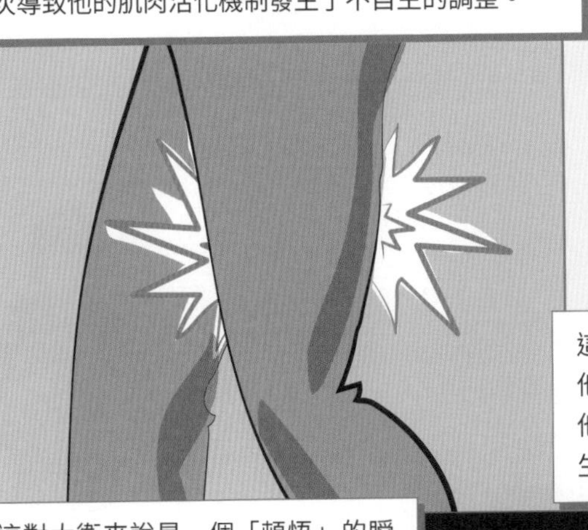

這次，大衛目睹自己的身體不禁感到驚訝，儘管他知道如何讓正確的肌肉運動，但疼痛卻超越了他的意志，導致肌肉動力鍊的啟動不由自主的發生變換。

這對大衛來說是一個「頓悟」的瞬間，讓他恍然大悟。

原來！神經系統會優先避免疼痛，甚至會覆蓋任何有意識的肌肉運動。

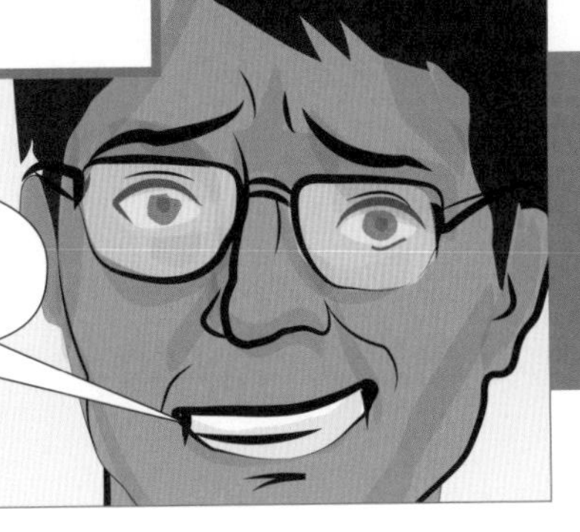

也許你可以想一想自己生活中類似的例子。例如，手指割傷的疼痛會讓你無法在單槓上做引體向上，或者腳趾受傷時讓你在最簡單的瑜伽站立姿勢中搖搖晃晃。

你無法完成這些動作，可能並非因為力量不足、覺察力差或肌肉啟用的不夠。這是大腦用來避免進一步疼痛而採取的策略。

在閱讀這本書的過程中，要注意到你身體對於避免急性、即時傷害或任何它解讀為「不安全」的事物的自然驅動力。考慮到我們這些柔軟的人，比起其它不那麼柔軟的人經歷了更多的關節疼痛和其它類型的疼痛；因此謹慎地不要在疼痛中硬撐或用止痛藥麻痺自己是很重要的。同時，應該了解疼痛的根本原因，學會區分「好」的疼痛，例如在健身時肌肉被啟用到燃燒的「好」疼痛，以及因為在瑜伽課上過度彎曲而感到的關節疼痛等。所以，不要擔心；當你讀完這本書時，你將成為了解關節疼痛最常見原因及如何解決的專家！

最後，請記住！疼痛、虛弱、僵硬、頭暈和噁心，都是大腦用來保護你的策略。任何讓大腦感到威脅的事情；例如飲食不當、睡眠不足、對工作感到厭惡、與伴侶爭吵，或是膝蓋彎曲過度，都可能讓大腦擔心你的安全。如果達到一定的閾值，大腦可能會讓你因為疼痛（或其它上述症狀）而躺在床上，因為那是你感到安全的地方。這不一定意味著你的身體有什麼實際上的問題。

因此，我們希望你對自己的疼痛保持好奇，因為解決方法通常與疼痛所在的部位無關。

主動與被動活動範圍

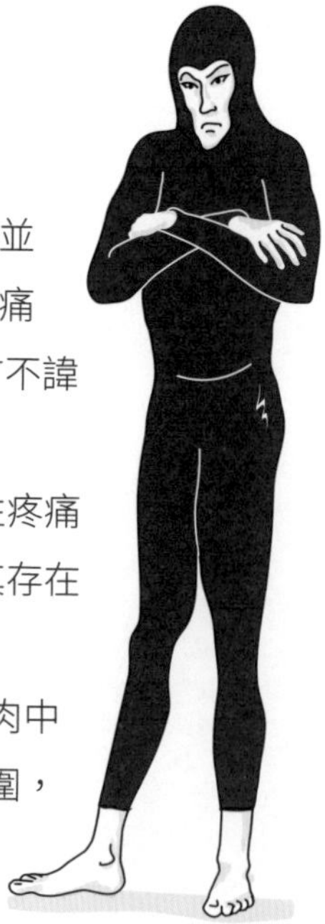

疼痛是一個深奧又有趣的主題。對於高柔軟度的人來說，疼痛並不陌生，而本書中經常提到與疼痛相關的詞彙，因為我們希望將疼痛降至最低。然而，疼痛就像恐懼、稅務，以及那位總是對你穿著直言不諱的朋友，雖然煩人但確很有用。

急性疼痛通常會警示我們當下的某些問題，例如扭傷腳踝。慢性疼痛則是長時間存在的疼痛，這種疼痛可能明顯，也可能完全無法解釋其存在的原因。那些看似無意義的疼痛，會令人感到極度沮喪和困擾。

每個關節都有一個中立位置，在這個位置上，它會從韌帶或肌肉中獲得平衡支撐。關節能夠偏離中立位置的程度，決定了我們的活動範圍，但同時也可能成為潛在的障礙。

以你的髖部為例。當你仰躺在平坦的表面上，腳尖指向天空時，髖部處於中立位置。從這個位置開始，如果你試著將一條腿盡可能靠近你的臉，同時保持膝蓋伸直（感受到髖部屈肌的緊繃感），你會到達一個點，無論你怎麼努力，都無法再抬高你的腿，這就是主動活動範圍（AROM）。第一個障礙是你無法再用力量將小腿靠近你的臉，不管你多麼用力。你的主動活動範圍，就是你的活動能力的極限，造成髖部屈曲的肌肉和肌腱已經無法進一步收縮和延展。AROM 被稱為「保護者」，因為這個活動範圍是安全的，保持在 AROM 範圍內可以防止受傷。

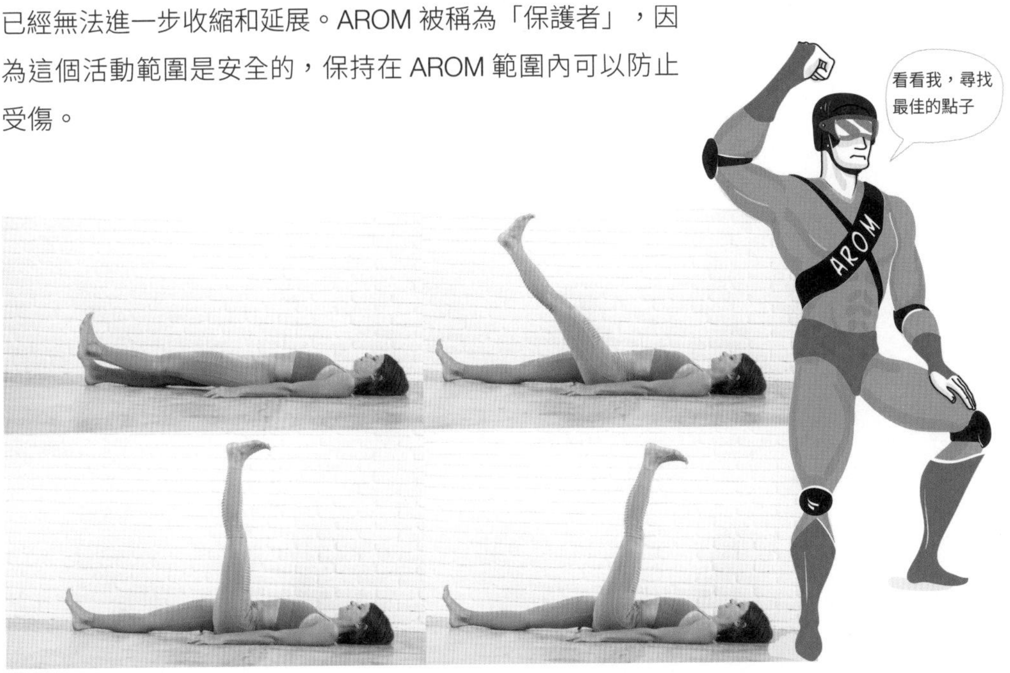

如果有個人（比如一位出於好意的體操教練，可能因為團隊贏得金牌而得到獎金）用手將你的腳握住，然後推向你的臉，這就是在探索你的被動活動範圍（PROM）。到了這個範圍，所有的肌肉都會緊繃，韌帶變得脆弱，這時「被動的痛苦之王」就會對過度柔軟的人造成一些麻煩。

一般人會在任何腿部接觸到腹部或臉之前，先達到下一個障礙：彈性障礙。他們可能會因為疼痛而喊道：「我大腿後側的膕繩肌 (Hamstring) 到底做了什麼！讓你這麼對我？！」彈性限度是指身體組織（筋膜）和神經系統能伸展到極限後的點，然後可以愉快的回彈至原狀的範圍；也就是說，當一個部位被推到新的位置時，雖然感到不太滿意，但也不會因此受傷或感到壓力。大多數人都可以感覺到這個彈性障礙，因為這時大腦會說：「好啦，夠了！現在停止！」的地方。

彈性障礙對於過度柔軟的人來說，這個信號往往會變得模糊。他們不會有「天啊，夠了！為什麼這麼難受？」的感覺。事實上，過度柔軟的人可能會感覺到完全相反的情況；比如說：「哦，那個伸展感覺真好。我敢打賭我能比這裡的任何人伸展得更深，這讓我感覺自己更有價值，填補了我靈魂中的空虛。」

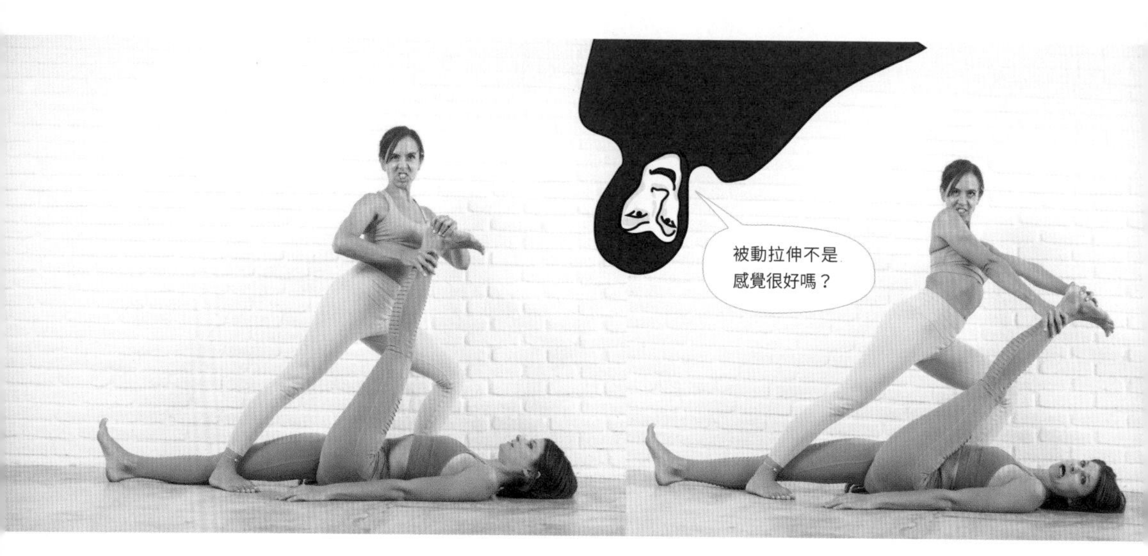

我們之前提到過，疼痛既複雜又高度主觀。就像 AROM（活動範圍的保護者）對所有人來說像是身體裡有一個保護性的超級英雄，但大部分超柔軟的人，也就是安於「痛苦範圍之人」則需要警惕自己，不要陷入有害的自我安慰。

當大多數人的神經系統發出「不要再往下了，這樣會造成傷害！停下來！」的警告時，超柔軟的人會受到「痛苦之王」的甜言蜜語所誘惑：「繼續吧！你可以再深入一點，然後大家都會驚嘆地看著你。做吧！這是你想達到的。」

在彈性界限之外，就是所謂的生理心理空間，這就像是神經系統內建的一個小緩衝區。通常，大多數人無法進入這個範圍，因為在到達那裡之前，大腦會以疼痛或不適的形式大喊「停止！」一些熟練的徒手治療師會利用這個範圍為患者做治療，不過，神經系統必須被欺騙以為這是安全的，或是沒有收到不安全的信號，對於很多超柔軟的人來說，也是一種常見的反應。

除了生理和心理層面的障礙外，還有一個更大的挑戰：解剖學上的障礙。這意味著，為了突破某些極限，我們可能需要妥協身體結構，包括骨骼、韌帶、肌肉、肌腱或筋膜等。這裡討論的就是各種可能的受傷，如扭傷、拉傷或骨折等。

那麼，你猜柔軟的人在伸展時通常會達到什麼程度？答案是解剖學上的障礙。由於他們的韌帶並未以足夠的強度來限制伸展，因此他們的關節最終會失去支撐，導致磨損和損傷。

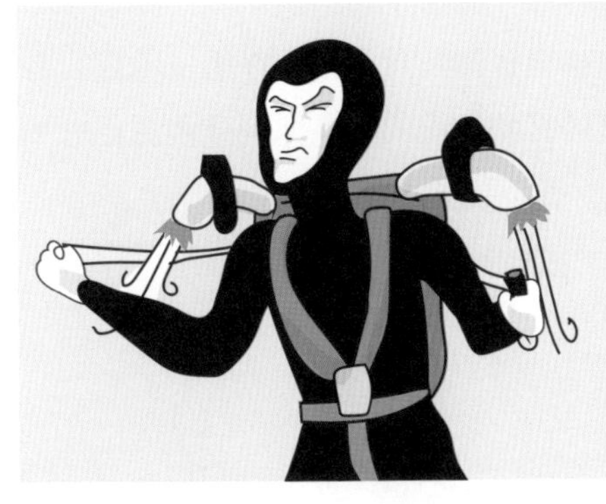

在接下來的章節中，你將學習如何辨識每個動作中的主動活動範圍（AROM）和被動活動範圍（PROM）。主動活動範圍就像是在停車場裡繫好安全帶並遵守速限，而被動活動範圍則像是駕駛了搭載噴射引擎的越野車，卻沒有做駕駛訓練。你可以在這片未知領域中行駛，但首先，你需要學會所有必要的知識，以確保安全。

模式與習慣

根據你目前學到的內容，我們希望你能理解，雖然神經系統很複雜，但它其實也相當具有可預測性！神經系統的核心在於創造模式，而這些模式也可以理解為習慣，因為正是透過神經模式的形成，習慣才得以建立。

在本章前面，你讀到了 Molly 如何教會 Elastidog：只要牠在她吃晚餐時坐在旁邊，並且等她說「旋轉，Elastidog，旋轉！」，然後牠就會透過旋轉的動作獲得美味獎勵。這是透過創建一個神經模式來達成的。你可能會聯想到帕夫洛夫（Dr. Ivan Pavlov）著名以狗做的「唾液制約反射實驗」，或者你自己訓練狗狗做動作的經驗。一開始，狗狗可能會因為不明白你要牠做什麼來獲得點心而顯得有些沮喪，但不久之後，牠就學會了這個可預測的模式，並急切地一次又一次重複，以獲得更多的獎勵。

每當你做任何事時，如果不是刻意去思考每一公分的動作，那麼你就是在依賴神經模式。例如，像是伸手翻書頁這樣的動作，都依靠早已建立的神經模式。甚至你的呼吸方式，也是隨著時間形成的習慣。這就是為什麼第一次做某些事情時，會感覺陌生、困難，甚至頭昏眼花的原因。比如開車、跳舞或學彈斑鳩琴，這些動作組合一開始可能非常困難，需要你全神貫注在正在做的事情上，但隨著時間推移，這些動作變得如同本能

（假設你會跳舞或彈斑鳩琴），甚至可以在心不在焉時輕鬆完成。

正如我們所知，習慣可以是好的、壞的或中性的，動作習慣也不例外。例如，如果你的步態只啟動前側運動鏈，那麼你可能需要打破這個習慣，並培養後側運動鏈也能啟動的步行習慣。

這本書正是為此而寫。透過接下來的章節，你將學會識別自己是否在用「隨意且舒服」的習慣性姿勢來移動或保持身體，並重新調整神經動作模式，讓你的身體運作達到最佳狀態。

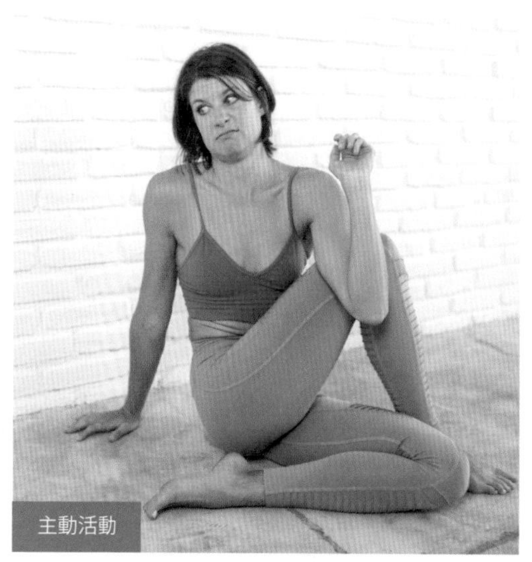
主動活動

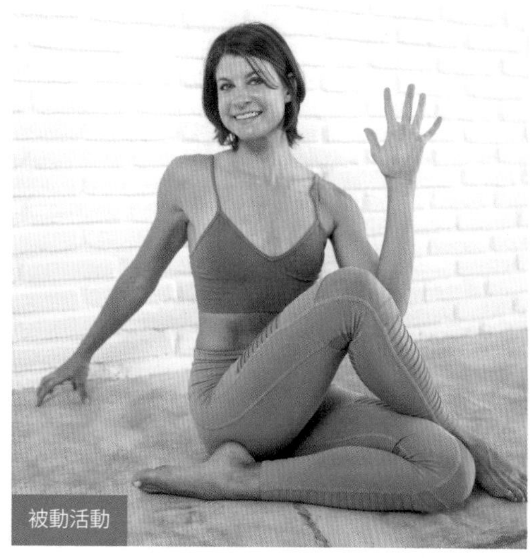
被動活動

耐心對待你的神經系統

請記住，改變習慣和模式需要時間和毅力。如果 Elastidog 一直習慣向右旋轉，但 Molly 想訓練牠向左旋轉，她需要「耐心」來進行訓練。

這裡有個小測驗，因為我們知道大家都喜歡測驗：

1. 如果 Molly 在一年前教 Elastidog 這個旋轉的把戲，那麼現在要訓練牠向左旋轉會比她一週前教他的時候更 ________。

   A. 簡單　B. 同樣困難　C. 困難

2. 如果 Elastidog 每天都會旋轉一次，那麼 Molly 重新訓練牠會比每月只旋轉一次時更 ________。

   A. 簡單　B. 同樣困難　C. 困難

3. 如果 Molly 每次讓 Elastidog 旋轉時都以最肥美、最美味的培根獎勵牠，那麼這次她改用生花椰菜做獎勵時，訓練牠向左旋轉會變得 ________。

   A. 更容易　B. 同樣困難　C. 更困難

不管你選了哪個答案，你都可以得到一顆星星，因為老實說，誰知道答案呢？我們可不是訓狗的專家。

重點是，我們的神經模式深植的多深，取決於很多因素，而這些因素也會受到其它影響因素的左右。藉由 Elastidog 的嗅覺路徑再想想：

像樹木和河流這樣的永久性地景，就像超柔軟身體中的膠原蛋白結構一樣，是不可改變的，也無法輕易調整。所以，這些固定不變的結構會稍微影響 Elastidog 走的路徑（牠目前還無法穿越樹木或飛越河流），但理論上，Elastidog 可以走任何地方，然而，牠每次走同一條路，就會覺得越來越舒服，而且經牠踩過的草地會變得更平坦些。這樣一遍遍重複後，那條路徑對牠來說不但越來越輕鬆，更因為牠變得更寬闊、更順暢，並且牠還喜歡那股熟悉的氣味。

神經模式和動作習慣非常相似。每當你以某種方式移動時，該動作就會變得越來越容易，因為特定的神經通路會被強化，而其它替代的神經通路則會變弱。例如，不良的姿勢習慣可能一開始很難改掉，就像讓 Elastidog 去找牠的骨頭時，要求牠穿越過高的草叢而不是走那條已經踩平的路。

神經通路的強化不僅是你使用各種模式的時間長短，還有你使用它們的頻率，以及其它因素，例如你的大腦有多喜歡這些模式（也就是認為它們有用且安全）。

所以，當你試圖改變習慣時，請對自己有耐心，並運用所謂的「漸進性超負荷」來逐步改善。

第二章：

你的身體如何運動

正如本書介紹中提到的，我們從青少年時期就一直生活在各種不適之中，無數次拜訪各類型的物理治療師（讓我們掏空了積蓄）和醫生（他們稱我們為疑病症患者）卻從未真正消除我們的疼痛。終於，我們發現自己是過度柔軟體質，這讓我們明白了所有這些奇怪症狀的原因，並且幫助我們找到了解決方案，這些經驗和技巧都被整理成了這本書中的建議。我們希望你也能獲得並感受到同樣的舒適與健康。如果你是從事與超柔軟體質相關工作的專業人士，我們也希望這本書能激發你以獨特的方法帶來持久的改變。

如果神經系統是身體的駕駛員，那麼生物力學，也就是你如何運動的科學，就是身體為到達目標所採取的路徑。讓我們深入探討作為「超柔軟體質的人該如何運動」。

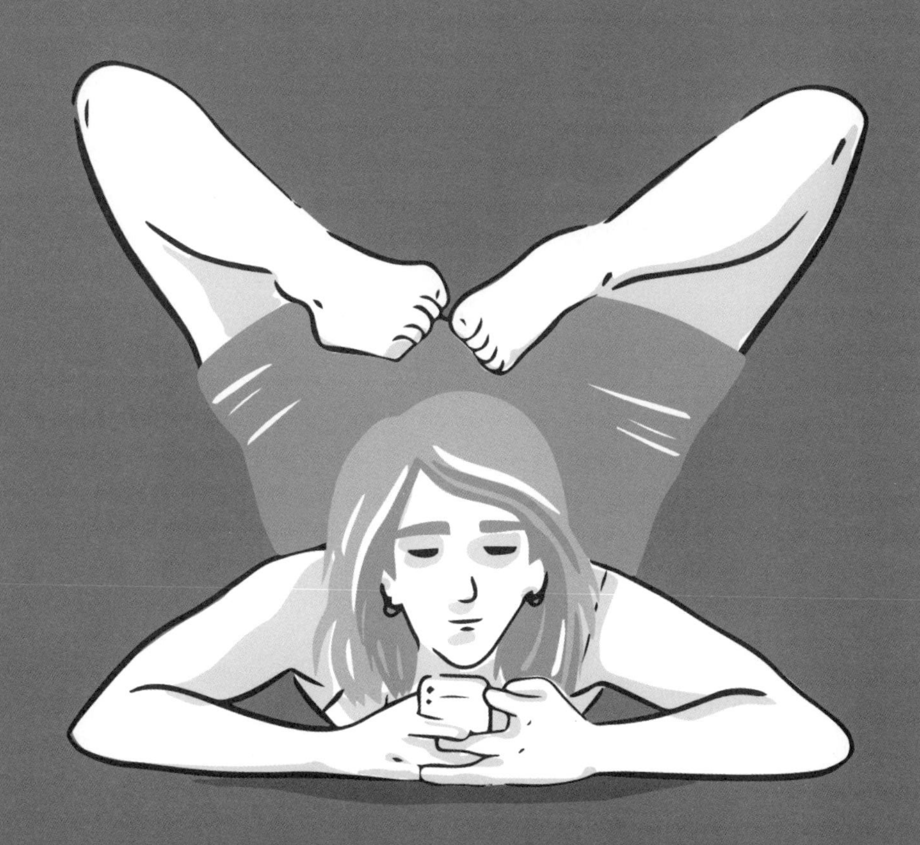

被動結構與主動結構

我們的身體由被動結構與主動結構組成。（這與第一章討論的「主動與被動活動範圍」不同，但這些範圍確實會影響我們在這裡要談到的結構。）被動結構是你無法控制的部分：無論你怎麼努力用意念控制它們，它們只會靜靜地存在，做著它們該做的被動工作。相反，主動結構則像是「您的願望是我的指令」的傀儡。

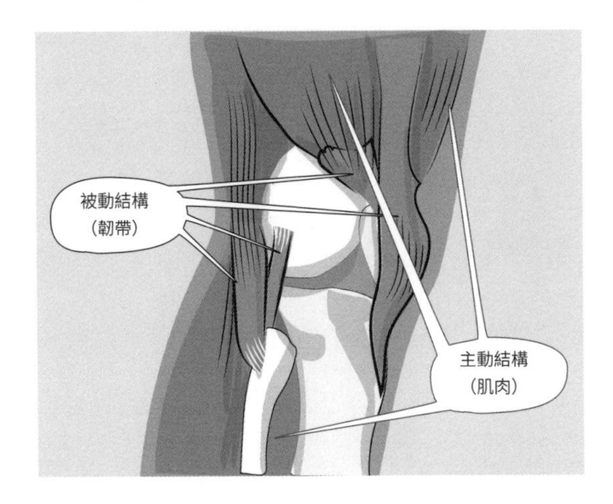

韌帶就是被動結構的一部分。你可能已經知道，這些小傢伙負責在稱為關節的連接點處把骨頭連接在一起。可以把它們想像成你 13 歲時，用來把你最喜愛的超級英雄海報黏貼在牆上的黏膠。如果你把黏膠揉成球狀，然後壓成扁平狀，它能很好地把海報緊緊貼在牆上。然而，如果你把黏膠的兩端拉長變細，它就很難有效地把海報固定在牆上。

你的韌帶也是如此。如果你過度拉伸它們，它們就會失去原本的形狀，沒有彈性來恢復原狀，也無法穩定地支撐你的關節。而且，由於這些被動結構是無法靠意識控制的，它們會變得鬆弛無力，導致關節不穩定。對於超柔軟的人來說，我們的膠原蛋白功能較弱，使得我們的韌帶天生就容易鬆弛。因此，我們的關節無法確定什麼是健康的姿勢，這也是在尋找解決我們那些異常疼痛和受傷問題時需要考慮的因素之一。

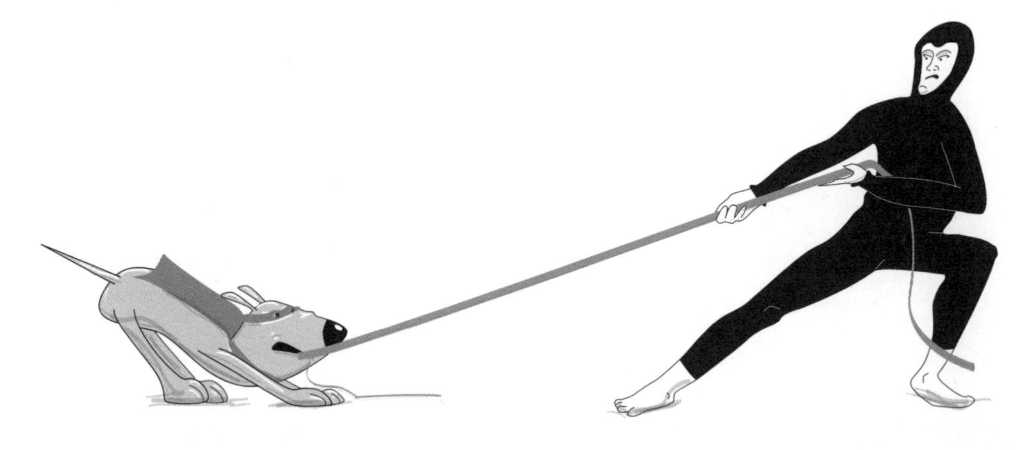

下一道防線就是肌肉，更準確地說是肌筋膜系統。肌肉屬於主動結構，因為它們就像訓練有素的狗，會竭盡全力取悅你並服從你大腦的指令。如果你下達的指令在肌肉的能力範圍內，它們就會完成任務！事實上，只要有點毅力和一些大腦訓練技巧，你可以訓練肌肉在你不注意時也能保持關節穩定。這對於柔軟性高的人來說是最關鍵的一步；然而，達到這個目標（有點挑戰性）需要投入大量的專注與持續的努力。更煩人的是，這項辛苦的工作永遠不能停止，因為你的組織在基因上就像個懶洋洋的沙發馬鈴薯（但我們保證，這其實也是種偽裝的祝福）。

好消息是，如果你投入時間和努力來強化你的主動結構，這不僅會刺激你的大腦，還會改善神經圖譜（neural mapping），讓那些煩人的疼痛和傷害成為過去，你還會發現自己超柔軟的身體內藏著難以想像的超能力。更棒的是，一旦你了解身體和大腦的運作原則並開始應用這些原則，它們很快就會成為你不自覺執行的習慣。任何最初的困難都會逐漸消失，直到你無法記得還有其它不同的生活和動作方式。

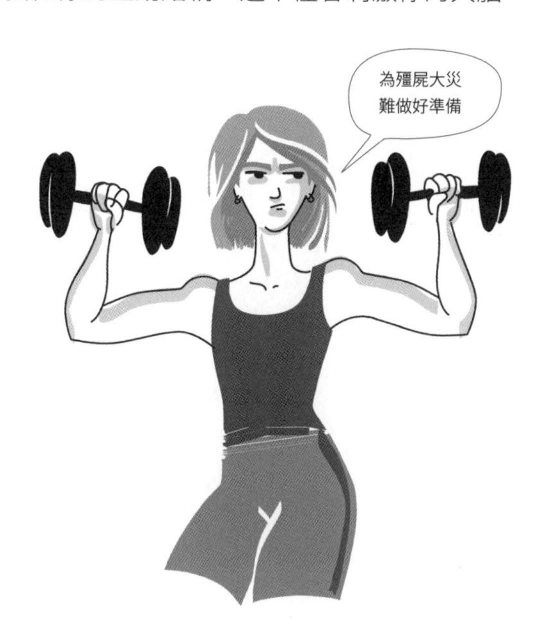

在接下來的章節探討這些原則的細節之前，我們先來介紹下一個重要且讓人感覺良好的概念；我們稱為身體地圖的東西。

靈活性與穩定性

為了幫助解釋靈活性與穩定性，我們想介紹一位徹底改變我們生活的關鍵人物：身體地圖先生（Body Map Man）。這位令人驚嘆的角色也能改變你的生活。現在就來仔細看看他吧！

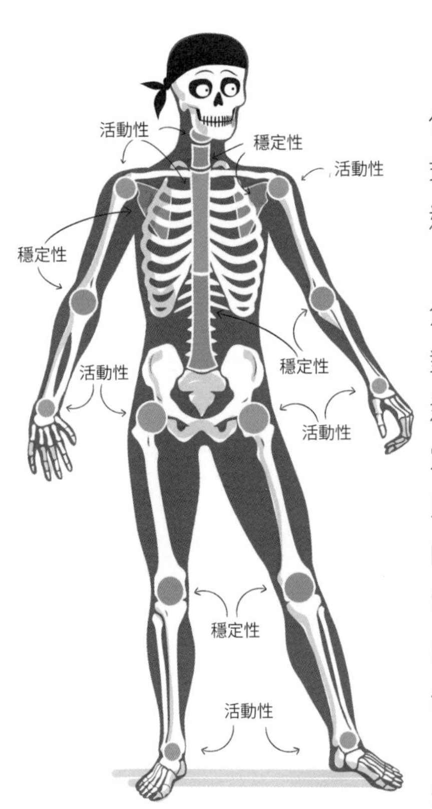

你是否注意到他的身體遵循著可預測的「活動性」與「穩定性」交替的模式？柔軟的身體若能在日常功能的動作中有效地運作，就表示我們的動作正遵循著這種交替模式，因此我們便不需要時時刻刻聯絡物理治療師。然而，這種模式的破壞正是造成我們困擾的因素之一。

首先，你需要了解什麼是活動性與穩定性。當我們聚焦於各別關節時，這兩個概念實際上指的是相同的東西：對可用活動範圍的神經控制。對於一位高水準的運動員，這個理論變得不那麼相關，因為他們的關節在活動性和穩定性方面都表現出色，這也是我們希望最終達到的目標。只要你能對活動範圍有神經控制，你的身體就能完成驚人的成就。這個理論在你開始進行日常功能動作的旅程時非常有用；活動性與穩定性的連續體可以幫助你建立對身體的覺察。（附註：這只是理論，意味著如果對你不適用，你應該保持開放，隨時省略它。）

讓我們以更換頭頂上的燈泡為例來說明。如果我們遵循身體地圖先生的原則，我們應該保持頸部穩定，而活動性（例如仰望燈具）則應來自上背部。這樣可以讓上背部（胸椎）獲得所需的活動性。然而，你可能會發現在一般人中，卻常常會出現相反的情況。大多數時候，人們會使用上頸部來仰視，而身體其它部分幾乎沒有動作。當然，如果這種情況只是偶爾發生，那還不成問題，但如果這成為習慣，你的上背部會變得非常僵硬，因為頸部的韌帶承受了過多的壓力。

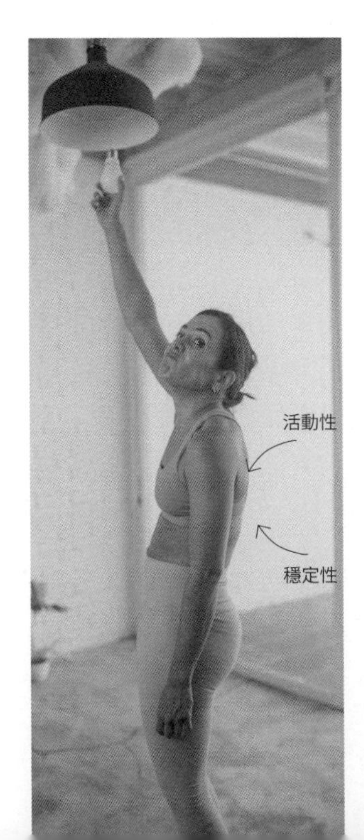

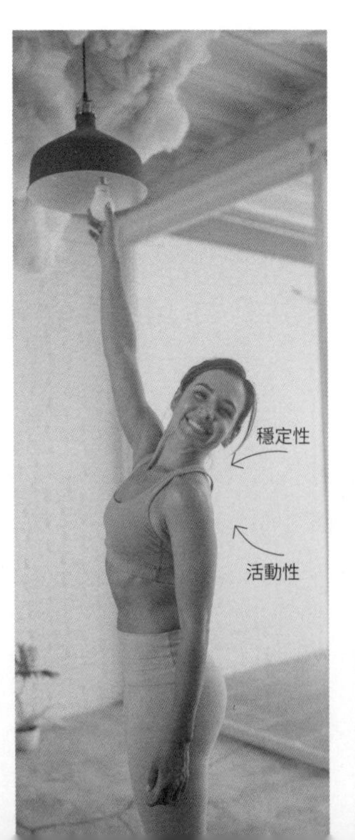

另一個例子是走下樓梯。根據身體地圖先生的建議，當你下樓梯時，中足部應保持穩定，而腳踝則應保持活動。如果腳踝缺乏足夠的活動性，內側足弓可能會塌陷，以提供更多的活動範圍來幫助你下樓梯。這種情況也可能影響到膝蓋，使其陷入膝外翻的姿勢。

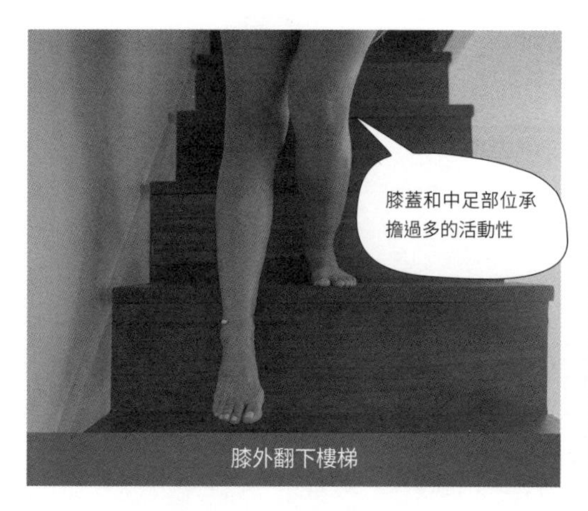

膝外翻下樓梯

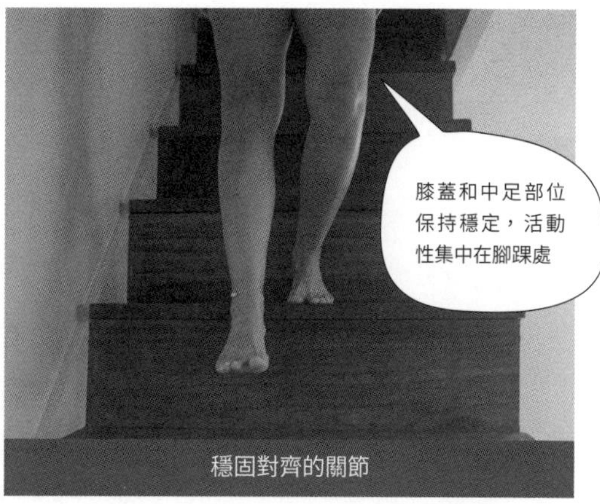

穩固對齊的關節

一個有趣的方式來理解穩定性和活動性，把它想像成一個彈跳床。彈跳床的框架就像我們身體中的穩定關節，這是一個堅固的鋼體結構，保持形狀不變。而彈簧則類似於我們的活動關節，它們讓彈跳床具有彈性。如果彈跳床的所有部分都是僵硬的，那麼它也就沒有什麼用處了。反過來說，如果全部都是彈簧，那這個彈跳床就會變得不安全，甚至無法在上面練習後空翻。同樣地，我們的身體也需要穩定性和活動性的平衡，才能進行安全、創造性、結構穩固且有效的動作。這樣一來，你可以搬沙發、跑步，甚至綁鞋帶，活動的關節提供你所需的活動範圍，而穩定的關節則提供強大的支撐。

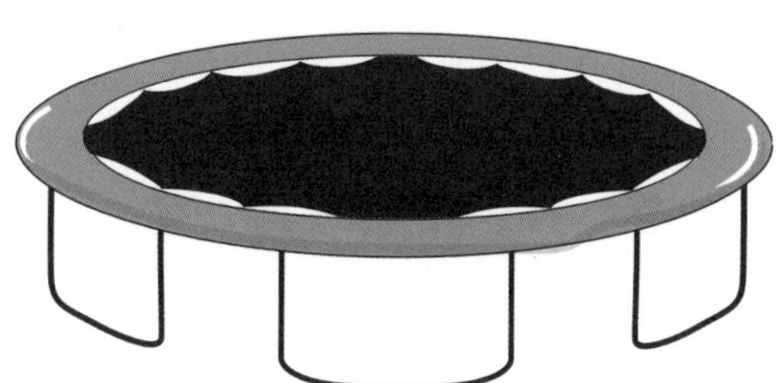

再看看「身體地圖先生」，回顧一下這份關於身體各關節穩定性和活動性的清單：

頸椎

頸椎（頸部）	穩定性
胸椎（上背部）	活動性
腰椎／骶骨（下背部）	穩定性

上肢

肩胛胸廓連接處（肩胛骨）	穩定性
肩關節（肩膀的球窩關節）	活動性
肘部	穩定性
手腕	活動性
手掌中段	穩定性
指骨（手指）	活動性

下肢

髖關節	活動性
膝關節	穩定性
踝關節	活動性
中足部	穩定性
趾骨（腳趾）	活動性

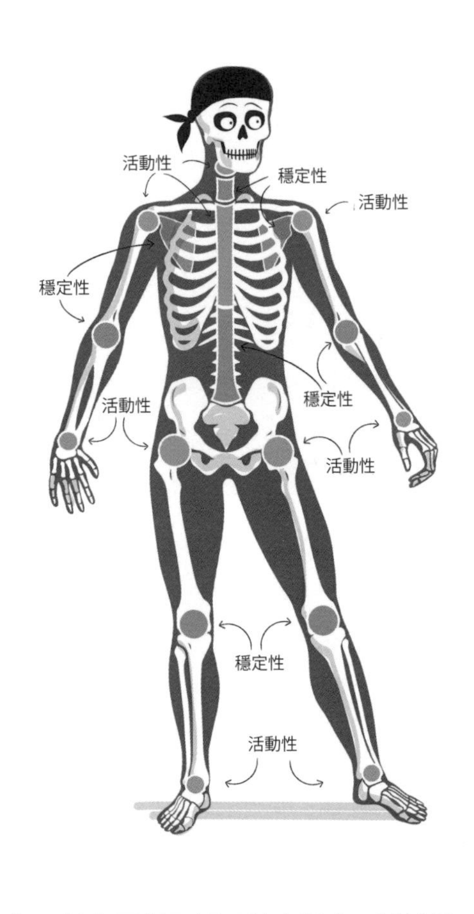

在接下來的章節中，我們會提供更多例子，但目前你已經了解了基本概念。試試看將這個概念應用到你最喜歡的訓練類型上吧。

第三章：

大腦

支持你柔軟身體的最有效方法，就是從最上面開始，也就是從「大腦」開始。畢竟，最終掌控一切的是那個主宰的大腦。

雖然我們會分享許多物理策略，幫助你變得像超人一樣強大，但請記住，你的大腦才是掌舵者！除了調整你的訓練和運動方式，你還需要改變大腦接收和處理訊息的技巧。目標是提升你大腦所選擇的反應能力。

大腦解剖學可能看起來不太吸引人，但一旦你掌握了一些簡單的原則，你成為超級英雄的旅程將會大大縮短。

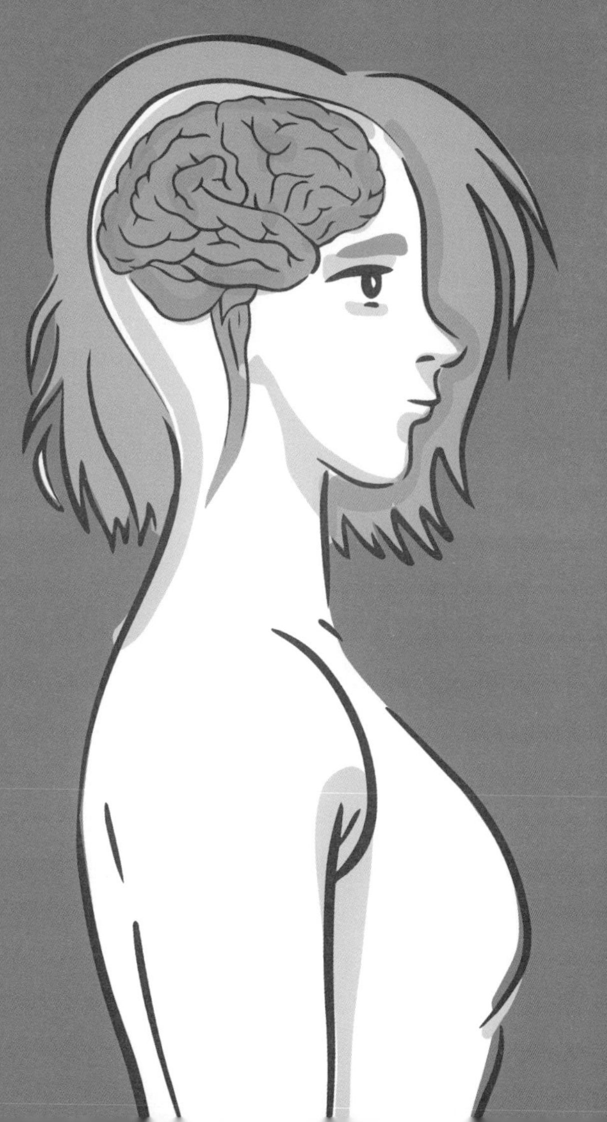

大腦與你的過度柔軟性

首先，你需要了解的是，雖然大腦表面上看起來像是一位老大，實際上，它內心卻是非常緊張和不安的器官。它最關心的是你的安全，如果無法預測未來，它會感到非常擔憂。（我們試著告訴大腦預測未來是不可能的，但它就是不聽。）大腦不斷努力提升其預測能力，利用來自不同來源的訊息來進行預測：

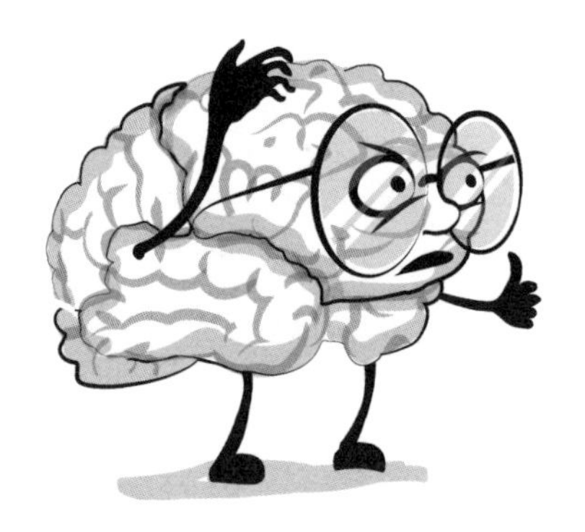

- 視覺系統（使用你的眼睛來理解所見事物）
- 前庭系統（內耳平衡中心）
- 本體感覺（對身體位置和運動的感知）
- 外部感覺（你的五官以及來自體外的刺激）
- 內部感覺（你自身的感受，例如飢餓或飽足、熱或冷）

但這些系統僅提供大腦資訊。接下來的步驟是理解這些資訊。當大腦嘗試解讀這些資訊時，首要問題是：「這樣做是否安全？」

如果答案是可能、也許、或甚至是不安全的，大腦會產生症狀或反應來幫助保護你。這些症狀可能會以非常不愉快的形式出現，例如疼痛、疲勞、消化問題或焦慮。這聽起來是否很熟悉？因此，首先你需要了解的是，柔軟的身體可能會發送一些難以被大腦解讀的信息，使得大腦的焦慮狀況稍微加重。

高敏感度

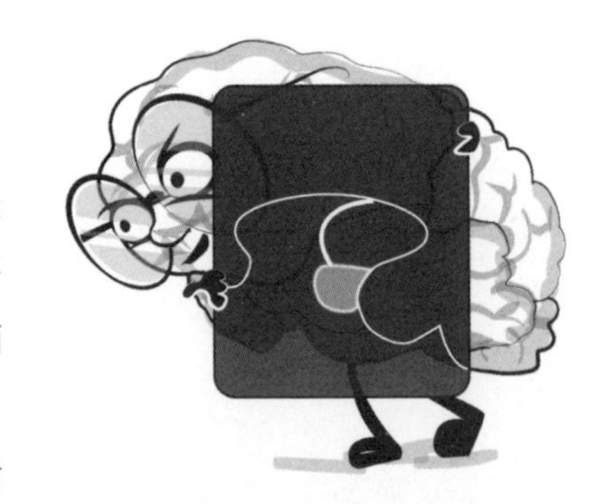

我們說「柔軟體質的人」是特別的，這可不是開玩笑。表面上看，他們似乎和普通人一樣過著平凡的生活，但當對這些「柔軟超人」進行腦部掃描時，研究人員發現他們的杏仁核比一般人更大。

杏仁核是大腦中負責情緒處理的部分，它會對進來的資訊標記出開心或悲傷的面孔。這是大腦中專注於處理情緒和恐懼的部分。研究人員發現，許多柔軟體質的人通常會更加敏感，這些人通常對光線、聲音和觸感的敏感度較高，也常常表現出更強的情緒反應。

前庭系統

前庭系統位於你的內耳。內耳中的這些巧妙構造具有許多重要功能，但以下是我們認為每個人都應該了解的幾個重點：

- 它幫助你在重力作用下保持直立，並協助維持平衡。
- 它有助於反射性地穩定你的姿勢，尤其是當你不小心被撞到時。
- 它向大腦提供有關你所處位置和運動方向的訊息。

只要進行一些前庭訓練，能讓我的柔軟度更上一層樓！

對於高度柔軟的人來說，前庭系統常常會受到影響。這可能會導致姿勢穩定性和平衡能力面臨挑戰。如果你經常覺得自己很笨拙，可能值得檢查一下你的前庭系統。

小腦

小腦是位於大腦後部的區域，因為它的功能很出色，也被稱為「迷你大腦」。它有助於維持人體中線的穩定，讓你在進行複雜動作（如繫鞋帶）時遊刃有餘。小腦還負責運動的精確度、平衡和協調。小腦與前庭系統始終保持溝通，這些區域協同工作，以幫助控制關節周圍的肌肉張力並提供穩定性。因此，在經歷前庭問題的人中，常常會發現小腦功能的缺陷。

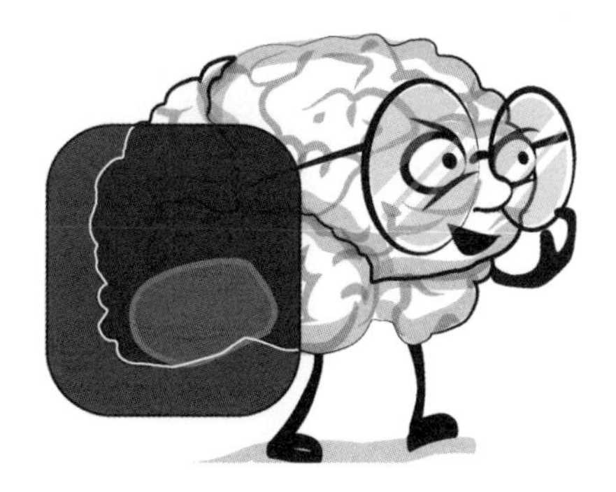

小腦還負責監控身體的運動，並檢測當關節超出安全活動範圍時的問題；這種覺察在高柔軟度的人身上常常缺乏。由此可見，小腦問題與高柔軟度常常是密切相伴。

腦幹

腦幹是「大腦老大」中最古老的部分，它存在的時間最久，負責處理那些你從未刻意關注，但對維持生命至關重要的功能，比如心臟跳動和肺部呼吸。研究顯示，我們這些關節過度柔軟的人，常常會出現與腦幹相關的症狀，例如心悸、頭暈、眩暈以及與血壓相關的問題。這些症狀被定義為高交感神經緊張，意味著即使我們只是在看 Netflix，我們的身體也隨時準備應對「戰鬥或逃跑」的狀態。腦幹還有一個重要的功能，就是抑制疼痛。對於我們這些來自「柔軟星球」的人來說，這一特徵非常有用，因為我們經常會經歷隨機且無法解釋的肌肉骨骼疼痛。

坐在柔軟的沙發上
怎麼會引起這麼多
的疼痛呢？
也許我們需要
換一個沙發？

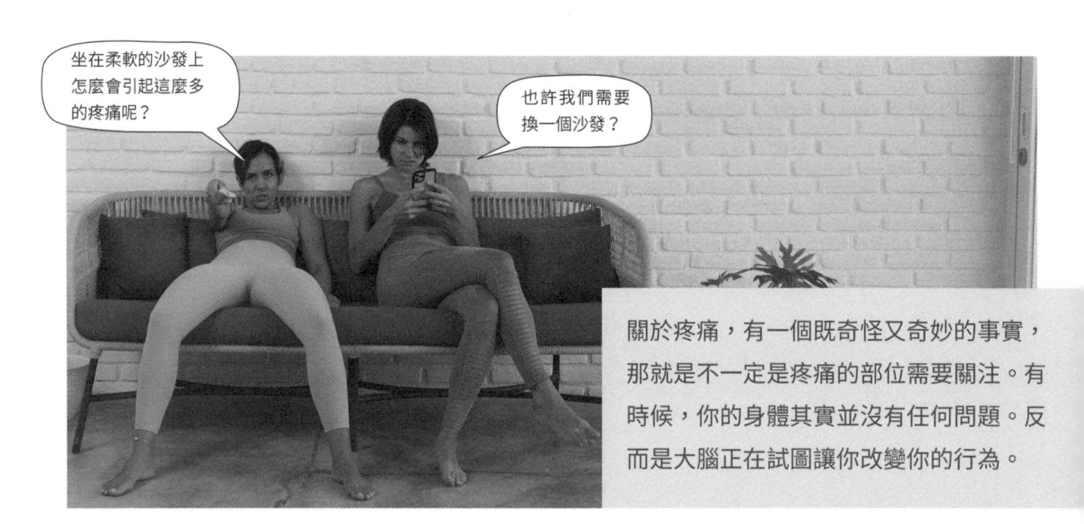

關於疼痛，有一個既奇怪又奇妙的事實，那就是不一定是疼痛的部位需要關注。有時候，你的身體其實並沒有任何問題。反而是大腦正在試圖讓你改變你的行為。

頂葉

頂葉位於頭部的上方，負責處理感覺資訊。例如，當你撫摸你的左臂時，你實際上是在刺激右側頂葉。頂葉的底部與側邊的顳葉相連的部分，是專門負責整合多重感覺。在這裡，我們會看到我們的「柔軟夥伴」群體在感覺映射上存在不足。

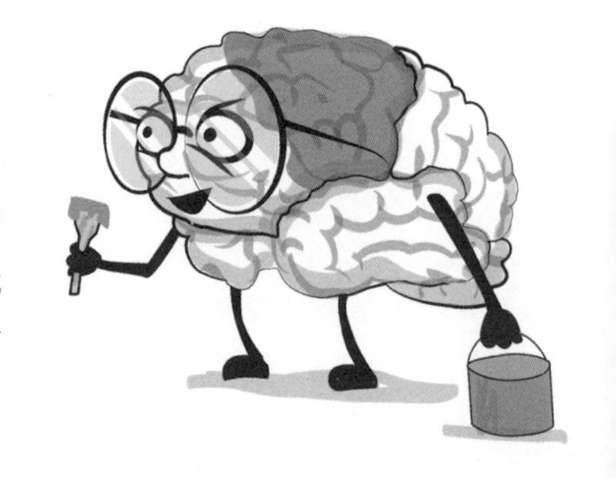

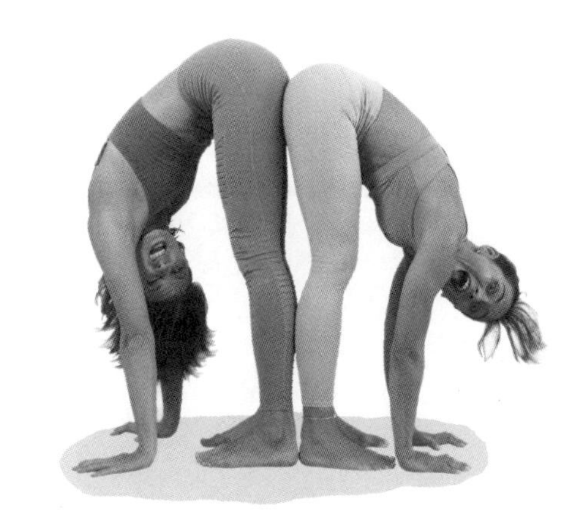

這種不穩定的神經連結意味著，超柔軟的人往往會傾向於選擇那些需要他們全神貫注於自身的運動項目。例如，Adell 總是把衝浪板留在海灘上，然後去海裡游泳。而 Celest 一直熱愛跳舞，但當她被要求與伴侶一起跳舞時，她總是試圖主導，結果常常踩到伴侶的腳。

小人圖（Homunculus）

小人圖是存在於「大腦」中的「地圖」。如果我們將這張神經地圖按比例繪製成人形，它會像《魔戒》中的角色一樣，擁有巨大手掌和嘴唇，以及相對較大的腳，但身體卻微小得多。

實際上，大腦中有兩個這種奇特的「小人圖」。一個是運動小人圖，負責描繪你所執行的動作；另一個是感覺小人圖，負責描繪你身體所感受到的各種感覺。運動小人圖負責發送信息，而感覺小人圖則負責接收信息。

在我們的超柔軟族群中，這些「地圖」有時會變得模糊。當某些部位長時間未被使用時，大腦會將神經組織重新分配到更有用的地方。在這種情況下，我們的身體會不斷地按照其習慣的模式「擺爛」，因此這些地圖的完整性無法充分表現，也就無法完全發展。你越是使用身體的全方位能力，這些地圖的解析度就會越高。

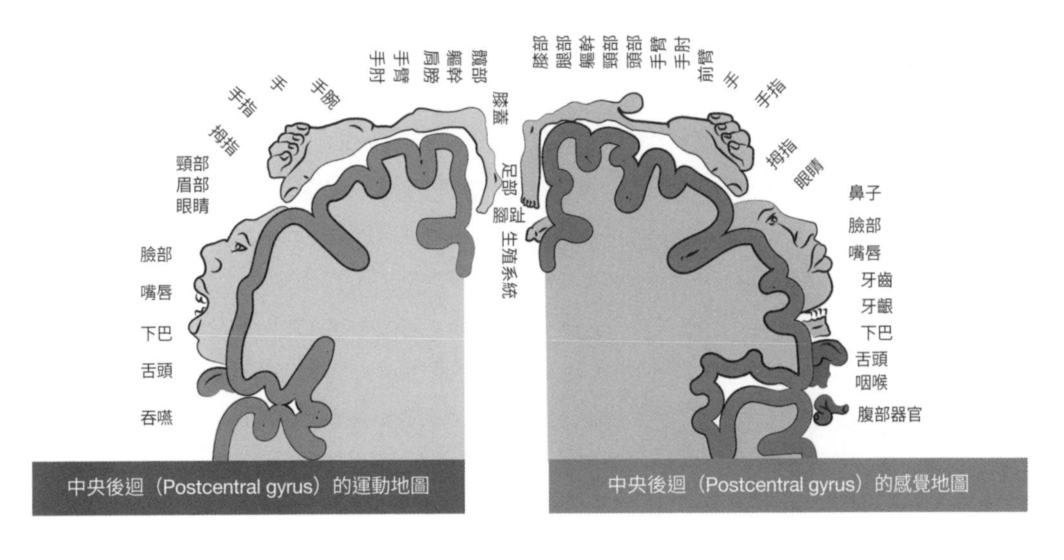

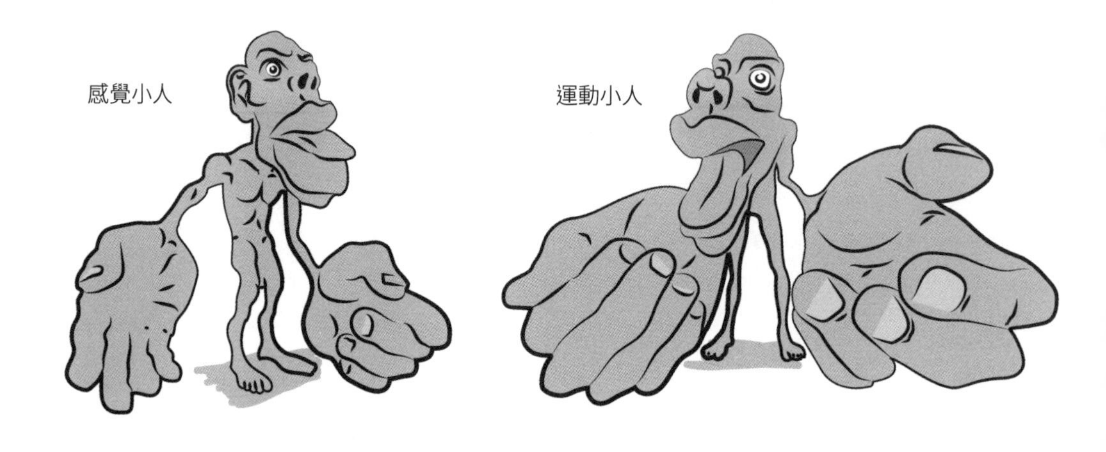

柔軟超人的腦部黑科技

好了，腦部解剖學的介紹暫時告一段落。接下來，我們來看看幾個實用的解決方案，幫助你柔軟的身體和獨特的大腦變得更加不平凡。

正念練習

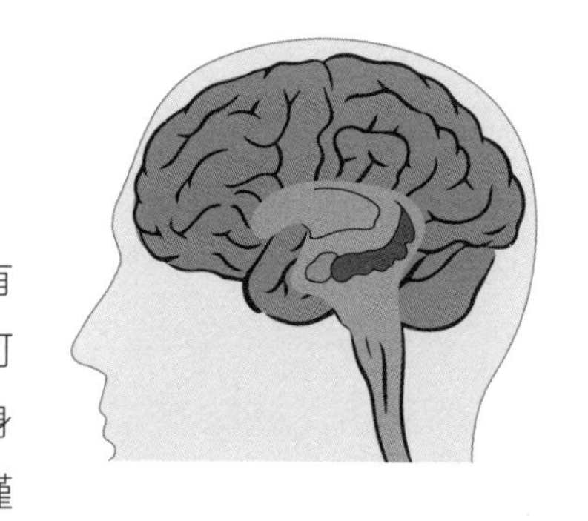

之前我們提到，擁有柔軟特質的人往往比一般人有更大的杏仁核。杏仁核是大腦中處理情緒的區域，也可能使我們對外界刺激變得過度敏感。這也許是為什麼身體柔軟的人容易被瑜伽吸引的原因之一，因為瑜伽不僅提供了正念的機會，還能進行鍛鍊，一舉兩得。許多研究表示，正念練習是一種有效平靜杏仁核的策略，而從經驗豐富的冥想者之中，我們觀察到他們的杏仁核有所縮小。

在你急著前往瑜伽課程，期望這堂課能縮小你的杏仁核之前，我們建議有些人應該在不涉及任何運動的情況下進行正念練習。

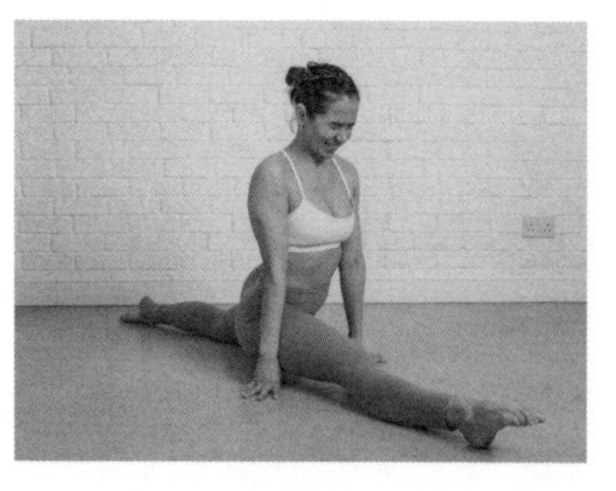

稍後你會了解到，超柔軟的人往往有更高的內感受（對身體內部感覺的覺察），在運動中進行正念練習時，這種內感受會更為強烈。如果我們已經對身體的感覺過於敏感了，進一步增強這種超能力可能會適得其反。

關於這點，我們的建議是每天找幾分鐘靜坐，練習緩慢地呼吸，並漸漸意識到自己的呼吸。每當你的心思游離時，試著將其拉回。如果你發現自己的思緒比起專注於呼吸來得更加游離時，別擔心！要意識到自己沒有專注於呼吸的過程，需要有大量的內感受，即使只是將心思重新帶回呼吸這項簡單的任務，也能幫助你的杏仁核放鬆。

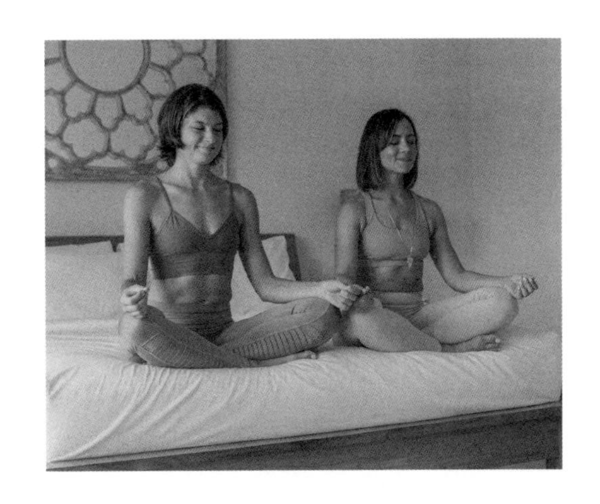

本體感覺

如果你在 Google 搜尋「關節過動」，很可能會看到「本體感覺」這個詞。這是因為對於關節過度活動的人來說，本體感覺（即你在空間中的位置感知）通常較為模糊，需要額外的幫助來增強。記住，當大腦無法從身體接收到清晰的訊息時，它會擔心你可能會受傷，因此可能產生例如疼痛的反應來保護你。

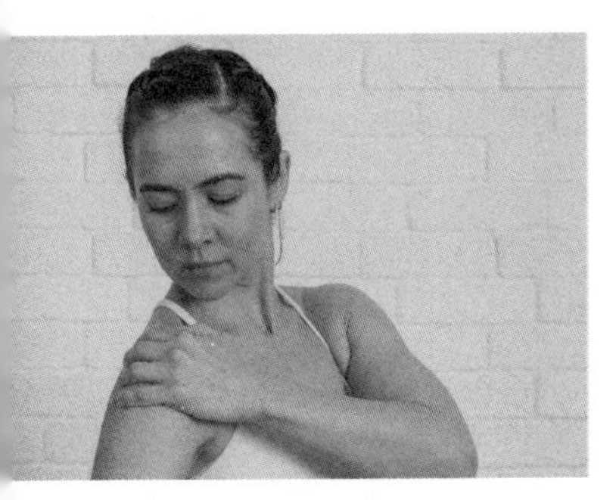

為了幫助大腦更清楚地了解身體的狀況，為那些你感覺最不連貫的部位提供額外的刺激是有幫助的。例如，Celest 總是感覺右肩不穩定，因此在進行健身訓練前，她會用膠帶固定該區域，用冰敷和熱敷交替刺激，或者用力按摩該部位，以增加傳遞到大腦的本體感覺訊息（即傳入信號）。這樣能改善大腦對右肩的反應，使她在進行引體向上時右肩更加穩定。

記住！刺激的時間越長，效果就越好。例如，當你做戰士一式（弓箭步）姿勢時戳自己的臀部，會在戳的時候感覺到臀部肌肉，一旦停止動作後，如果臀部變得沒有什麼感覺，這時你也別太過驚訝。

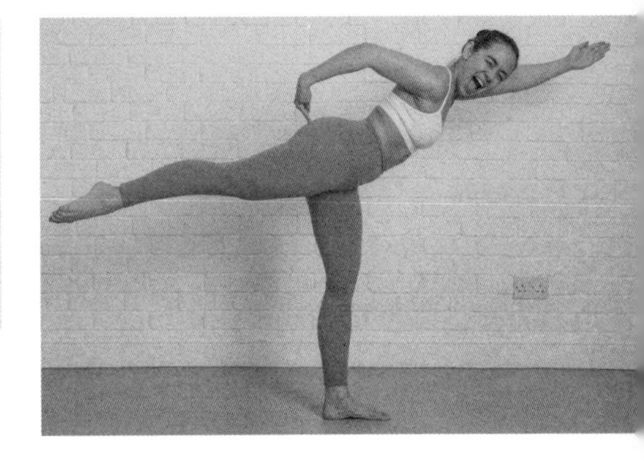

物體操控

將感官刺激與動作結合，有助於改善頂葉的感知地圖。頂葉負責整合多種感官，因此當我們接收到多重感官輸入時，頂葉的活動就會更加活躍。

如前所述，由於頂葉的連接能力較弱，關節過度活動者通常偏好不使用器材的運動方式。這就是為什麼你會經常看到柔軟體質的人更傾向於進行僅依靠自體重量的練習。一旦需要加入器材，他們往往會感到不自在。

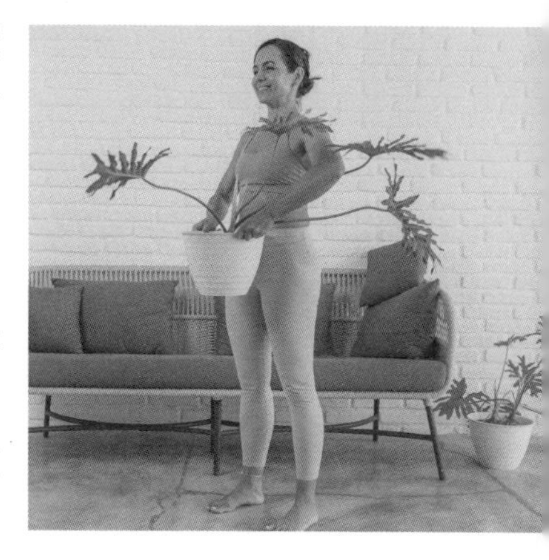

然而，使用器材對於幫助頂葉的感知地圖重建非常有益。力量訓練，尤其是涉及重量的訓練，是協助柔軟族群的重要工具之一。同樣地，像學習開車這類技能，也能有效擴展本體感受的範圍，並促進相關腦區的發展。即使是像雜耍這樣的技能，也能幫助大腦整合多種感官，進一步增強大腦的安全感與穩定性。

高張力運動

接下來要告訴你的這點或許會讓你懷疑我們是不是瘋了，但事實上，對於關節過度活動者來說，在高張力下進行自己喜愛的運動方式（即在運動時盡可能地緊繃全身）是非常有幫助的。這樣做的原因是，它可以改善大腦中的身體地圖（關於大腦體感地圖的更多內容，請參閱第 45 頁）。當我們在活動，尤其是在接近運動範圍的邊緣時，如果大腦對該關節的新活動範圍有明確的地圖，並且神經系統能夠在那裡控制身體，大腦就會感到安全，進而改善其輸出的質量。

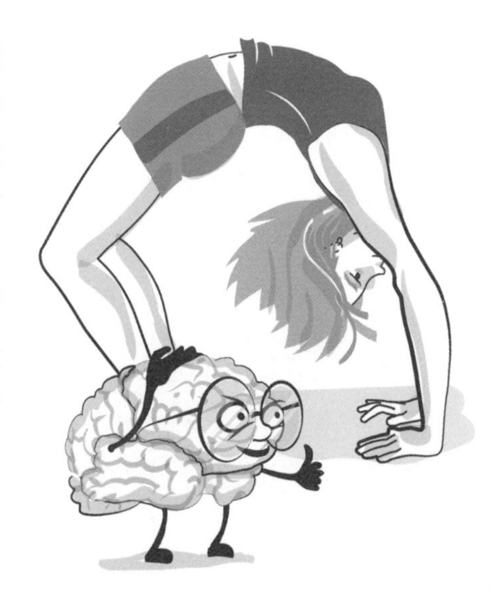

最終，我們的最大任務就是不斷向「大腦

老大」保證，不會發生任何不好的事情。而這個方法正是一個有效的技巧。只需記住，高張力運動會消耗你大量的能量，因此保持這些訓練運動的簡短性，避免過度疲勞。

擾動訓練

擾動訓練基本上指的是運動中的干擾或不穩定。例如，當你正在練習瑜伽時，一隻熱情的小狗突然來撞你，這就是一種擾動。當小狗擾亂你的動作時，你的小腦會立即啟動，幫助你保持穩定，確保你的動作準確且協調。這個過程透過增加脊椎和核心肌群的活動，來穩定你身體的中線。

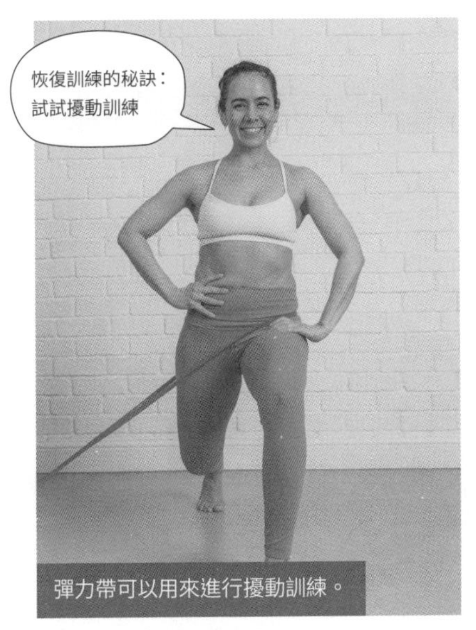

彈力帶可以用來進行擾動訓練。

小腦非常喜歡擾動訓練，因為它負責幫助你處理周邊關節的運動「錯誤」。它的另一個工作是觀察並幫助糾正動作和姿勢上的錯誤。如果小腦認為你看起來不夠「酷」，它也能變得更活躍，來協助你改進。

所以，當你在任何運動中加入擾動時，會讓小腦更努力工作，進而提升中線穩定性並改善周邊關節的協調能力。

如果你沒有小狗或朋友在你動作時推你一把，一個簡單的方式就是將一條彈力帶繫在腰上，並固定在穩固的物體上。彈力帶的拉力能提供很好的擾動，同時也會強化你的中線穩定系統。

視覺和前庭訓練

無論你是在健身房、瑜伽墊上，還是使用皮拉提斯床（Pilates reformer），都可嘗試加入眼睛或頭部的動作。作為關節過度活動的人，我們往往習慣保持頭部穩定，視線固定在一個點上。儘管這在一開始是有助於保持平衡的策略，但效果有限，又無法充分挑戰我們的視覺和前庭系統。記住，如果你不使用及訓練它，它就會退化。

如果你發現將眼睛和頭部動作加入訓練會讓你感到噁心或頭暈，可以退回到站立姿勢，雙腳併攏，僅進行眼睛運動。然後，閉上眼睛，移動頭部。最後，睜開眼睛，固定視線在一個點上，並只轉動頭部。剛開始時，可以遵循一個基本原則，即沿著羅盤的六個方向進行移動；上下、左右和對角線。

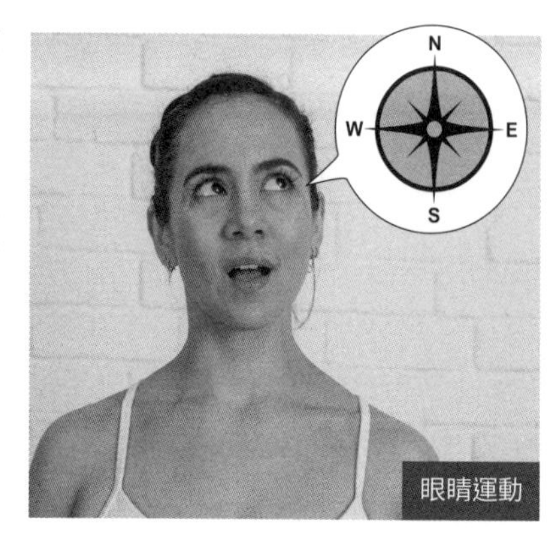

眼睛運動

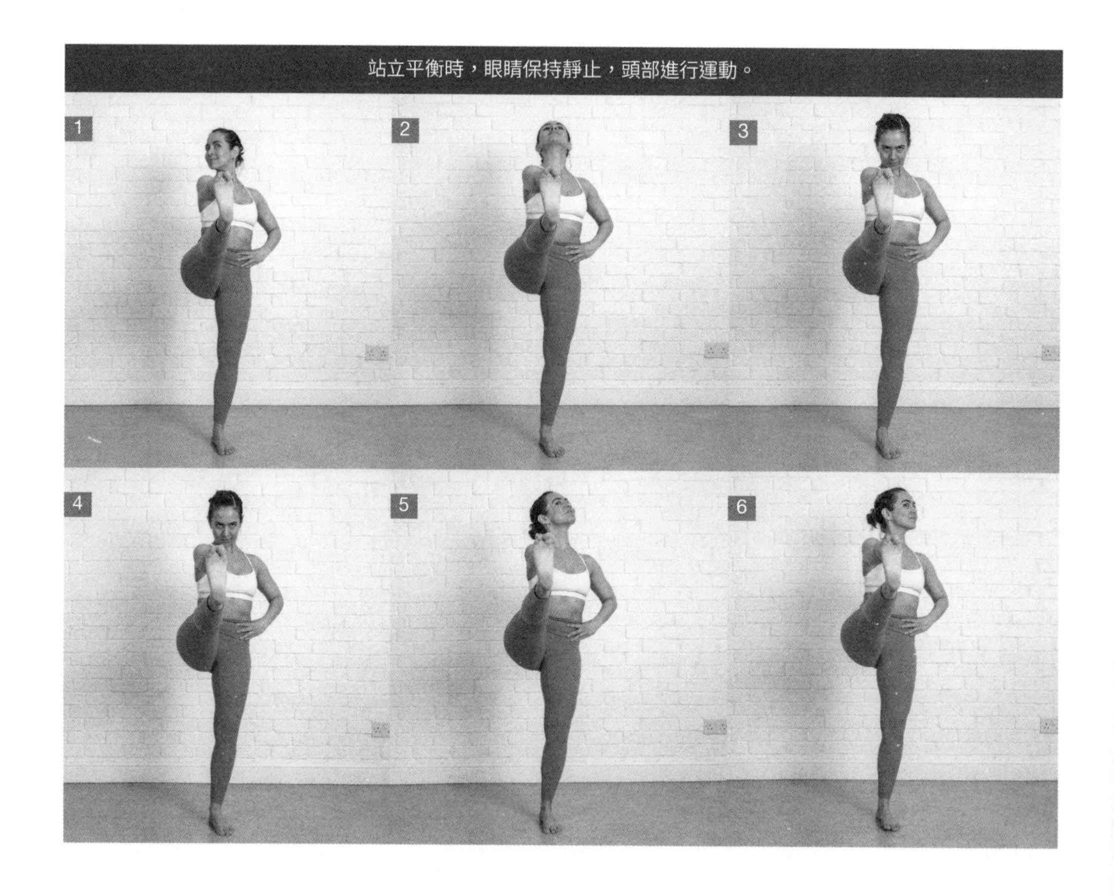

站立平衡時，眼睛保持靜止，頭部進行運動。

穩定性肌肉

本書有很大一部分專門講解關鍵的穩定性肌肉，這些肌肉可以幫助支撐你的柔軟體系。在介紹這些工具之前，我們需要先了解大腦如何自動產生穩定性；這是一種反射性過程，意思是它會自動發生，而不需要你刻意去思考。我們將深入探討這些細節，雖然內容可能會變得相當專業，但請跟著我們一起學習，柔軟超人！掌握這些知識，正如洛基的教練米奇所說，「如閃電般迅速，便如雷霆般強大。」換句話說，你將變得更加厲害。

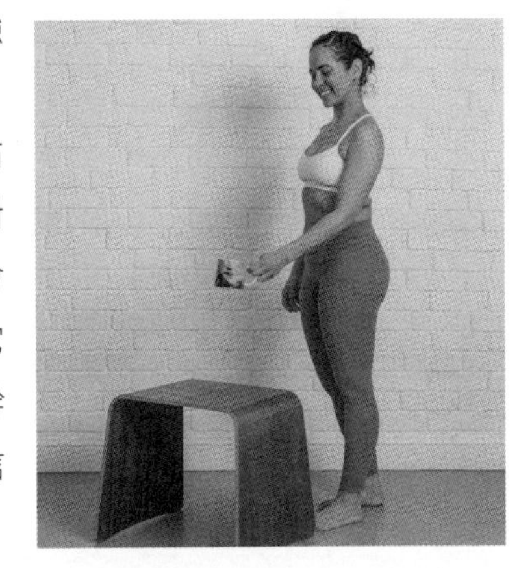

假設你想用右手拿一杯咖啡。在這個過程中，右手的動作是有意識的。為了實現這一動作，大腦的對側額葉皮層（即與活動的手相對的一側大腦區域）會制定動作計劃。然後，這個信息會傳遞到右手，讓它去拿咖啡。與此同時，大腦的同側（相同一側）腦幹會向你不拿咖啡的那一側發送大量的反射性穩定性信息，以確保你不會灑出一滴咖啡。

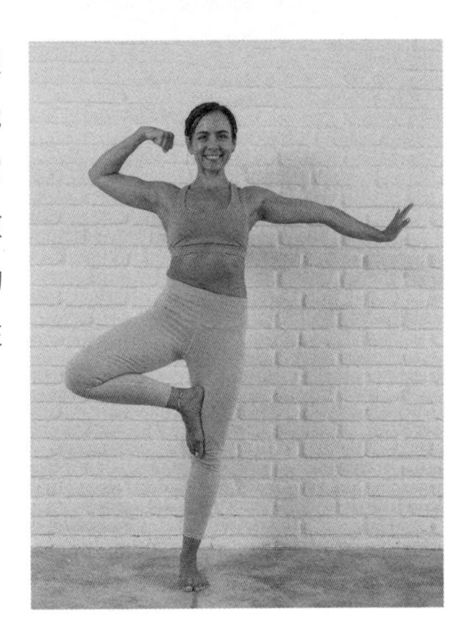

在進行訓練時，你可以利用這個原則來增加穩定性肌肉的活化。例如，不管她怎麼努力，Celest 總覺得右側的身體像是在水療中心打瞌睡一般；為了讓它醒過來，她在運動時會用新的方式移動左臂，這樣做可以刺激她的大腦右側皮層和右側腦幹。皮層負責動作的控制，而腦幹則向她的懶惰右側提供大量穩定性信號，這樣做的好處在於它是反射性的。

大腦老大的進食模式

大腦喜歡攝取葡萄糖和氧氣，這也是為什麼多樣化的飲食和有效的呼吸對於大腦健康功能至關重要。

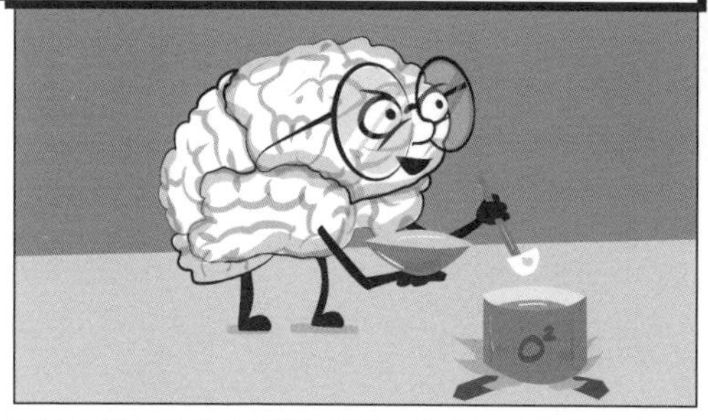

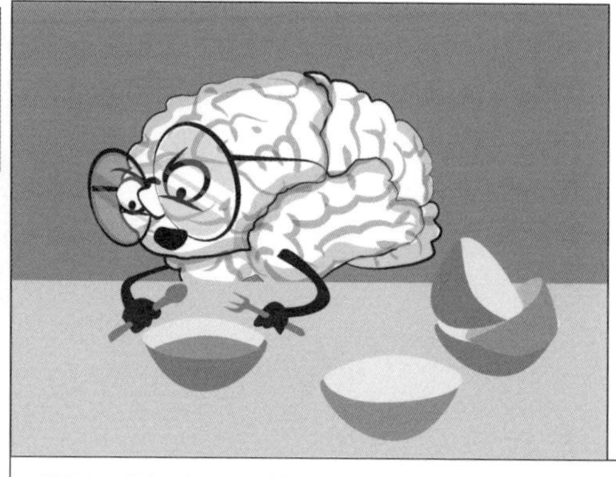

然而，我們也可以利用大腦的進食方式來提升訓練表現。

大腦喜歡從下到上、從後到前進行「進食」。這些資訊對我們有什麼幫助呢？因為感覺小人圖位於運動小人圖後方。所以，如果我們在訓練開始時先對身體進行按摩，這就會刺激活化感覺皮質。

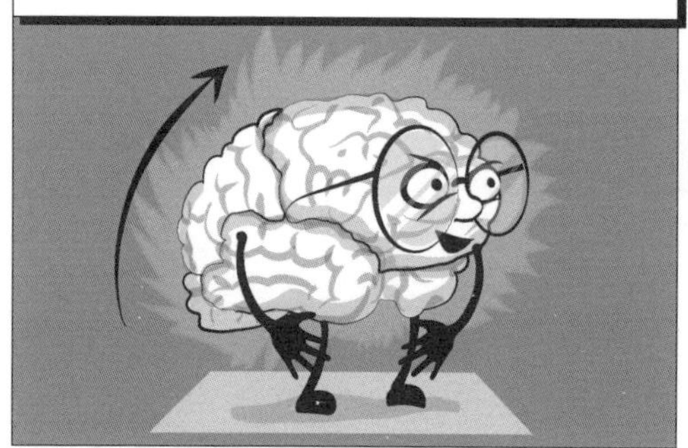

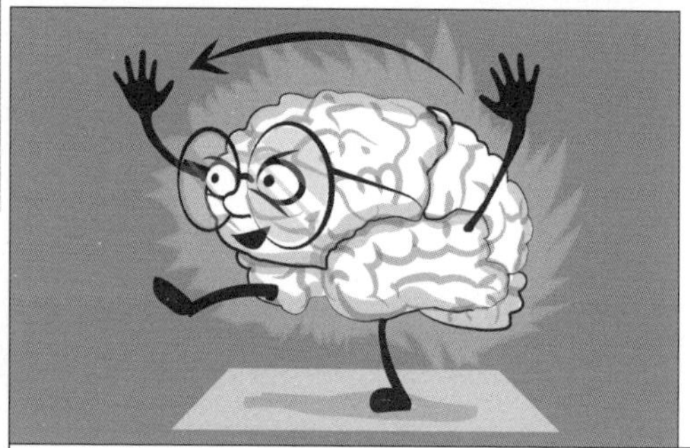

神經元會一起聯結並同時活躍。一旦「感覺皮層」開始活躍並啟動，當需要運動時，更多的「運動皮層」也會隨之被激活。

漸進性超負荷 (Progressive Overload)

想想之前我們設計 Elastidog 在重新訓練時的不同輸入指標（參見第 33 頁的即時測驗），包括訓練所持續的時間、訓練的頻率，以及作為獎勵的美味食物等不同的程度，都可能影響 Elastidog 重新學習一項技巧的速度。這就是漸進性超負荷，它是你改善基因定位的另一個工具。

在考量時，有七個關鍵因素：頻率、持續時間、重複次數、休息時間、強度、節奏和多樣性等。讓我們以深蹲為例。

1 **頻率**是指你做深蹲的次數。每天兩次、每月一次或介於兩者之間。顯然，深蹲的頻率會決定你鍛鍊臀部肌肉的速度，以及大腦臀部區域的適應能力。

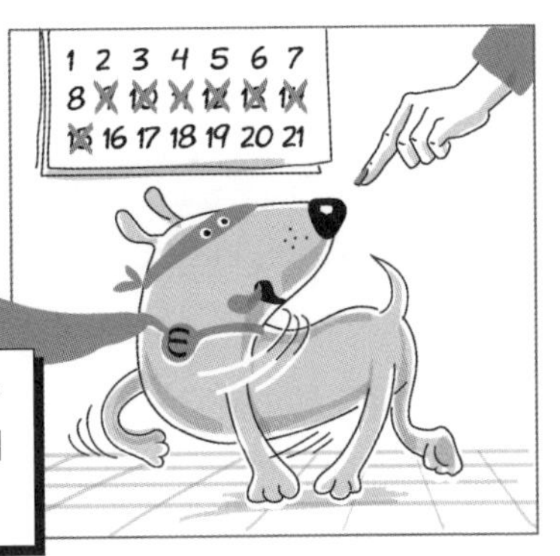

對於 Elastidog 來說，頻率指的是 Molly 每週要求牠轉圈的次數。如果 Molly 每天都訓練 Elastidog，牠學會的速度會比每週只訓練一次更快。

2 **持續時間**指的是你花多少時間在深蹲上。或許你去健身房，專門花一小時進行深蹲訓練，或者你只是刷牙時順便做幾個深蹲。不管怎樣，花越多時間深蹲，你的臀部肌力就會越快提升。

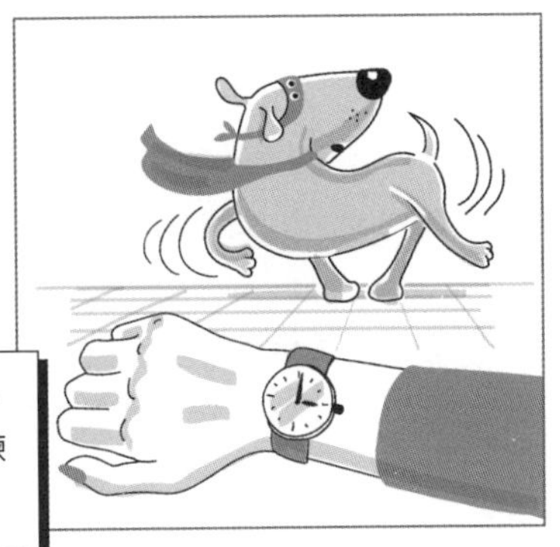

對於 Elastidog 來說，這就是 Molly 每次花多少時間讓他轉圈。如果她每次花十分鐘訓練牠，Elastidog 的學習速度會比只訓練一分鐘來得更快。

3 **重複次數**指的是你能做多少次深蹲。如果你發現自己只能以良好姿勢完成兩次深蹲，而在第三次時就出現不良習慣，例如膝蓋內扣或腳掌平貼地面，那麼你需要專注於增強自己的能力，逐漸做到第三次深蹲。接著，再逐步增加到四次、五次，以此類推。

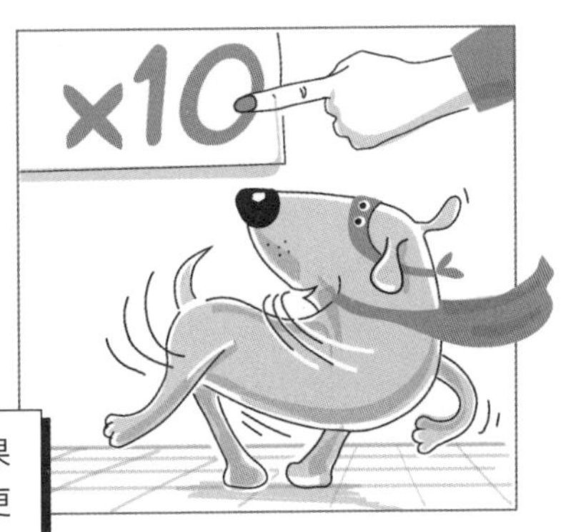

於 Elastidog 來說，重複次數指的是牠執行新技巧的次數。如果 Molly 讓牠正確地完成十次，Elastidog 會比只做兩次時學得更快。

4 **休息**指的是在再次做深蹲前，你給自己多少恢復時間。假設你在星期一做了十個深蹲，結果星期二你疼得幾乎無法走路！痠痛表明你正在逐步增加負荷，對組織施加了健康的壓力，以加強和促進其成長。但如果你等了一週才再次做十個深蹲，可能又會發現隔天肌肉非常痠痛。透過縮短深蹲訓練間的休息時間，可以逐步提升臀部肌肉的耐力。這也是為什麼運動員經常在肌肉痠痛的情況下會繼續訓練的原因。

Elastidog 在旋轉動作之間需要休息，但休息時間的長短會影響牠學習這個技巧的效果。如果牠在旋轉五次後感到疲倦（或者更像是頭暈！），而 Molly 沒有幫助他透過增加第六次旋轉來提升耐力，那麼 Elastidog 的旋轉次數將會停留在五次，無法進一步提升牠的旋轉能力。

超柔軟體質的人在休息方面需要格外謹慎。雖然縮短休息時間可能提升訓練效果，但請記住，疲倦是柔軟過度的常見徵兆之一。有時，你可能比其他人需要更多的休息時間，而具體需要的休息時間會因人而異。輕微的肌肉痠痛通常是正常現象，代表訓練有效。但如果感到全身無力、像完全動彈不得的疲倦感，這可能是過度訓練的信號。不要對自己過於苛刻，將這次經驗記下來，並在下一次訓練中進行適當調整即可。這正是學習成為自己老師與專家的過程，也是在探索與掌控自身超能力的重要一環。

5 **強度**指的是動作所需的努力程度。增加深蹲強度的一個好方法是加重重量。你也可以藉由在大腿繫上彈力帶，並在深蹲時努力將膝蓋向外推來對抗阻力。同樣地，要注意動作的正確性。如果5公斤（約11磅）的重量太重，可以從2公斤（約4磅）開始，然後逐漸增加。這就是所謂的循序漸進。

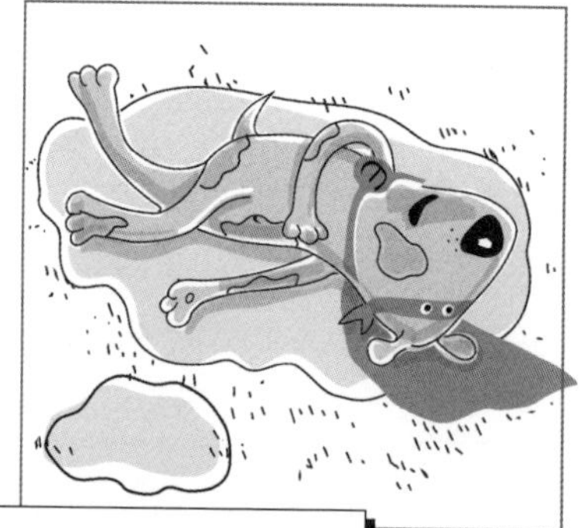

Molly 要提高 Elastidog 的訓練強度可能會有些困難，但可以想像一下，如果 Elastidog 剛在雨天外面玩耍，身上沾滿了泥巴，這些泥巴會讓牠更沉重，比起乾淨、乾燥時旋轉起來更費力。這額外的重量可以讓 Elastidog 變得更強壯，從而提升牠的旋轉技巧。

6 **節奏**是指你做深蹲的速度。如果你發現平常的節奏太輕鬆，可以選擇加快速度，在一分鐘內完成更多次的深蹲，或是放慢動作，讓自己用整整一分鐘來完成一個深蹲。不論哪種方式，這種新奇的變化都是神經系統所喜歡的。

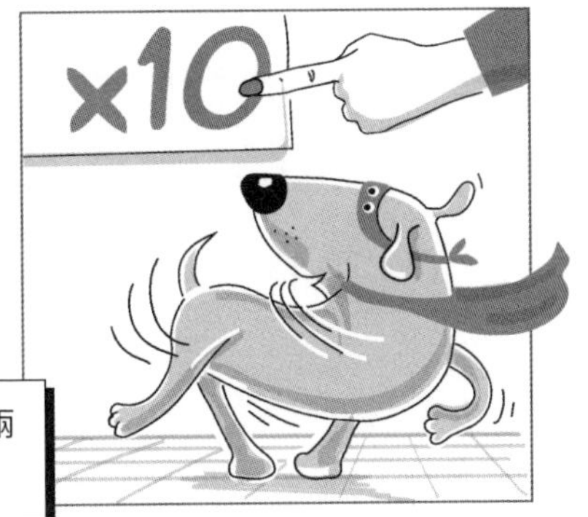

Elastidog 顯然可以慢慢或快速地完成牠的旋轉動作。利用這兩種速度的變化，可以更快提升牠的技巧。

7 **多樣性**指的是你做深蹲的方式。由於我們的關節和組織構造非常複雜，我們可以用數以億計的方式來移動身體，因此不要害怕嘗試不同的動作！或許你可以先做十次雙腳平行的深蹲，再嘗試腳趾朝內或朝外的變化。最重要的是，確保你的動作形式良好，避免過度壓迫韌帶。你能養成的動作模式越多樣化，你的身體和臀部就會越均衡發展。

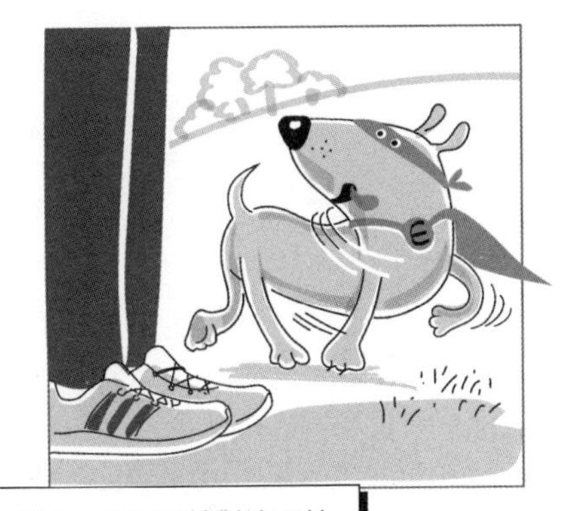

對於 Elastidog 來說，引入多樣性就是改變牠旋轉訓練的一些要素，來加強牠對這項技能的理解。例如，Molly 不一定總是在餐桌旁訓練牠旋轉，或許可以在公園教同樣的技能。這樣，Elastidog 就會明白，餐桌並不是這個訓練模式的一部分，真正的模式是聽到「旋轉，Elastidog，旋轉！」之後，牠就知道要旋轉。

這些只是一些你可以在訓練新技能、重寫習慣性運動模式或加強身體某一部位時應用的策略。重要的是要記住，你不一定需要同時做所有的這些事情！只要記得，即使只是應用一兩種這些漸進過載的訓練技巧，就能幫助你更快地達成目標。

請注意，本書無法全面涵蓋令人驚嘆的大腦及其獨特需求的複雜性。如果有需要，請尋找具備神經科學知識的專業人士進行諮詢。。

第四章：

深部頸部曲肌

頸部擁有被稱為深部頸部曲肌（Deep Neck Flexors，簡稱 DNFs）的穩定性肌肉。這些肌肉曾經是舊時代的超級英雄；其中主要的兩個角色是頸長肌（longus colli）和頭長肌（longus capitus）。

在過去，這些肌肉扮演了關鍵角色，讓頭部能夠完美地被支撐在身體上。然而，最近的超級反派「久坐誘惑者」（Sedentary Seductress）讓整個人類的目光都集中在螢幕上。這樣的生活方式改變了我們的生活，導致眼部肌肉變得懶散。如果我們花更多時間在自然中，觀察飛鳥的飛行、警覺遠處的掠食者，或抬頭看樹上以摘取水果，眼部將會接觸到更多的變化，從而增強視力。然而，如今我們的眼周肌肉已經大幅減弱。為了看得更清楚，我們往前移動頭部並緊繃肩部肌肉，讓深部頸部曲肌的力量逐漸消失。這種破壞隨處可見，許多人無法理解為什麼他們的脖子會感到痠痛。

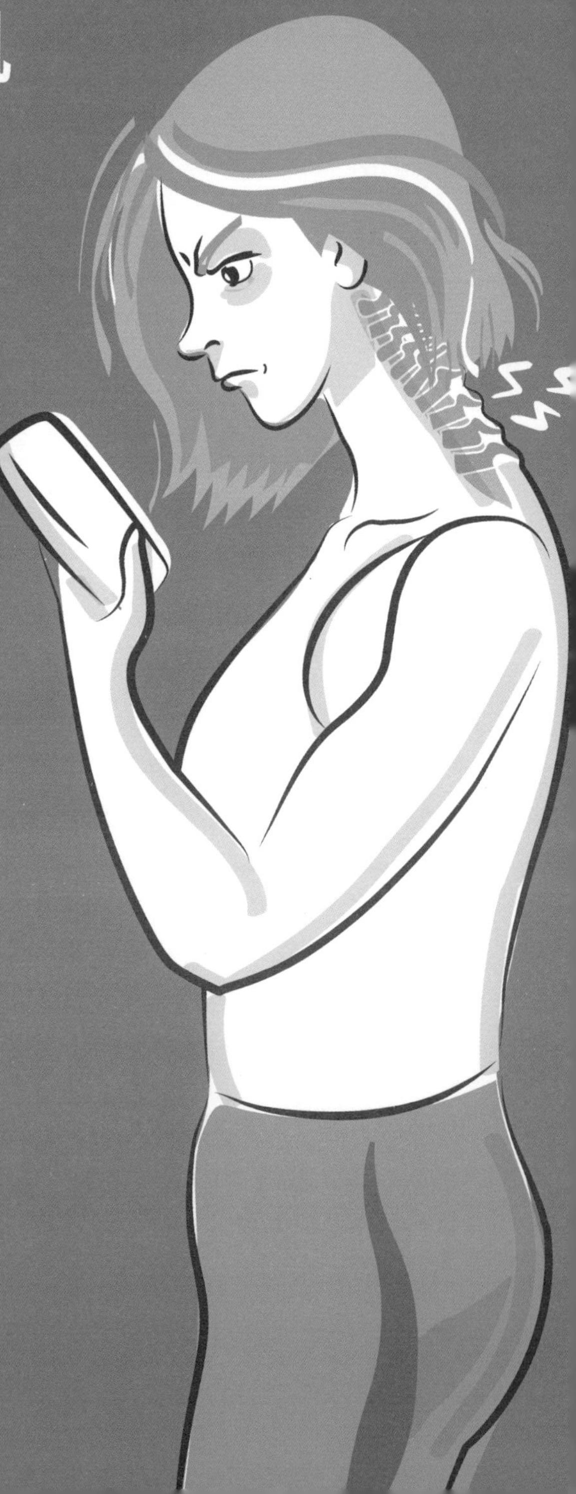

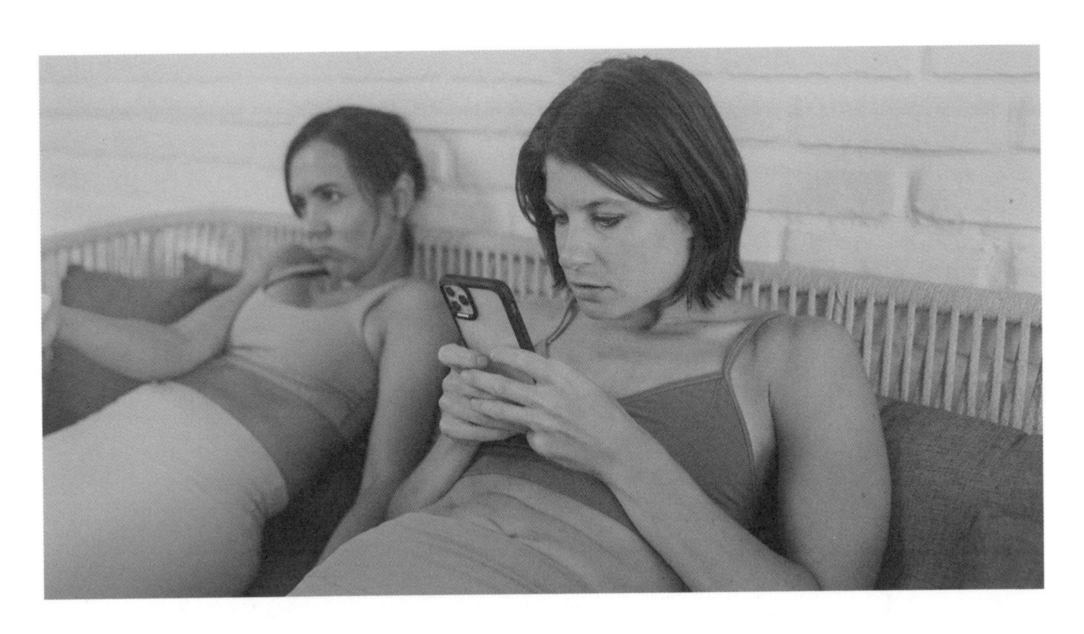

當身體長時間保持在單一姿勢，脖子向前傾時，呼吸功能也會受到影響。頸部有一條特殊的神經：膈神經（phrenic nerve），它穿過頸椎的 C3、C4 和 C5 段，負責支配（連接到）橫隔膜。記住這一點的一個簡單方法是使用記憶法「C3、C4、C5，讓橫隔膜保持活力」。當我們讓頸椎在固定位置上彎曲，失去支撐頭部的穩定性時，這條神經會受到影響。結果，橫隔膜的運作效率就會降低。

除了我們的姿勢耐力不足以維持頭部中立的位置，以及眼睛急需去看眼科醫生外，頸部後方，脊椎與顱骨交接的地方，可能會出現筋膜（結締組織）沾黏和緊繃的情況。當身體的運動受到限制時，筋膜在身體任何部位都有可能出現沾黏，身體總是會適應。如果某個部位長時間固定在一個位置，身體會反應說：「親愛的筋膜朋友們，我們的人類已經至少一周沒有動過頭；這種不活動肯定是為了生存。我們要變得更厚實、更強壯，來幫助我們的人類。」當然，身體並未意識到這種適應與生存無關；「科技頸（tech neck）」只是因為視力問題所造成的預設姿勢。為了擊敗久坐誘惑者的計劃，並幫助深部頸部曲肌恢復力量，你需要藉由漸進超負荷來加強這些肌肉，進行視力訓練來鍛鍊眼睛，並釋放在頸部後方積累的習慣性筋膜緊繃。

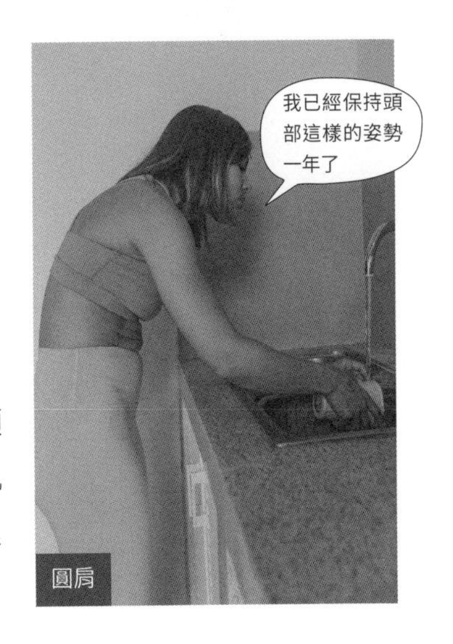

圓肩

要呵護你的深部頸部曲，可以試試本章節介紹的簡單練習。這些練習看起來可能有些滑稽，所以你可以選擇在家中練習，或者勇敢地展現你的獨特，去健身房讓大家看看頸部訓練的酷炫運動。

練習 1：雞頭運動

這個看起來有點滑稽的運動，名字也同樣搞笑。這個練習的目的就是讓你的頭部像雞一樣前後擺動。關鍵是保持頭部直立，避免仰頭或低頭。站在牆壁前，將頭部靠在牆上，直到感覺到下巴出現「性感雙下巴」的效果為止。

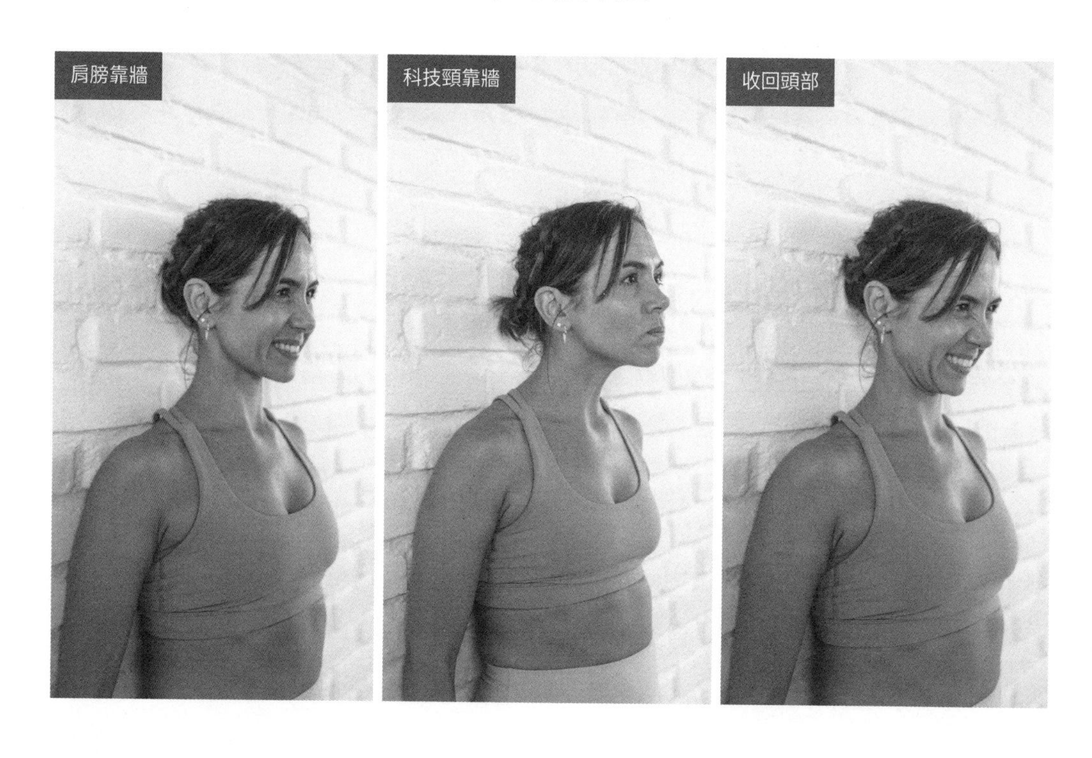

練習 2：活動下脊椎

一旦你明白頸部不必一直保持在固定位置，我們建議你提高挑戰，發揮創意。頸部有無數種移動方式，但人們常常只從上頸椎（C1-C2）進行運動。以下是一個能夠增強下頸椎（C3-C7）靈活性的練習：

1. 用觸診找到頸部的關節。將手指放在頸部的底部，你會感覺到一個大突起。就在這個突起上方有一個小凹陷。這個突起和凹陷的組合是最後兩個頸椎的位置，我們希望你將運動的重點放在這裡。
2. 從這些下頸椎進行「雞頭」運動練習。
3. 嘗試進行左右方向的頸部運動。
4. 當你掌握了左右運動後，讓頭部在一個正方形的路徑中移動：向前、向側、向後、再向側。然後改變方向。
5. 通過將頭部繞圓形的路徑來平滑這個正方形的角落，仍然集中注意力在下頸椎上。
6. 如果你願意，可以嘗試頭部左右轉動或上下移動。始終想像這些動作來自於下頸椎。
7. 發揮創意，將這些步驟中的模板應用到不同的頭部位置。你可以試著把頭部滑向右邊，並在那裡做一些頸部圓圈運動。或者你可以仰頭，加入「雞頭」運動。基本上，只要是從下頸椎出發，任何方式都可以嘗試。

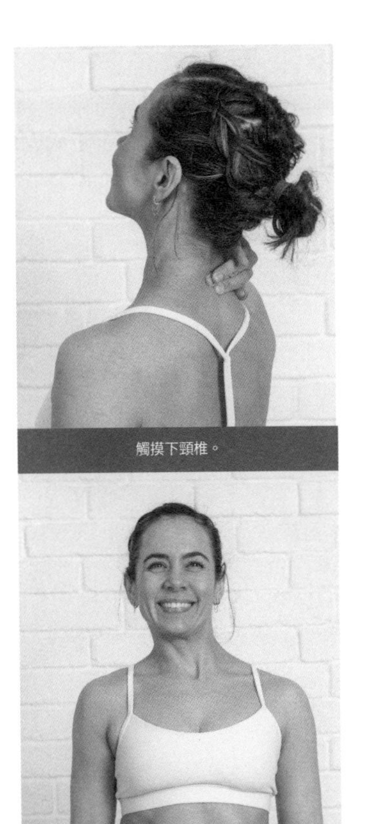
觸摸下頸椎。

嘗試在不同的頭部位置做「雞頭」運動

練習 3：使用彈力帶的雞頭運動

你可以將漸進式超負荷的訓練原則應用到深部頸部曲肌的鍛鍊中。按照前一個練習的步驟進行，並在此基礎上增加一些阻力，可以將彈力帶繞在頭後，雙手抓住帶子的兩端，輕輕施加拉力即可。切記不要過度施力，過大的阻力會導致頸部表層肌肉（如胸鎖乳突肌）過度緊繃。只需使用輕度的阻力帶就足夠了。

彈力帶雞頭運動，頭向前伸

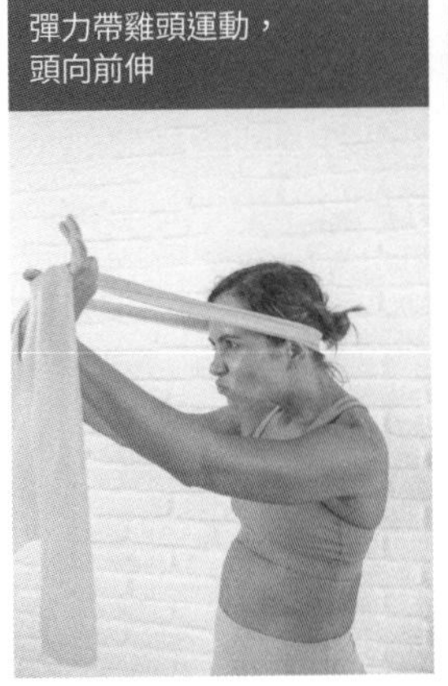

彈力帶雞頭運動，頭回到中立位

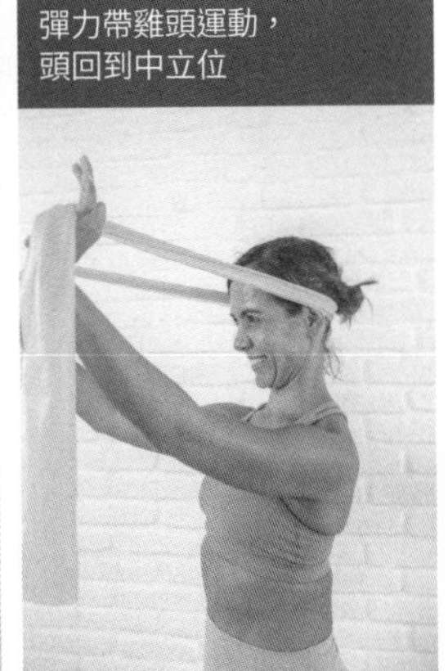

練習 4: 側傾運動

將彈力帶繞在頭的右側，並用左手握住帶子的另一端。站直後，將頭向右側傾斜，然後回到中立位置。換邊重複此動作。

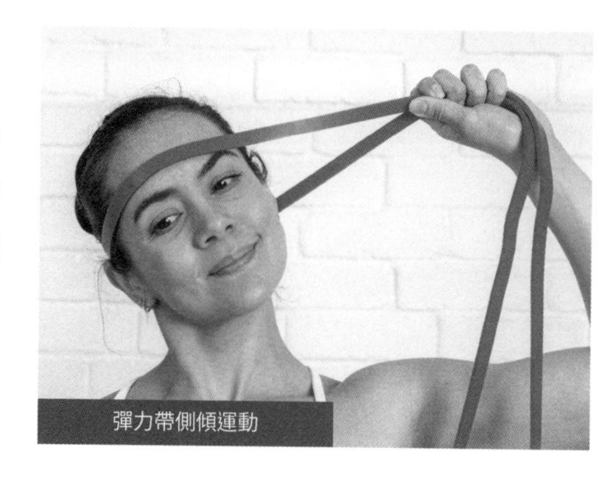
彈力帶側傾運動

練習 5：旋轉

將彈性帶繞在頭部左側，並用右手握住彈性帶的另一端。保持身體挺直，然後將頭部向遠離右手的方向旋轉。重複動作在另一側進行。

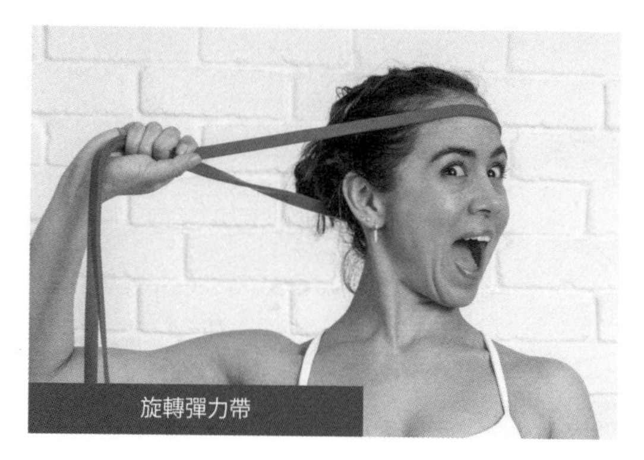
旋轉彈力帶

練習 6：視覺訓練

如果你的頸部需要進一步的照顧，或許你會驚訝地發現，看眼科醫生也能有所幫助。你可能做了各種頸部強化運動，但如果你必須眯著眼睛看螢幕，接下來的整天還是會回到那種脖子向前傾的姿勢。當然，眼科醫生也有其局限性，雖然他們能夠確實地檢查你在靜止時眼睛視力的表現，但這並不代表你的眼睛在攀岩、踢足球或騎越野車時的視力狀況。因此，透過專門的視覺訓練來增強視力是很重要的，這些訓練可以在不需要眼鏡或隱形眼鏡的情況下提升視力。這些訓練包括以各種模式移動眼球，來增強眼部肌肉的力量。以下就包含了一些視覺訓練，若你的眼睛需要調整，建議每日練習。

雖然本書無法詳細說明視覺訓練的全部好處，但請相信我們：視覺訓練真的非常有效！進行這些訓練時，你會刺激大量的腦部區域，不僅能提升視力，還能改善整體功能。在本書中，我們提到了腦幹、小腦、大腦皮層……一旦在你的日常生活加入視覺訓練，就能夠促進這些以及更多腦部區域的改善。

注意：

1. 如果你能不戴眼鏡就更好。在進行這些視力訓練時，如果視線模糊，可以在最初的幾週內佩戴眼鏡，並逐漸減少使用眼鏡的時間。
2. 保持一致，每天進行 10 到 20 分鐘的視力訓練，每週五次。如果能將這些訓練分散在一天中的不同時段，效果會更佳。

安全第一

一開始，你可以坐著做這些視力訓練，以確保安全，但當你熟悉了這些動作後，可以運用漸進超負荷的概念，嘗試在各種身體姿勢下進行練習。要注意不要過度練習。雖然有些緊繃是常見的，但過度緊繃會適得其反。在練習之間務必留出時間放鬆，並進行深呼吸。放鬆往往是改善視力的關鍵。如果你感到頭暈、視力模糊或出現雙重影像，請立即停止訓練並諮詢醫療專業人士。

視覺放鬆練習

在進行視力練習或長時間對著螢幕之後，記得讓你的眼睛休息，防止過度疲勞。簡單的方法是將視線看向遠處，放鬆你的視覺，持續 20 到 30 秒。你也可以快速眨眼 5 到 10 秒，這對於初次嘗試的人來說會是個挑戰。

另外，給自己一個眼部按摩，輕柔地按摩你的眼窩：

1. 將三根手指輕按眼睛下方的眼窩骨上。
2. 將無名指輕壓雙眼內側的鼻樑山根兩側。
3. 將無名指輕壓眼睛外側的眼窩骨。
4. 使用大拇指或三根手指，輕推及按摩眼睛上方的眉骨。
5. 使用食指和中指輕輕按壓眼睛中央（僅用指尖接觸，就像在為嬰兒撲粉一樣）。

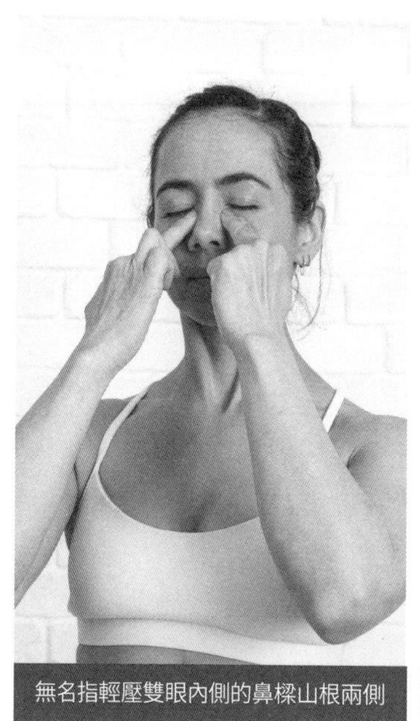

無名指輕壓雙眼內側的鼻樑山根兩側

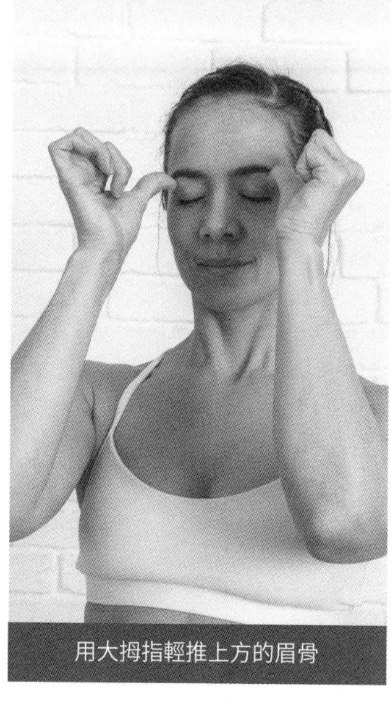

用大拇指輕推上方的眉骨

你也可以試試「捂眼法」來放鬆眼睛：

1. 用手輕輕覆蓋眼睛，就像要玩捉迷藏一樣。（不要用力按壓。）不要偷看！等到眼皮下的閃光或光線滲透消失，並完全感受到黑暗。
2. 保持 30 秒，然後放鬆。
3. 再次檢查你的遠距離視力。遠距離視力需要眼睛處於放鬆狀態。

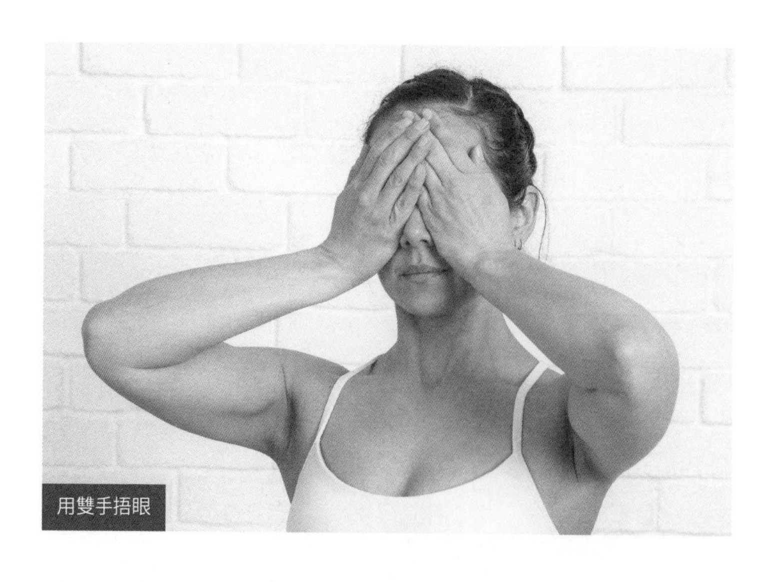

用雙手捂眼

基準測試：了解你的起點

在開始進行視力訓練之前，你可能需要一些基準測試，來瞭解自己目前的視力狀況。經過幾周的練習後，你可以再次測試看看視力是否有所改善。

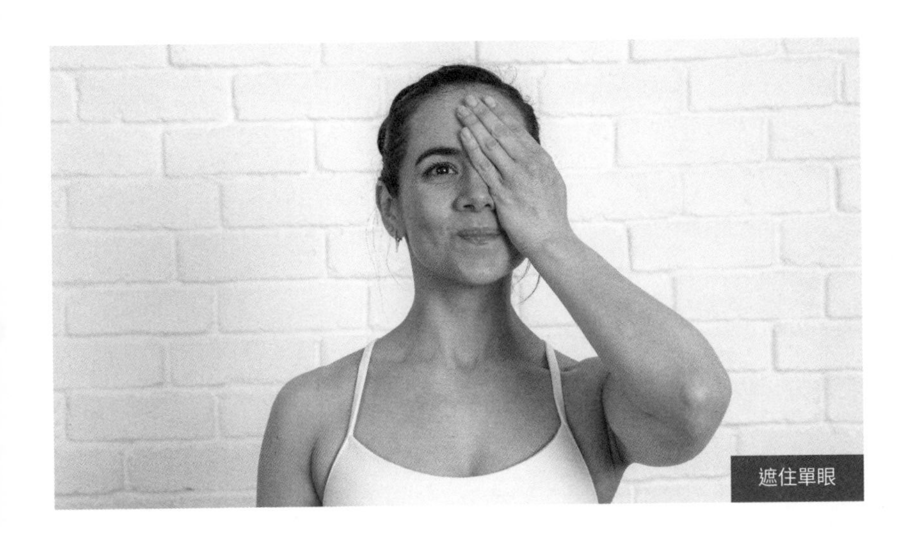

遮住單眼

視力表測試

這就是典型的眼睛測試，像是在眼科診所裡用視力表進行「猜猜看」的遊戲。你可以輕鬆地在網上訂購這種視力表。

1. 將視力表掛在牆上，並站在距離它約 6 公尺（20 英尺）處。
2. 用手遮住一隻眼睛進行測試。眼睛很脆弱，因此請不要用力按壓，避免讓視力模糊。
3. 讀取視力表上你能清楚看見的字母，直到無法辨識所有字母為止，並記下從哪一行開始變得困難。接下來的訓練會幫助你改善視力，你可以在一段時間後再次測試進度。

遠視力測試

專注於一個你能清楚看到的遠處物體，記下這個距離，並嘗試記住該物體的清晰度。隨著視力的改善，練習觀察更遠距離的物體，並比較它們的清晰程度。

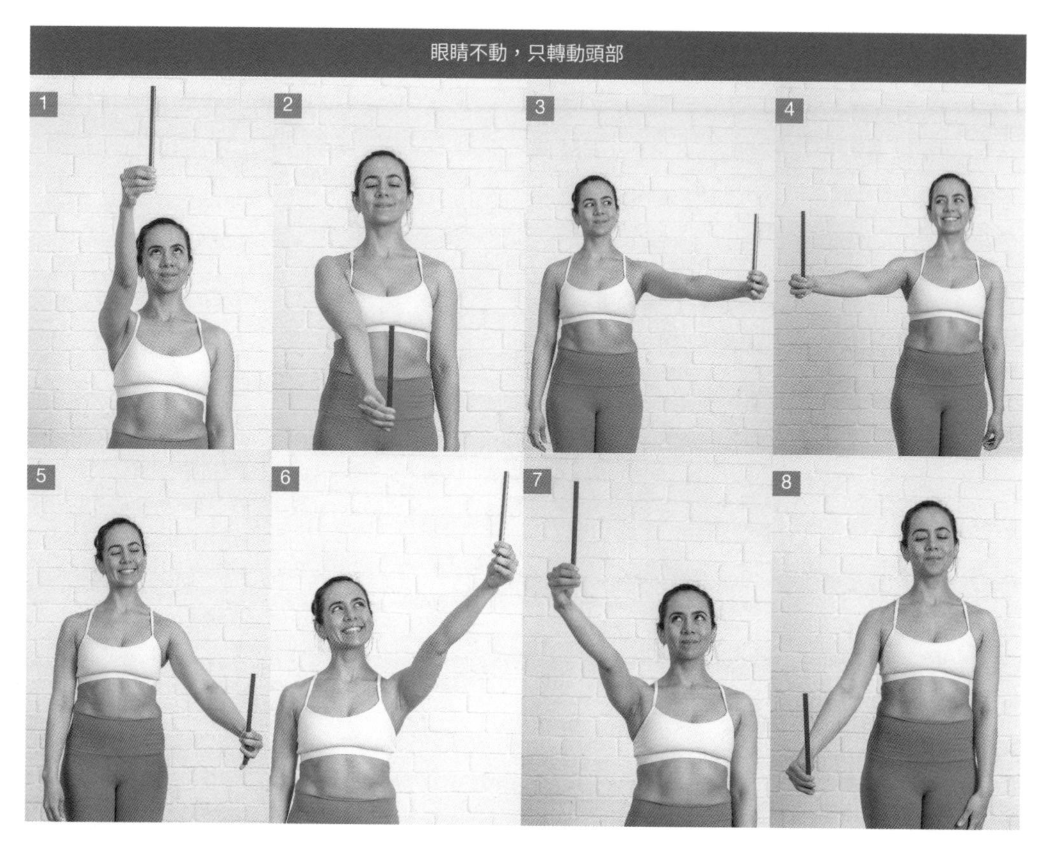

眼睛等長收縮訓練

等長收縮是指肌肉在固定位置進行的收縮。我們的眼睛有許多精密的運動肌肉，這個訓練就是用來增強它們的。目標是讓眼睛的運動與頭部的運動分離。每次等長收縮請保持 5 秒。

1. 拿一支棒棒糖（視力訓練後的獎勵）、筆或棍子，用一隻手將它保持在手臂的長度。將你的手移向一側（例如，如果物品在右手，則移向右側）。用眼睛跟隨物品的移動，同時保持頭部不動。保持 5 秒。
2. 將物品移回中央，換手，然後平穩地移動物品至另一側。保持 5 秒。
3. 嘗試垂直移動，將手臂向上移動。用眼睛跟隨物品的高度移動，並保持 5 秒。
4. 將手向下移動，眼睛盡量跟隨物品的下移動，保持 5 秒。
5. 以對角線方向移動物品，右上、右下、左上和左下，眼睛跟隨物品移動。每個方向保持 5 秒。

你可以錄下自己，檢查兩眼是否同步移動。

眼睛繞圈訓練

在這個訓練中，專注用眼睛跟隨物體移動，並抑制轉動頭部的本能反應。

1. 拿著棒棒糖、筆或棍子，用一隻手握住，讓眼睛跟隨物品的移動。
2. 頭部以逆時針方向繞圈三次，保持眼睛跟隨物品。
3. 完成兩個方向後，快速檢查一下你的身體是否有緊繃、屏住呼吸或感覺用力。如果發現有用力過度，請將頭繞圈的圓縮小一半。如果感覺非常輕鬆，可以拉遠物品並以頭繞更大的圈。

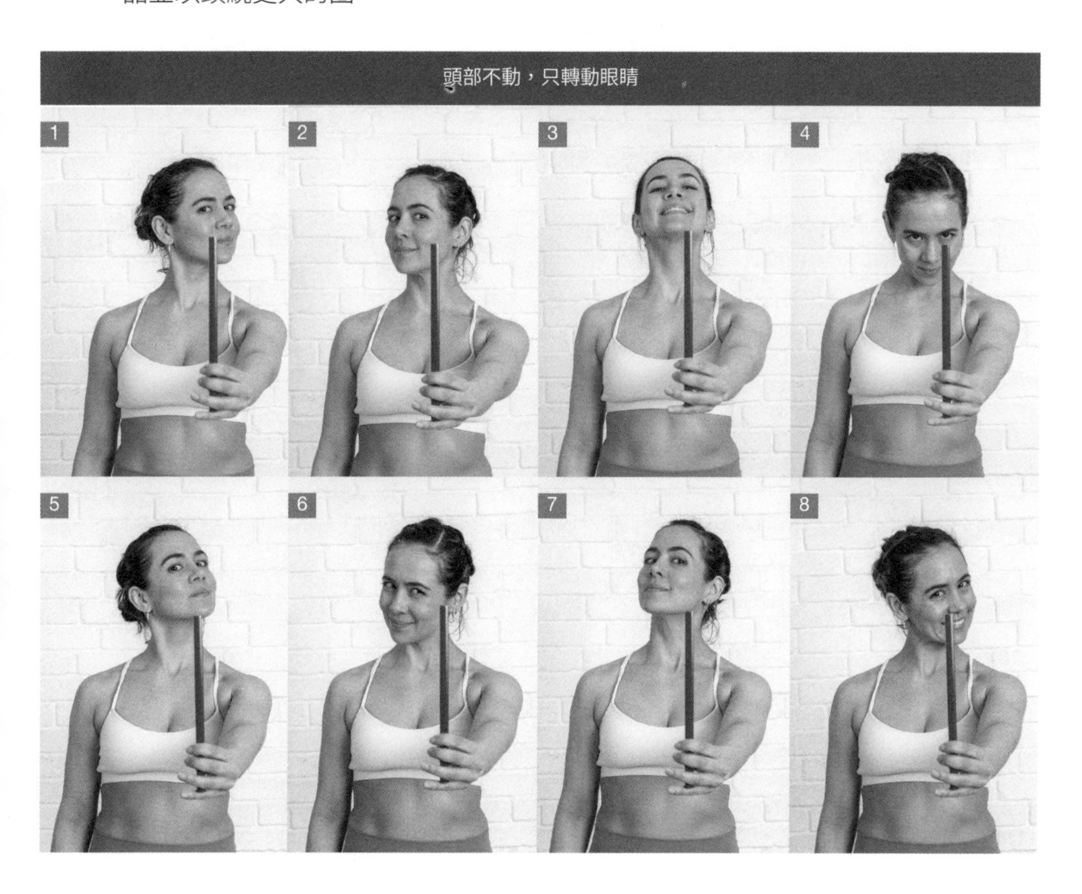

眼睛螺旋訓練

這個訓練的目的是讓眼睛保持協調並專注於物體（例如一根棒棒糖），同時用該物體畫圈。

1. 將物體靠近鼻子，然後慢慢地將其向外螺旋移動，花 30 秒將物體從鼻子移開，再花 30 秒將其移回鼻子。隨著物體向外移動，逐漸增大螺旋的範圍，當物體回到鼻子時，逐漸減小螺旋範圍。
2. 當你覺得準備好進階版本時，可以增加一點挑戰性，透過改變螺旋的大小和移動物體的速度來進行。將螺旋從低處移到高處，然後再從高處移回低處，分別花 10 秒鐘向上螺旋和向下螺旋。

在進行下一步之前，記得先進行第 62 頁的「捂眼法」練習來做個重置。

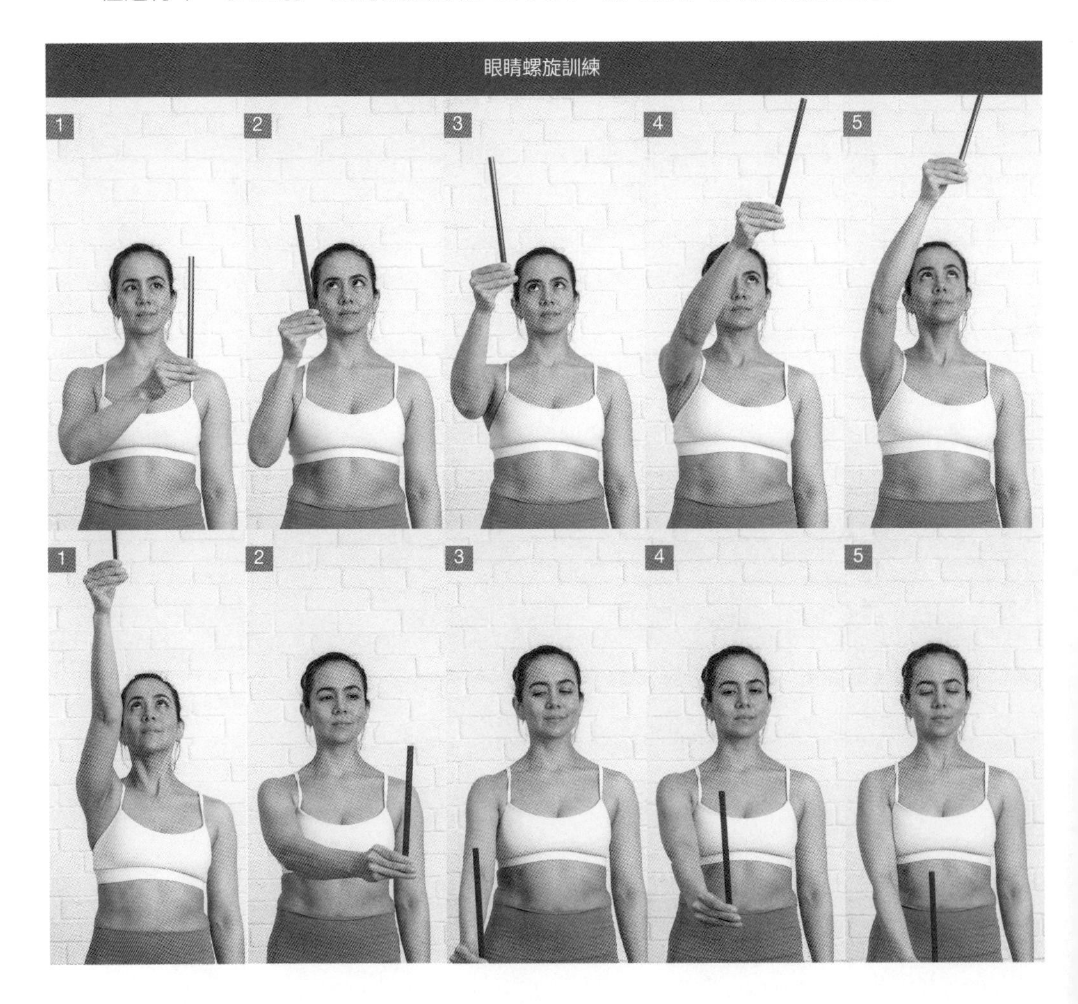

大寫 H 訓練

讓眼睛稍作休息後，試試這個訓練：

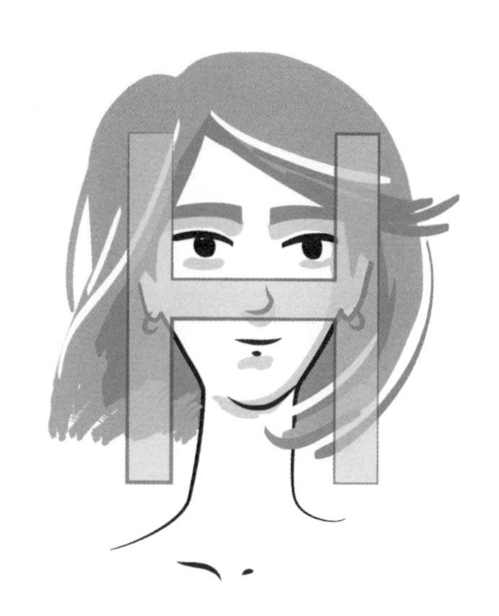

1. 拿著一根棒棒糖、筆或棍子，放在你面前，然後將它移到一邊，讓眼睛跟隨物體移動。
2. 從橫向移動的終點開始，畫一條垂直線，形成字母 H 的一側。
3. 將物體移回中心，並在另一側重複相同的動作。
4. 重複 2 次步驟 1 至 3。
5. 想進階挑戰的話，試著不使用物體來進行這個練習。只要想像你在移動一個物體，用眼睛來畫出字母 H。聽起來有點難對吧？

如果這樣也不難，那試試寫出字母 ABC，正著寫一遍，倒著再寫一遍。協調兩邊的眼睛可沒那麼容易喔！

棒棒糖眼睛伏地挺身

準備好來做些伏地挺身了嗎？這次的挑戰是「棒棒糖眼睛伏地挺身」，幫助練習近距離對焦，特別適合眼睛容易疲勞的人。

將棒棒糖、筆或棍子靠近你的鼻子，然後慢慢地將它往遠處移動，讓眼睛跟隨物體的移動。重複 3 至 5 次。

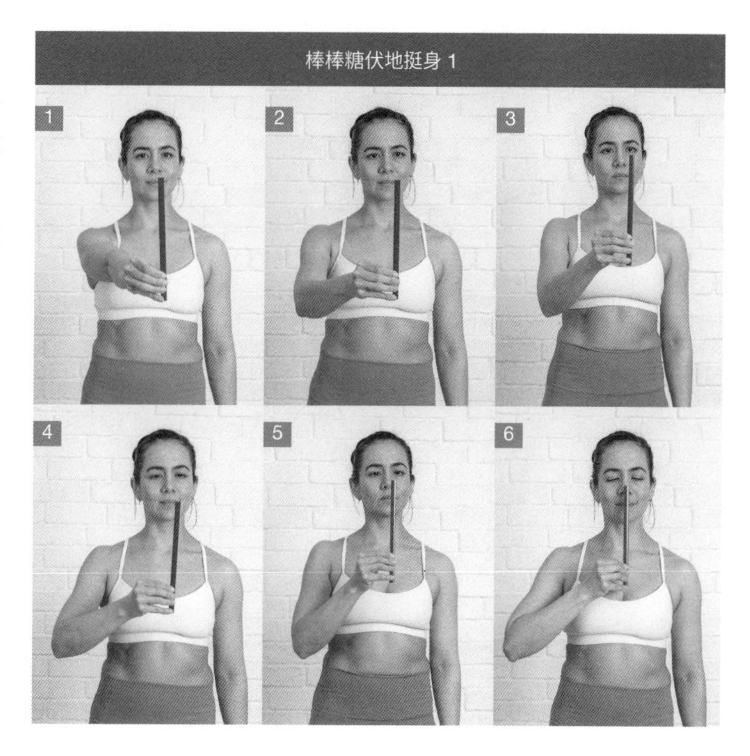

這個版本的棒棒糖眼睛伏地挺身，你要練習從近距離對焦轉換到遠距離對焦：

1. 將棒棒糖、筆或棍子靠近你的鼻子，眼睛看著物體，然後抬起眼睛，將視線注視遠處。
2. 再次專注於物體，然後將它從鼻子前方移開，然後再次將眼睛注視遠處。
3. 重複專注物體及遠處並來回進行。

棒棒糖伏地挺身 2

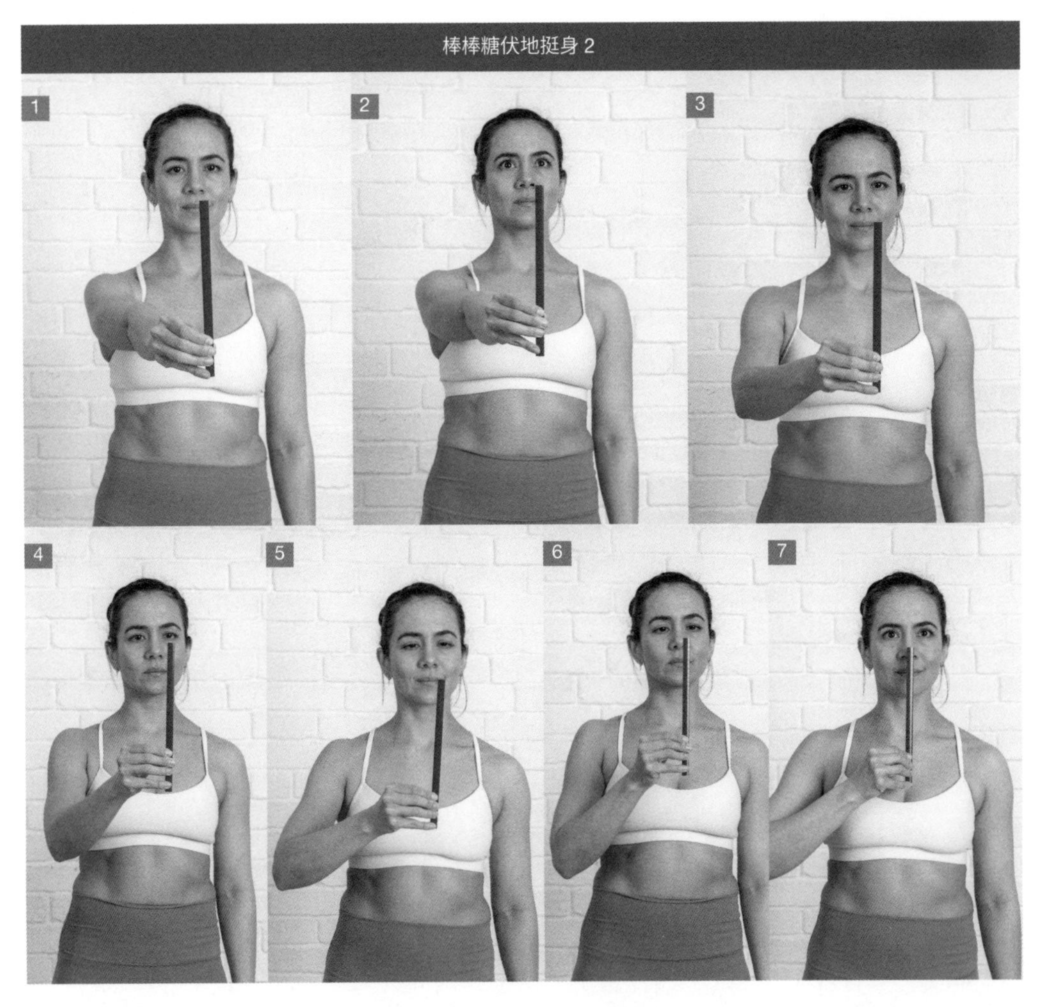

休息一下！確認一下你的身體，按摩眼睛，並重複眨眼 5 秒鐘。希望你的眼睛現在已經準備好繼續進行了。

焦點切換訓練

這個練習會讓你出汗喔！每個方向做 20 次。

1. 每隻手握住一根棒棒糖、筆或棍子，雙臂向前完全伸展。
2. 讓你的眼睛看向在物件左右方向快速切換焦點，同時保持頭部不動。
3. 接著嘗試縱向（上下）快速切換。
4. 最後進行對角線方向的切換，從左上到右下，再從右上到左下。

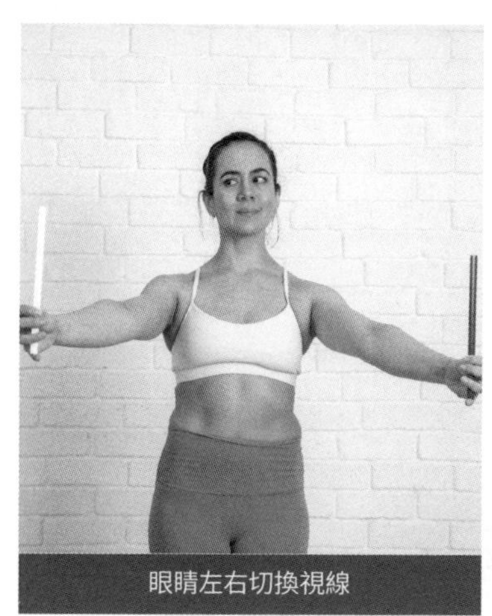
眼睛左右切換視線

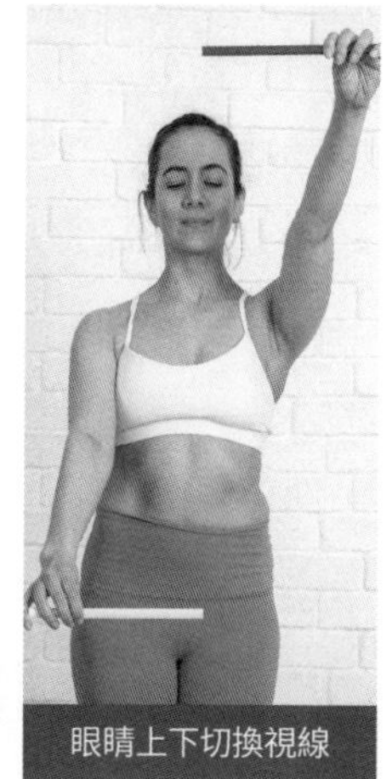
眼睛上下切換視線

記住，放鬆是關鍵！

當你掌握了這個練習後，可以嘗試逐步增加挑戰，如提高速度、增加距離或增加重複次數。現在你的眼睛可能會感到些許疲勞，是時候做一些捂眼練習了！

周邊視野步行

我們通常被教導要小心地低頭看腳步。然而，試著在安全的走廊或小徑上輕鬆散步，而不低頭看腳步。走路時，將視線投向前方的遠處。

1. 開始擴展你的視線範圍，注意你眼睛周圍的事物，觀察你上方、下方，以及左右兩側的情況。
2. 保持這種周邊意識和專注，繼續行走。

建議行走時間為 5 分鐘，但如果一開始覺得太長，可以從 30 秒到 1 分鐘開始，逐步增加時間。

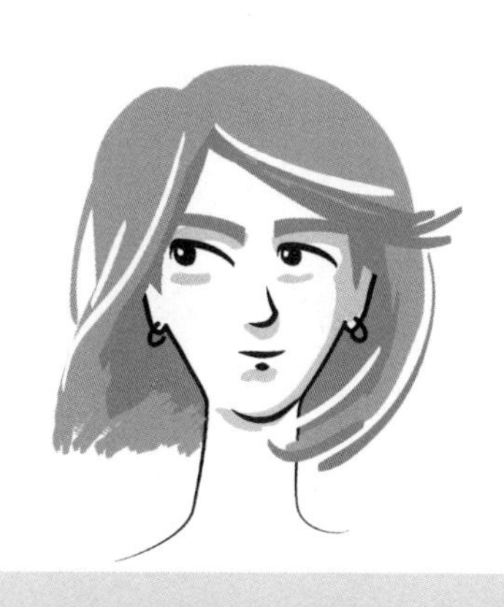

看完這些練習，你可能會想：「誰有那麼多時間做這些呢？」事實上，這些練習大約只需要花 15 分鐘就能完成。

第五章：

腹橫肌與骨盆底肌

雖然腹橫肌和骨盆底肌看似獨立，但它們之間實際上是相互依賴的，因此我們會在本章節中一起討論這兩個部位。這兩個身體部位透過肌筋膜系統緊密相連，每當你打噴嚏、咳嗽或跳躍時，它們會共同協作，產生強而有力的收縮。

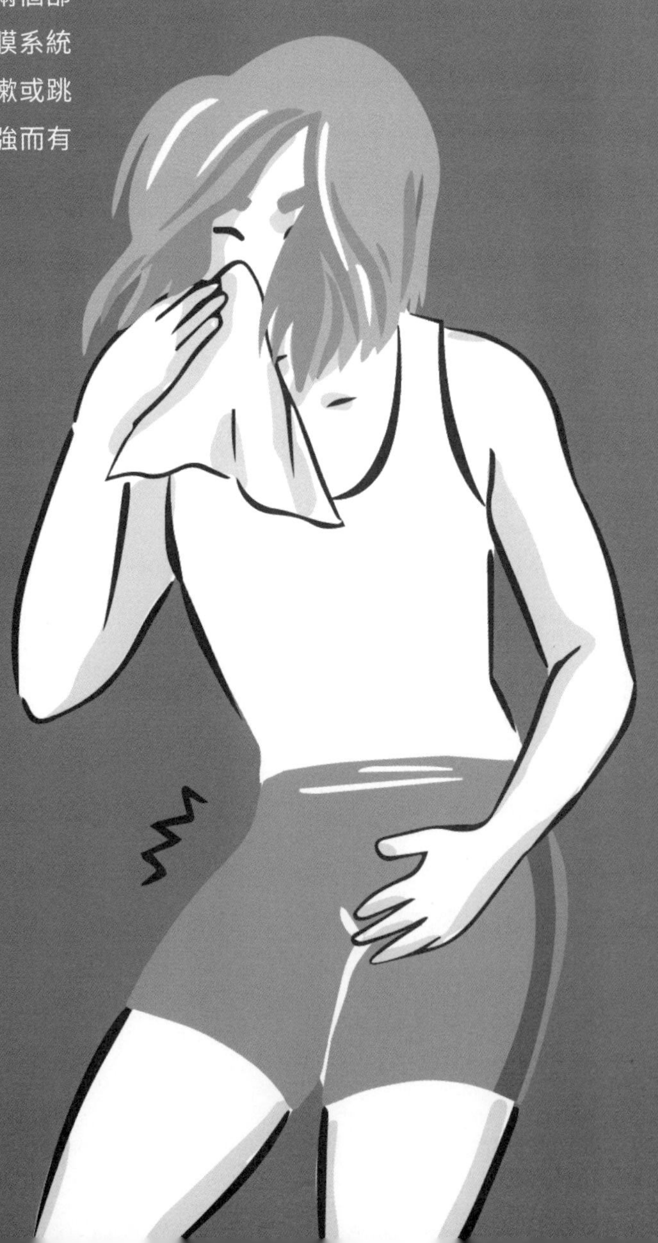

腹橫肌（TVA）

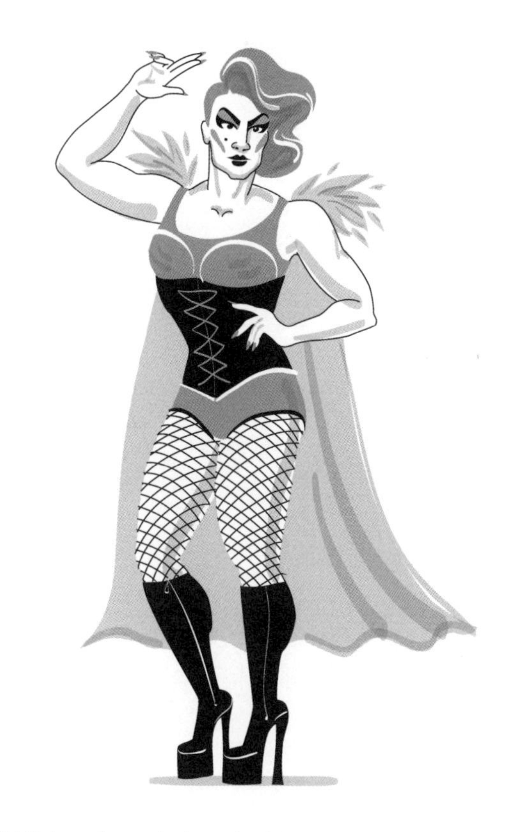

腹橫肌女王（Trans-Queen Transverse Abdominis）應該要有專屬的宣傳廣告，配上修剪整齊的雙手，慢慢地在腹部前方揮動，以展示其各種特徵。就像緊身胸衣包裹住身體一樣，腹橫肌（TVA）緊緊環繞著你的腹部和背部，將內臟都拉攏在一起，防止它們外溢造成混亂。

腹橫肌在身體中扮演著獨特的角色，它能在你的意識到之前的毫秒內預知你將要打噴嚏、咳嗽、笑或跳躍。在那一瞬間，它會恰到好處地收縮，以避免腹部壓力的突然變化擾亂內臟。

一個很好的例子是，像你在風暴中抱著嬰兒。如果你面對一場小型颶風，你會緊緊地抱住那個嬰兒，但又不至於過緊以免造成傷害，但也不會放鬆到讓強風吹走嬰兒。然而，如果你長時間坐在沙發上，每天坐十二小時，一周七天都這樣，那麼你可能沒有足夠的力量和敏感度，在颶風來時還能牢牢抱住那個嬰兒；再加上如果你太柔軟，呈現過度活動這樣的光譜疾病，你和嬰兒都可能會被吹得飛起來！

腹橫肌往往會因為「久坐誘惑者」而變得無力。當你長時間坐在沙發上、選擇開車而不是步行、或是搭電梯而不是提著包裹爬樓梯時，這種缺乏身體挑戰的生活方式也不利於你靈活的小腦。小腦是幫助穩定身體的中線，你需要利用增加脊椎和核心肌群的活動來達到這一點。所以，而當你不常常運動時，小腦就會在這方面漸漸退步。這些的缺失以及柔韌組織中膠原蛋白形成不足，你的腹橫肌就可能難以維持腹部的器官在健康的位置。

要有穩定的基礎才能有效運作。因此，讓橫腹肌以及核心肌群重新運作是非常重要的，這樣可以讓你的手臂和腿部活動得更舒適、安全，並支撐內臟器官。

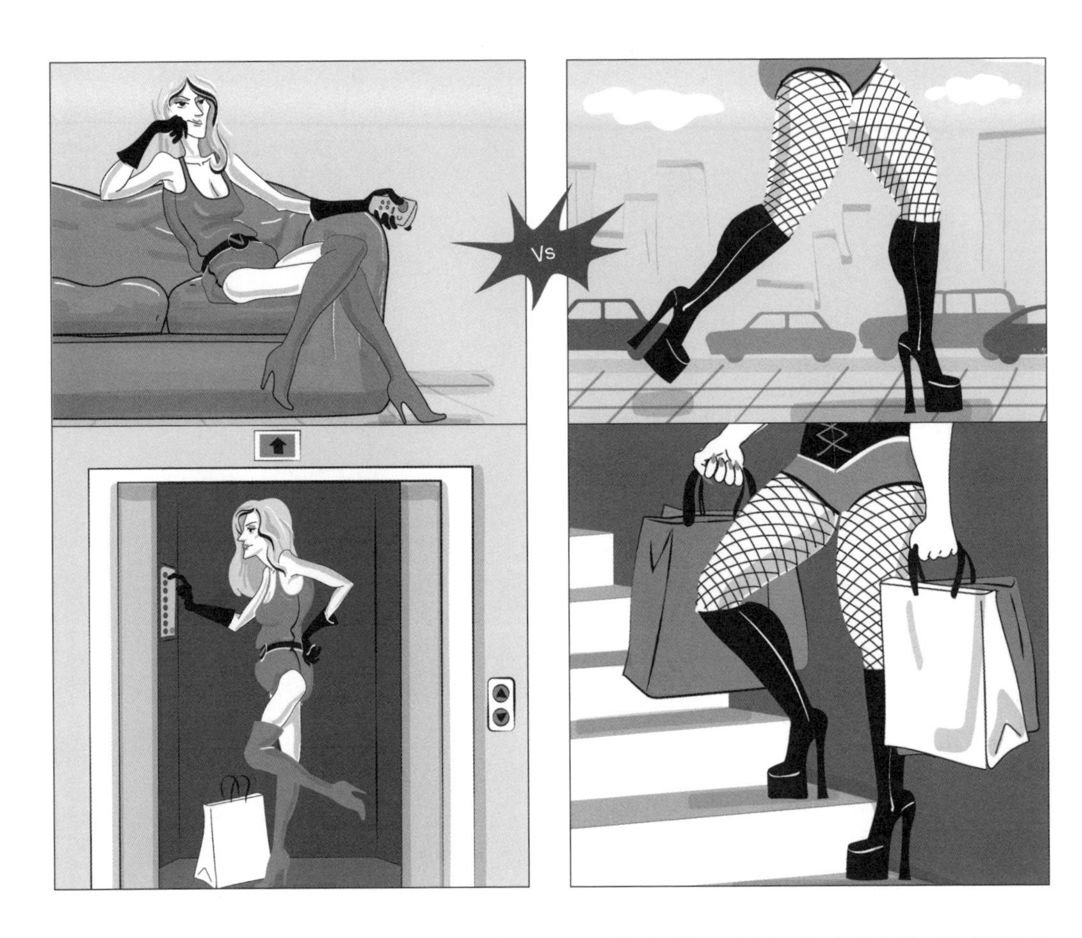

可以這麼想：當你還小的時候，若想爬上門框時，你會用手和腳推著門框，對抗重力抬起自己。同樣地，你的內臟也需要與腹橫肌相互推擠，以保持在正確的位置，讓它們能夠正常運作。然而，對於有過度活動症的人來說，腹橫肌可能有時會變得過於鬆弛，讓內臟無法有效地推擠來支撐自己。

除了保持內臟在正確位置外，腹橫肌還能保護脊椎。並不是所有腹橫肌虛弱的人都會出現背痛，但研究顯示，如果你有背痛問題，強化腹橫肌可以顯著改善這個症狀。

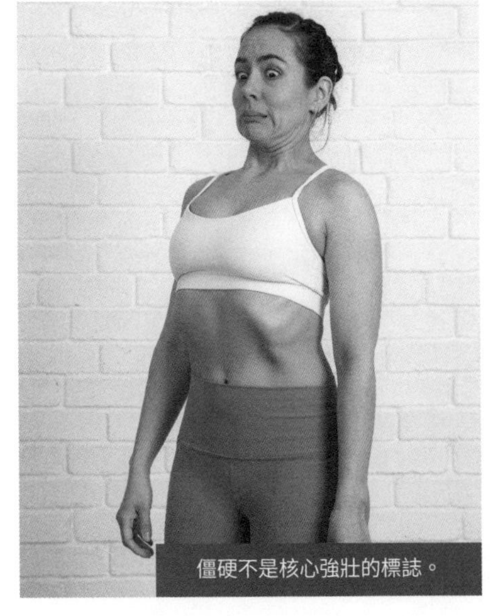

僵硬不是核心強壯的標誌。

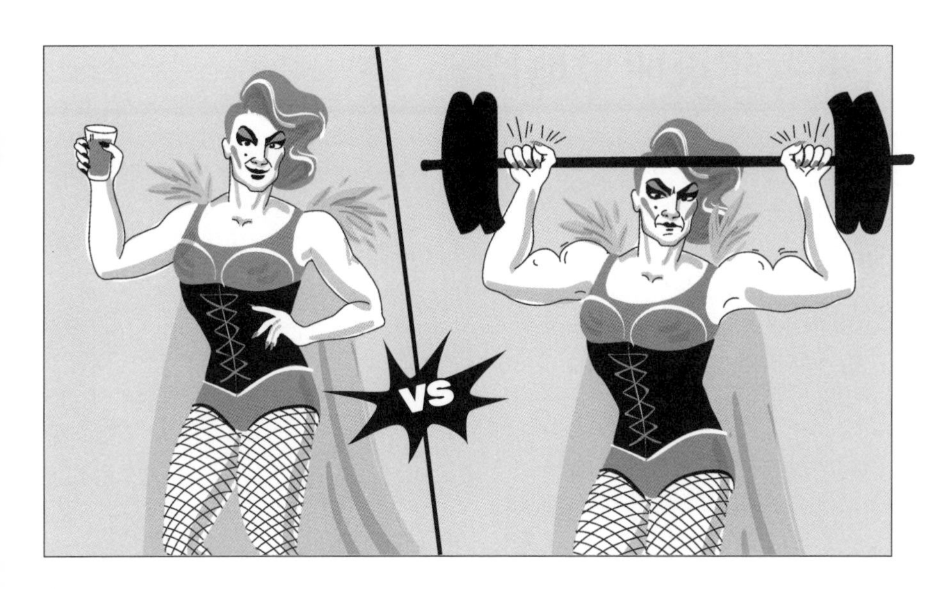

然而，必須強調的是，為了讓腹橫肌發揮良好的功能，它需要具備靈活性而不是僵硬！例如，如果你要拿起一個水晶杯，你的手會輕輕地握住它，用恰到好處的壓力；如果你要舉起一根重的槓鈴，你的手則需要更強的握力。你的腹橫肌也需要這種靈敏度來適應不同的情況，例如你在幫奶奶搬沙發時，腹橫肌就必須適當地反射性收縮來支撐你的核心。然而，如果你只是背著一個空書包，橫腹肌被刺激的程度就少很多。

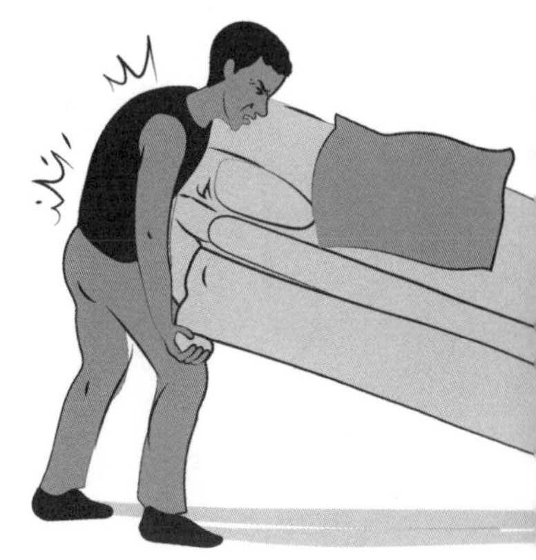

一些好的健身專家雖然認識腹橫肌的重要性，但在過程中往往會過度強調刺激及強化，導致肌肉僵硬。健身專家經常會給出如「收緊核心」、「抓緊核心」和「緊繃核心」等指令，但這些指令並不能達到所期望的腹橫肌力量，因為肌肉要收縮的同時，也需要放鬆！

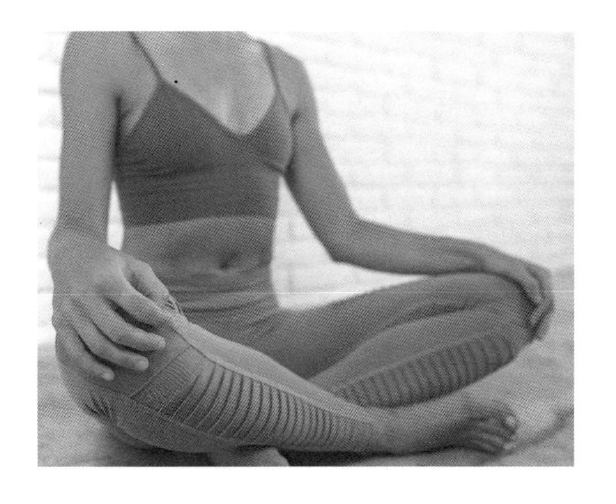

讓腹橫肌重返超級明星地位

如果你生活在自然環境中，你每天都會提起重物來確保自己的生存。無論是嬰兒、水、食物、建材還是柴火，都需要不斷地收集和搬運，這些變化多端的負荷會促使你的身體適應。

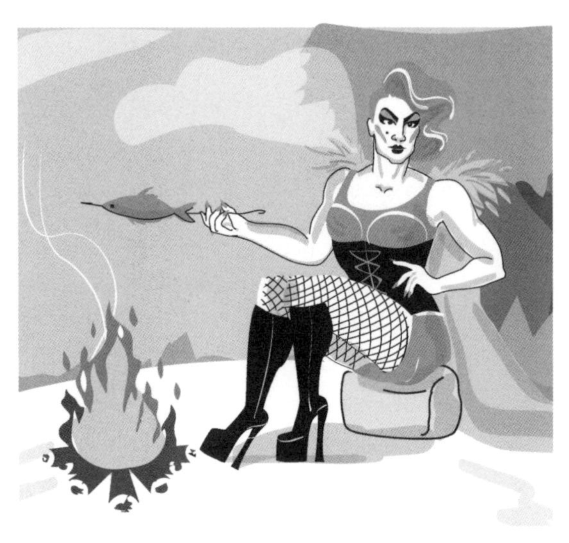

如前所述，現代生活的情況大相徑庭。我們不僅缺乏運動，還缺乏接觸各種負荷。現代家庭中的成員其腹橫肌似乎分為兩種情況：有些人的腹橫肌像是在棕櫚樹下悠閒地喝著雞尾酒，而另一些人的腹橫肌則過度緊繃。

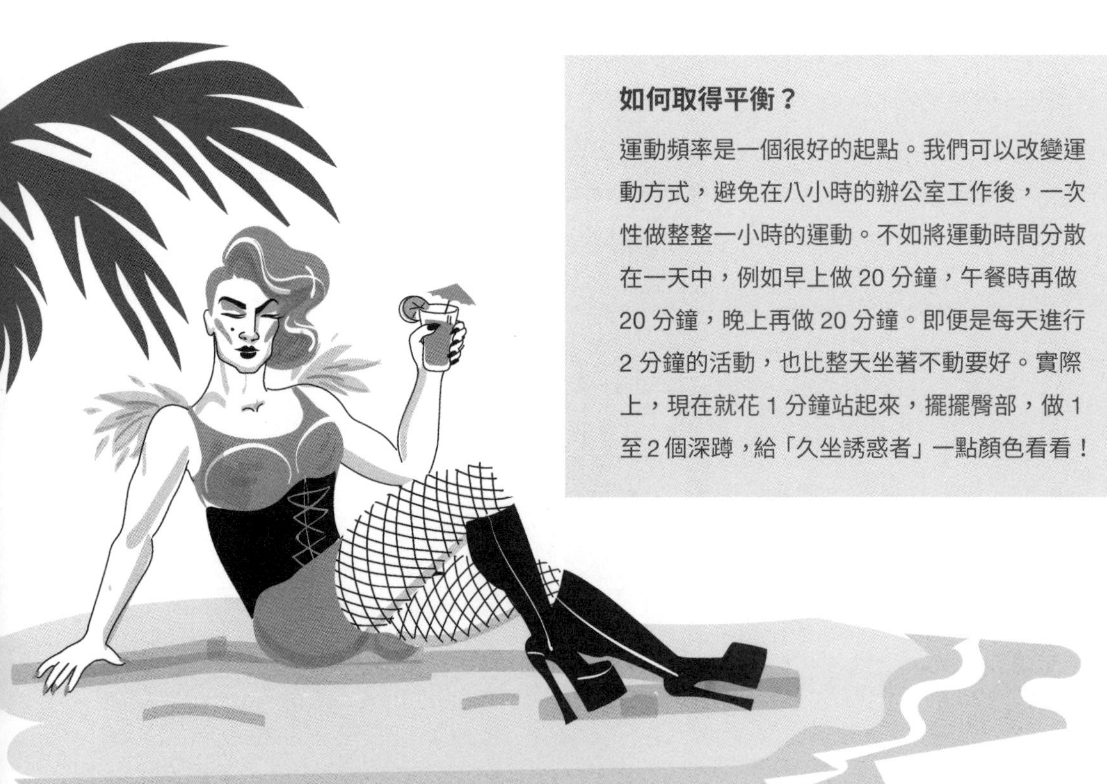

如何取得平衡？

運動頻率是一個很好的起點。我們可以改變運動方式，避免在八小時的辦公室工作後，一次性做整整一小時的運動。不如將運動時間分散在一天中，例如早上做 20 分鐘，午餐時再做 20 分鐘，晚上再做 20 分鐘。即便是每天進行 2 分鐘的活動，也比整天坐著不動要好。實際上，現在就花 1 分鐘站起來，擺擺臀部，做 1 至 2 個深蹲，給「久坐誘惑者」一點顏色看看！

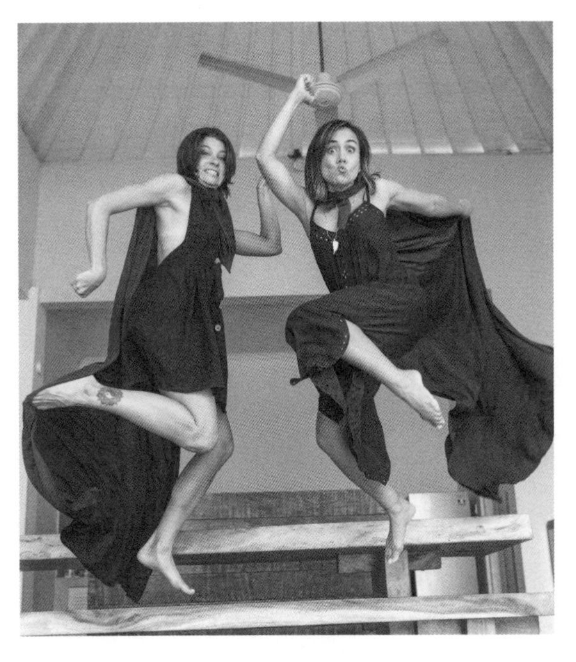

接下來，透過在運動中加入一些變化，來改變對身體的負荷和需求。如前所述，小腦會自動穩定身體的中線，通過增加脊椎和核心肌群的活動來實現。你可以利用這個靈活的反射功能，透過在任何運動中加入擾動來提升效果；小腦能夠察覺「錯誤」並協助修正，這樣不僅能增強中線穩定性，還能改善周邊關節的協調性。

此外，小腦也喜歡新奇事物。如果你一直想學習一項新技能，我們鼓勵你去嘗試！無論是跳舞、雜耍（juggling）、羽毛球，還是任何需要不斷進步的活動，這些都是讓小腦發光發熱的秘密武器。

你也可以透過阻力訓練來刺激腹橫肌（TVA），即進行阻力訓練。有研究顯示，太空人因為缺乏重力負荷，脊椎受傷的風險較高。研究人員也指出，增強太空人腹橫肌最有效的方式是施以軸向負荷，即沿著身體長軸的方向施加重量或力量。一種實現軸向負荷的方法是踩在彈力帶上，進行一些基本的運動來熱身，然後再做你選擇的運動。這種策略模擬了重力在你站立或行走時對身體的垂直力量。

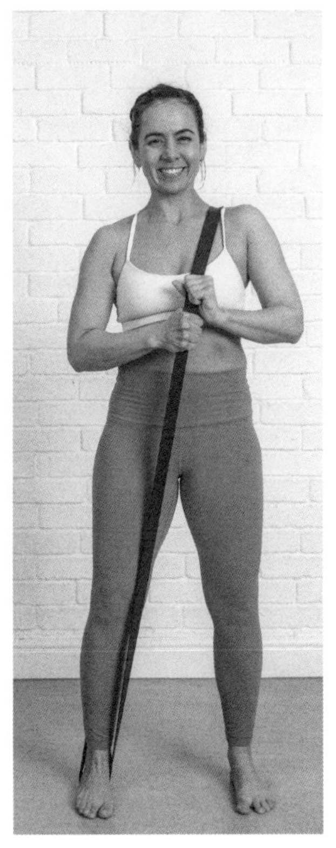

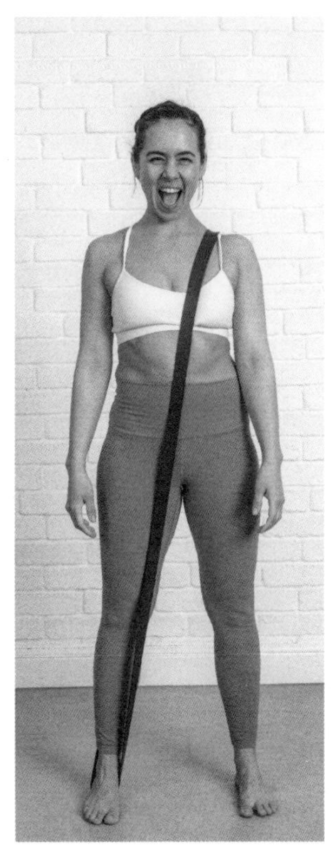

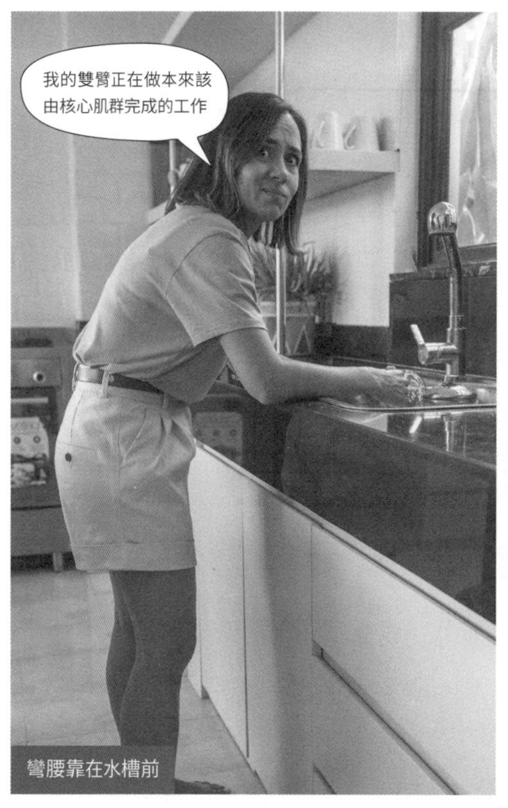

我的雙臂正在做本來該
由核心肌群完成的工作
彎腰靠在水槽前

廚房流理檯正在代替核
心肌群該完成的工作
腰及臀依靠著水槽

垂直力量不容小覷，因此你的下一個保護腹橫肌的任務，就是提高對外部支撐物使用頻率的覺察，例如椅子、床、沙發，甚至靠著東西站立時的習慣。例如：

- 當你洗碗時，是否會用臀部倚靠廚房櫃子？
- 當你在手機上傳訊息時，是否會彎身靠著桌板，用雙肘和手臂支撐自己？
- 當你在街上與朋友聊天時，是否會不自覺地靠著路燈或其它固定物體？

這些姿勢偶爾為之並無大礙，但若你總是依賴外部支撐物來撐住自己，可能會面臨與太空人在缺乏垂直重力環境下相似的挑戰。

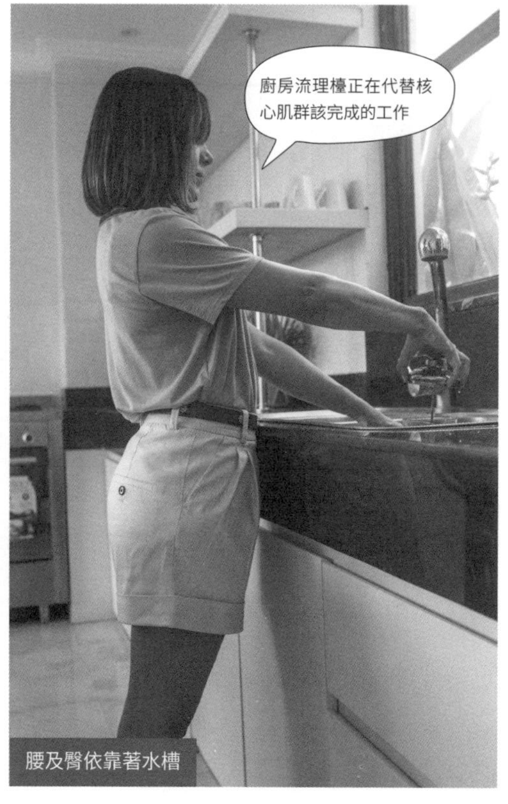

最後，你可以利用呼吸來幫助自己。理想情況下，當你吸氣時，應該能感受到腹部和肋骨向四周擴張，而在呼氣時，這些部位會隨之縮小。如果你的呼吸機制表現不太理想，可以用手來進行感官回饋。將雙手放在腹部或肋骨上，感受呼吸時身體哪些地方容易移動、哪些地方較僵硬。然後，將手當作阻力工具來輔助這些部位的活動。

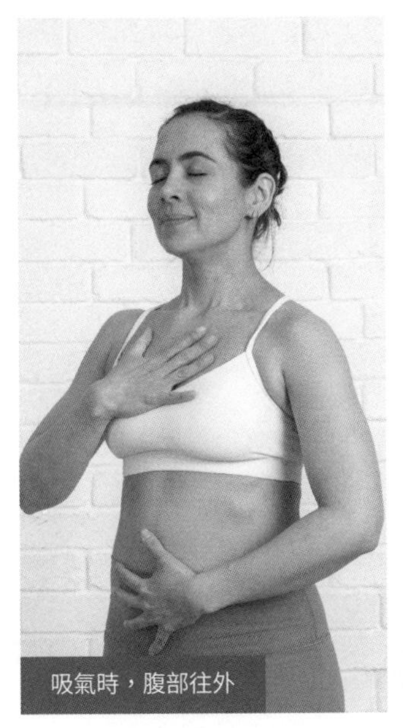
吸氣時，腹部往外

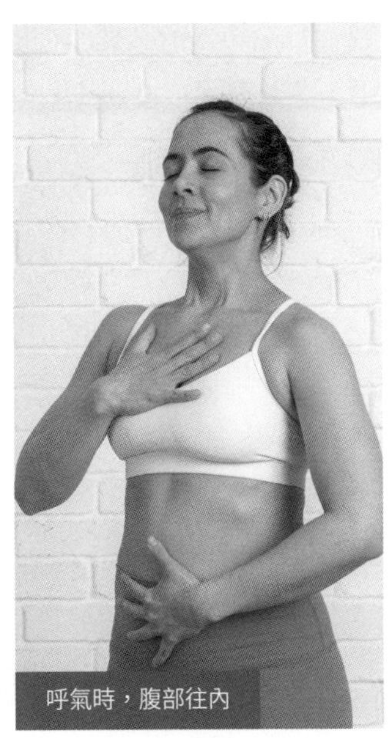
呼氣時，腹部往內

例如，如果你在吸氣時腹部會往內縮，試著把雙手放在腹部，讓它將你的手推開。或者，如果你的肋骨區域沒有明顯的擴張，試著用一條舊的彈性緊身褲圍繞住胸腔，並透過呼吸對抗這種阻力來練習擴胸。

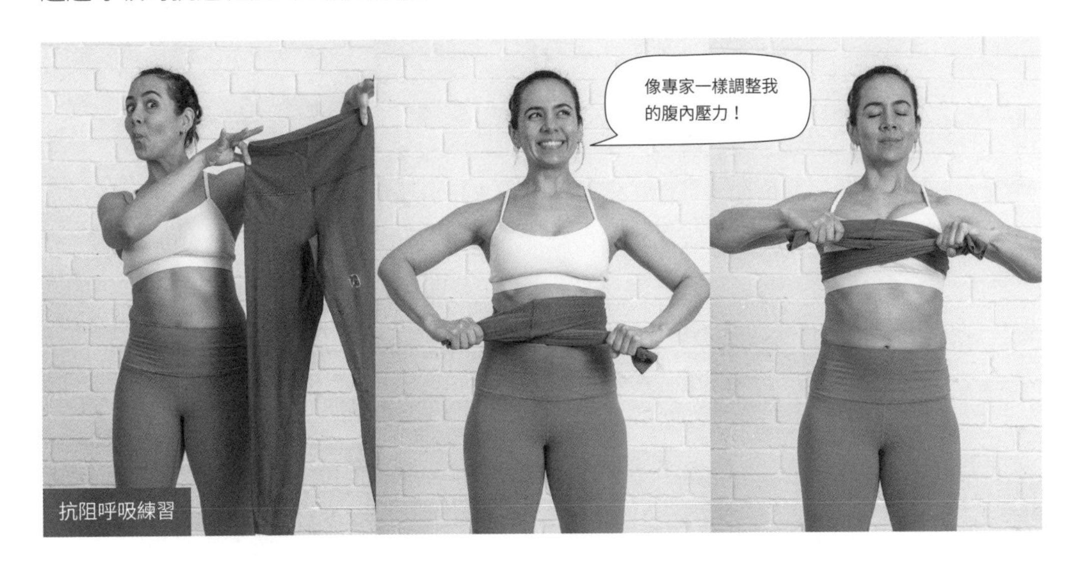

抗阻呼吸練習

當你呼吸時，核心不應該僵硬，而是應該隨著橫膈膜靈活地擴張與收縮。這就是為什麼我們不希望你緊繃腹部的原因。

不知道你的腹橫肌在哪裡，或是無法感受到它的存在嗎？要檢查你的腹橫肌是否啟動，請將雙手放在髖骨內側的軟組織上，並嘗試以下「練習」：

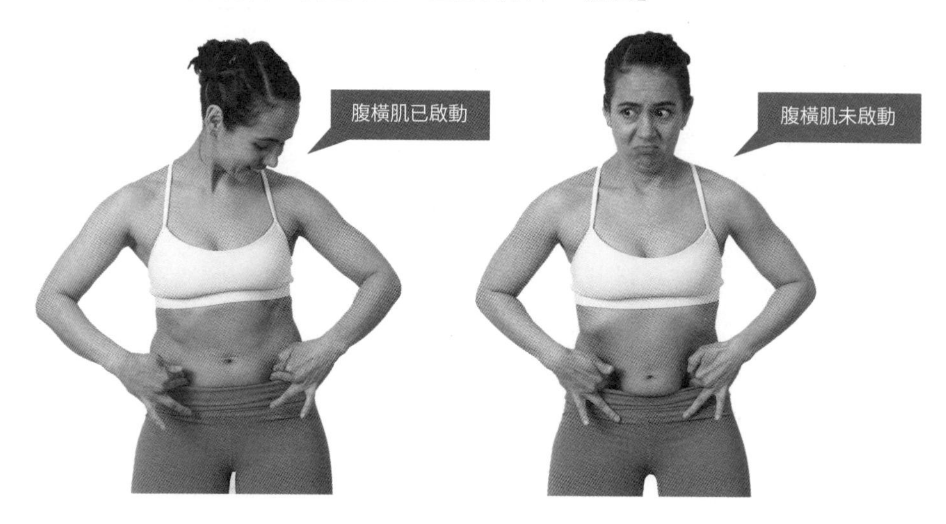

邪惡的笑聲：

在我們這些過度柔軟的人內心深處，潛伏著一個邪惡的角色，等著利用我們的柔軟超能力來征服世界。由於我們的世界統治計畫是不被歡迎的，或許需要重新考慮策略，以維持與其它人保持良好關係。然而，有一件事我們可以毫無顧忌地做，那就是我們的邪惡笑聲。與其說 " 邪惡的笑聲 " 不如說任何的笑聲都會自動啟動腹橫肌。將雙手放在髖骨內側，觸摸柔軟的腹部。然後，讓你內心的邪惡角色大聲地、驕傲地笑出來。能感受到那股力量了嗎？那就是你的腹橫肌正在發揮作用！

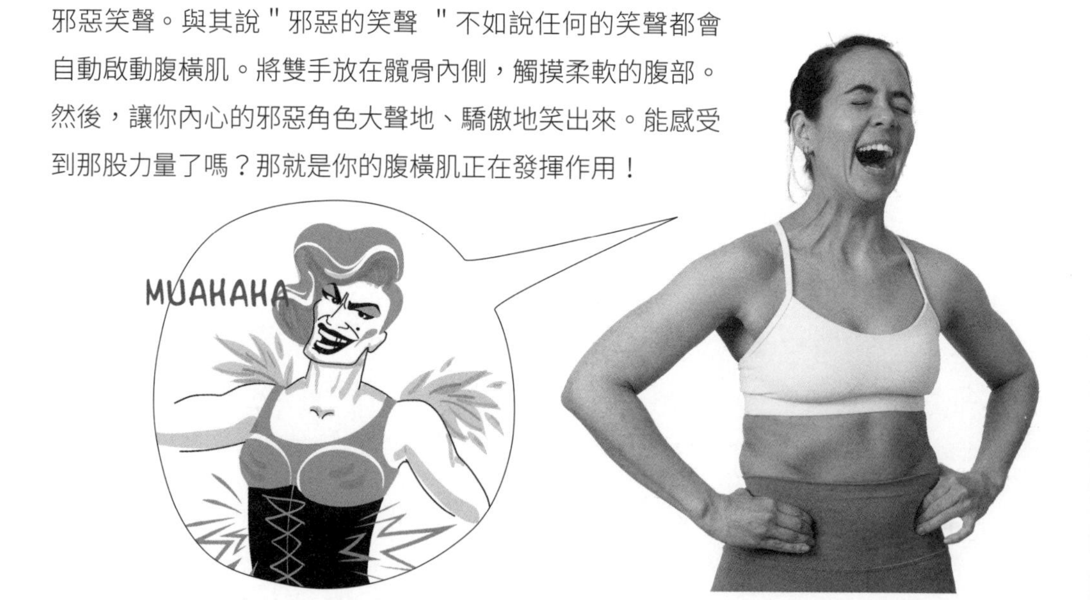

黑肺咳嗽：

另一個我們能有意識控制的壓力變化活動就是咳嗽。在電影《名模大間諜》（Zoolander）中，角色艾瑞克·祖蘭德（Eric Zoolander）覺得模特兒工作不再讓他感到滿足，於是他前往父親和兄弟一起工作的煤礦場。經過一天的礦工生活後，他出現了一聲咳嗽（相當微弱又可憐的咳嗽），他稱之為「黑肺」。現在，想像自己也有「黑肺」，在咳嗽的同時，用雙手觸摸髖骨內側的軟組織。你感受到的那股收縮，就是你的腹橫肌。

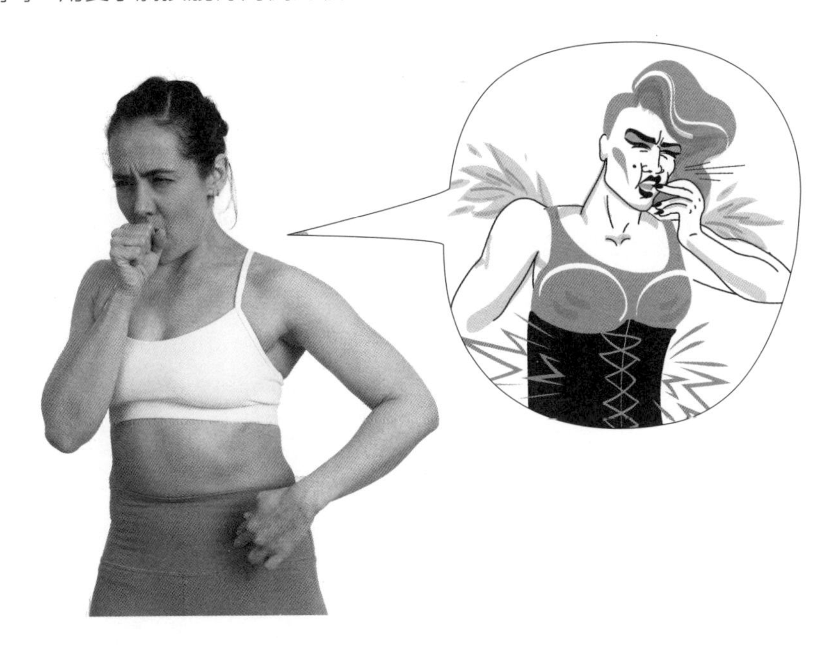

骨盆底肌激活：

腹橫肌（TVA）與其下方的骨盆底肌（PF）以筋膜連結，這表示當你啟動其中一個時，另一個也會自動參與。我們將在下一頁討論骨盆底肌，但目前如果你知道自己在做什麼，試著刺激骨盆底肌，感受它如何與腹橫肌協同工作。現在，想像你需要放一個很大的屁，你得把下半身所有的部位撐住，以防不小心漏氣。如果你撐得夠力，你也會感覺到你的腹橫肌正參與其中。

骨盆底肌

骨盆底肌（PF）與腹橫肌（TVA）緊密的合作著。骨盆底肌可以說是身體中最重要的超級英雄之一，因為它的工作是支撐你的內臟器官，防止它們，連同大便和尿液，意外地從體內掉出。它像一個圍繞骨盆的網，既整齊又緊密地保持內臟器官的位置，並在適當的時候專業地釋放出糞便、尿液或氣體。真是個天才的設計！

這個「秘密特工」骨盆底肌是一塊極其聰明的肌肉。就像腹橫肌女王一樣，它在你打噴嚏、咳嗽或笑之前的微秒內就會啟動，以支持胸腔內壓的巨大變化。它也會在你跳躍於彈跳床上時，保持一切穩定，並在你無意識時就能反射性應對來防止「意外」，例如當你需要抬起重物時。

所有這些例子說明了像是「秘密特工」的骨盆底肌，是如何確保你的超能力不受失禁困擾而被打斷。然而，值得一提的是，就像任何肌肉一樣，如果你不使用它，它就會失去功能！那麼，如何「使用」你的骨盆底肌？難道骨盆底肌不是應該會自動運作嗎？基本上，是的；這正是這位秘密特工所進化而來的工作方式。但是，久坐不動和單調重複的動作將會影響骨盆底肌。你可能會想，「我總是尿失禁，所以我的骨盆底肌功能一定不好。」

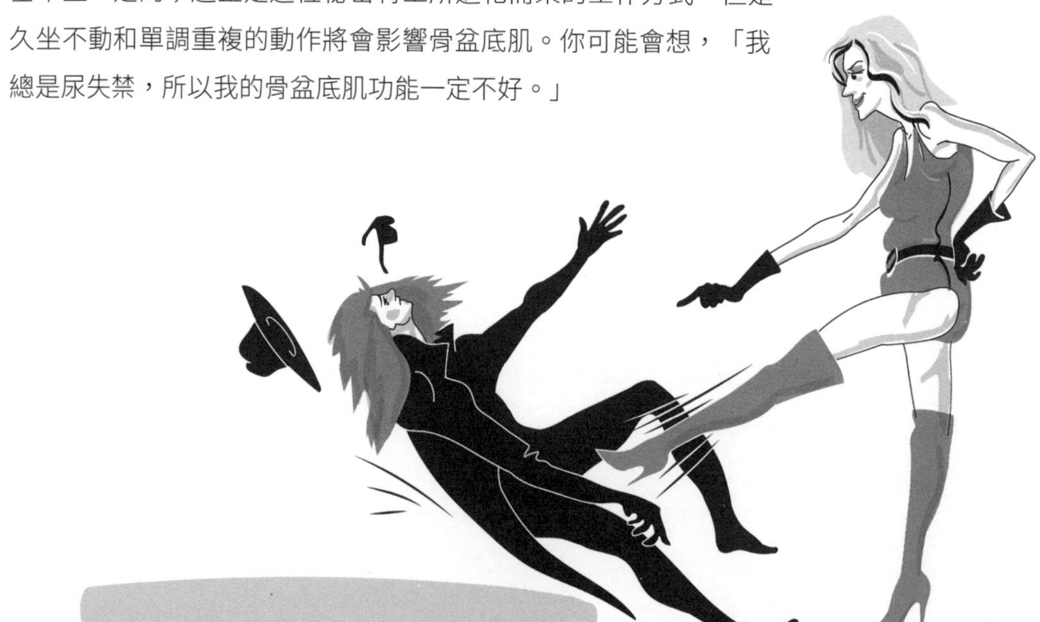

許多有失禁困擾的人常常試圖透過一些強化骨盆底肌的運動，例如長時間用力收縮這個肌肉，來有意識地「使用」骨盆底肌。然而，我們不建議這樣做，因為如果你不讓骨盆底肌放鬆，它可能會變得疲勞。這種疲勞在瑜伽和健身者中相當普遍，尤其是那些在整個練習過程中都保持骨盆底肌緊張的人。他們的骨盆底肌往往過度活躍，因此導致壓力性失禁。壓力性失禁經常發生在肌肉過度使用後，當你打噴嚏或咳嗽時，這些肌肉因為過度緊張和疲勞而無法正常工作，結果就是發生意外。

另一種策略是單獨進行骨盆底肌的運動。雖然這些運動可能有一定幫助，但如果不與呼吸結合並最終融入功能性動作中，效果就會大打折扣。就像一個喜愛臥床的人突然起來做一次深蹲，然後繼續回到床上躺一整天，這樣的效果終究不大。

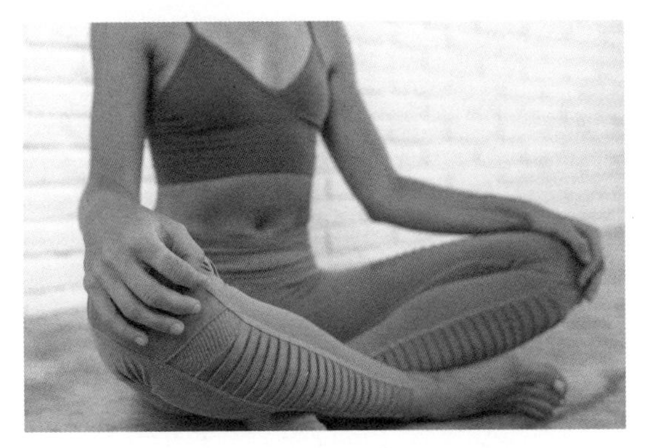

最終，你需要定期進行各種活動，並執行骨盆底肌強化運動。隨著這些肌肉的增強，你可能會開始在做自己喜愛的訓練時，有意識地配合呼吸來啟用骨盆底肌（見第 77 頁）。最終，你會希望骨盆底肌像秘密特工一樣自動啟動，並默默地保持你的內臟和體液穩定，就算你完全不知道它在做什麼。

當腹橫肌和骨盆底肌失衡時的問題

我們的組織過度具有彈性，所以我們需要注意久坐對身體的影響。當我們坐得太久時，骨盆底肌就像吊床一樣下垂，腹部的內臟器官會向下壓迫骨盆底肌，使其變得更加鬆弛。因此，保持頻繁的運動非常重要。

研究顯示，過度柔軟的人容易出現脫垂，這是指內臟器官從正常位置移位，通常是向下移動，導致其突出於陰道或肛門。為了預防脫垂，應注意在上廁所時不要過度用力。重要的是訓練自己透過深呼吸和放慢速度來讓身體放鬆。最後，尿失禁是所有年齡層常見的功能障礙，我們希望排便和排尿都可在我們要求的時候進行，而不是意外發生！

雖然這些問題聽起來有些嚇人，並且並非每個人都會遇到，但它們足夠常見，因此我們希望你能掌握正確的工具，幫助你的身體各部位保持在正確的位置。

所以你可能會說：「好啦，好啦，告訴我：該怎麼做？！」

訓練骨盆底肌

要讓你的骨盆底肌像專家般運作，你需要配合呼吸來啟動它。當你吸氣時，腹橫肌和骨盆底肌會放鬆；當你呼氣時，它們會收緊。

簡單回顧一下胸腔內壓：壓力增加意味著肺部有更多空氣（內容物增加），因此支撐力更強。隨著壓力上升，器官會向下壓迫骨盆底肌，因此骨盆底肌便需要放鬆，為增加的空氣騰出空間。而在呼氣時，這個過程反向進行，所以骨盆底肌需要收縮來應對這種變化。

我看起來像在冥想，其實我是在做骨盆底肌的訓練。

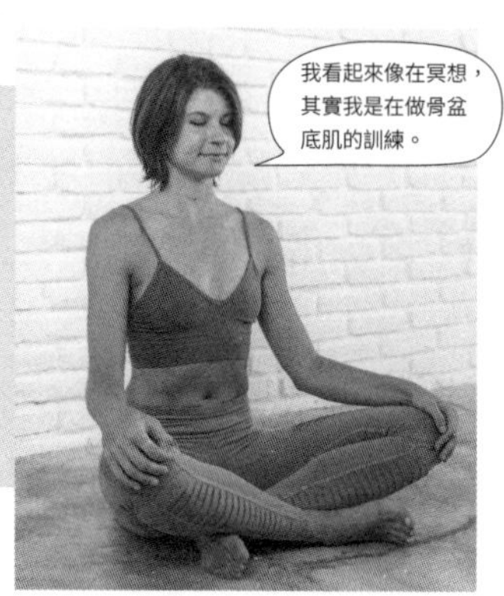

骨盆底肌常被稱為第二個橫膈膜。當我們想到骨盆底肌和橫膈膜的運作方式時，可以把它們想像成一場舞蹈，當你呼氣時，骨盆底肌收縮而橫膈膜放鬆；而當你吸氣時，橫膈膜收縮而骨盆底肌放鬆。這種舞蹈對每個人來說都非常重要，不論是否有關節過度活動症的情況。然而，由於我們的本體感覺較差，我們這些柔軟體質的人在協調這一點上會遇到困難。別擔心，一切都還沒有失去控制。如果你持續練習這個舞蹈，大腦將會非常的高興，並開始提醒你要持續去做這個動作，直到它變成你的第二天性。以下是訓練你的大腦自動進行這些動作的步驟：

1. 先從腹式呼吸開始，放鬆你的腹橫肌和骨盆底肌。如果你覺得放鬆這部分很困難，建議可以諮詢與骨盆健康相關的物理治療師。
2. 吐氣時啟動骨盆底肌和腹橫肌。如果你是躺著或坐著，這種收縮會比較輕柔；但如果你正處於平板支撐的姿勢，並且有兩歲的孩子爬到你身上時，這個收縮則會變得更加強烈。你的目標是讓這動作達到反射性啟動。

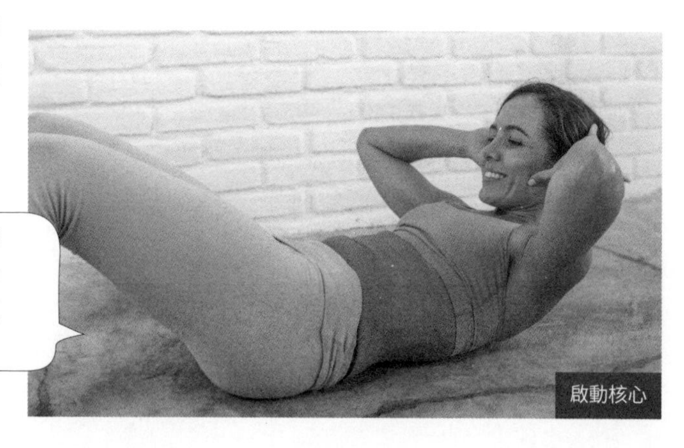

啟動核心

有些人可能很難感受到這種收縮。如果你也有這方面的困擾，我們建議向物理治療師尋求幫助。

研究顯示，當人們意識自己正在啟動骨盆底肌時，感覺到的是在向下施力（將內臟器官向下推），這與我們的目標完全相反。所以，你必須特別注意這一點。正確的骨盆底肌啟動應該感覺像是往上提起（就像你在忍住便意），並且將這股上提的力道與呼氣配合。

一開始，你可能需要集中全部注意力來掌握這個呼吸練習的節奏，但隨著熟練度的提升，試著將它融入日常散步或健身鍛鍊中。當你越來越有信心時，你會發現這個動作逐漸變成自然而然的反應。

超能力提升訓練：出力前先吐氣

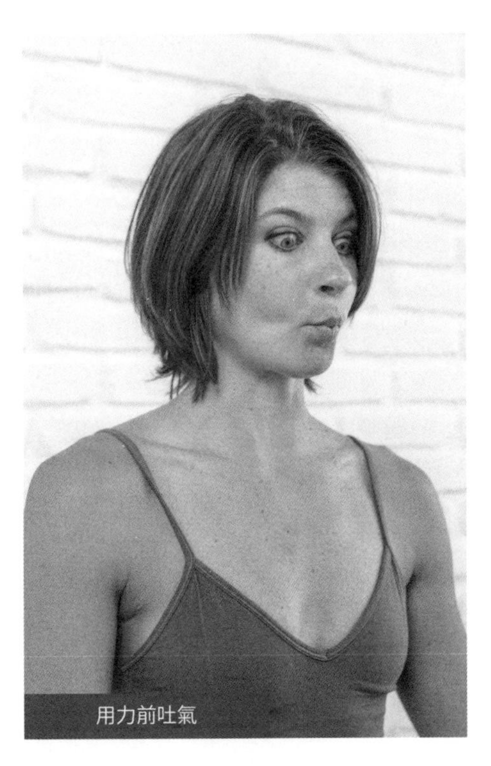
用力前吐氣

「出力前先吐氣」基本上是先做一個正常的吸氣，讓你的腹部放鬆、充滿空氣，接著透過縮唇慢慢吐氣。（小知識：縮唇呼吸能增加胸腔內壓力。）骨盆底肌和腹橫肌會自動對這種呼吸方式作出反應，這對於肌力較差的人來說特別有幫助。等到這些肌肉能正常運作後，就可以放棄這種呼吸策略，但仍要保持呼氣和肌肉收縮的協調性。

第六章：

後側鍊肌群

我們的祖先生活在大自然中，身體會經歷各種壓力和刺激，這種多樣性的環境刺激會促使身體做出適應，以確保人類物種的生存。同樣的適應過程現在依然發生在地球上每一個人的身體裡，不論是過度活動或非過度活動的人群。

我們的身體會以不同的方式去適應，這部分取決於我們的習慣和環境，因此每個人的身體所承受的壓力都是獨特的。然而，這些差異在這個時代正逐漸縮小，因為大多數人都屈服於我們內在的邪惡大師「久坐誘惑者」。現代生活強烈偏向舒適的椅子、平坦的地面、限制性鞋子，以及從 A 點移動到 B 點的各種機械裝置。有些生活在大城市中的人，甚至可以享受一切金錢能買到的便利，如直接送到家門口。

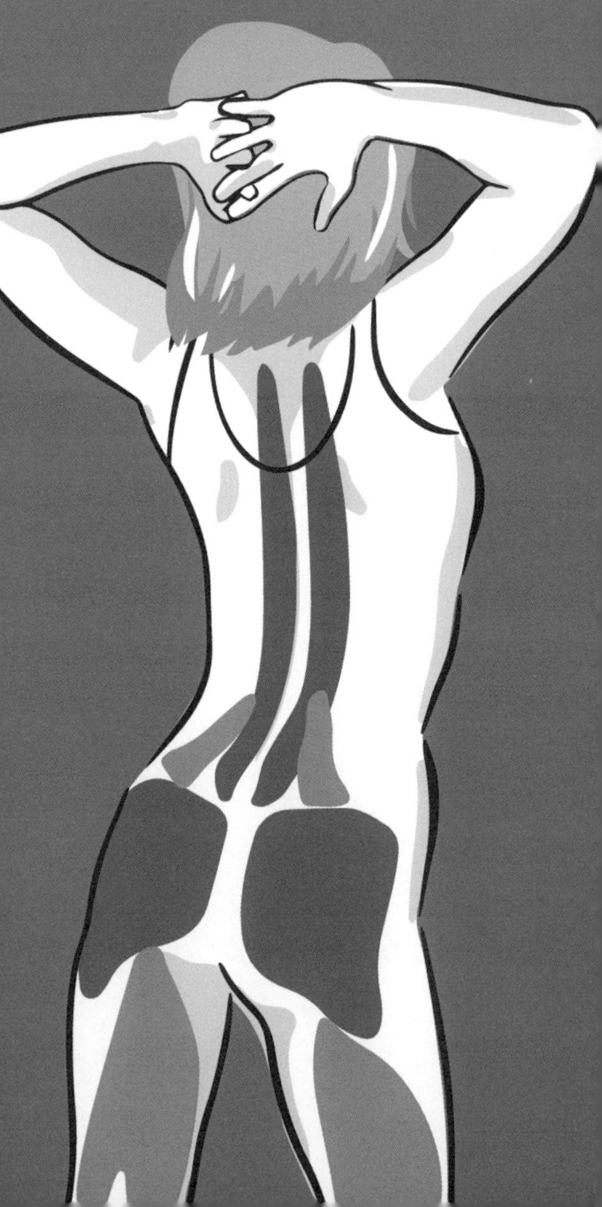

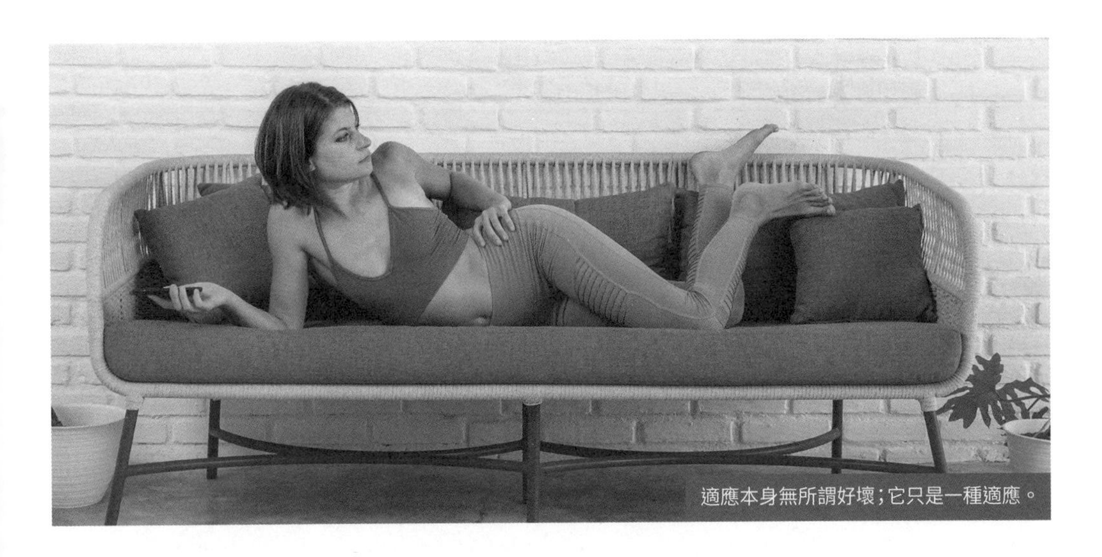

適應本身無所謂好壞；它只是一種適應。

環境的改變在很短的期間內就讓我們的生活變得更舒適，但也減弱了我們保持活力、遠離沙發生活所需的壓力。套一句常說的話，現在再說一次：「用進廢退」。這也引出人類身體為了生存所需發展的最重要特徵之一：強健的後方肌肉群。

實用詞彙介紹：

「後方」（Posterior）是人體解剖學中指向身體後側的術語。「肌肉鏈」（Chain）則是指一組協同作用以幫助身體進行伸展和承受負重的肌肉群。

後側鍊肌群由腿後肌群、臀部和背部肌肉組成。這些肌肉透過將物品（外部重物）向身體靠近的動作來增強力量。這種提舉的技能從我們祖先開始就為了在自然中生存需要經常進行的動作。例如把孩子揹在身上，水和食物也得揹負著走好幾公里，而屋子建材也會因為舊結構風化或搬遷至新的地點時，進行多次提舉這個動作。

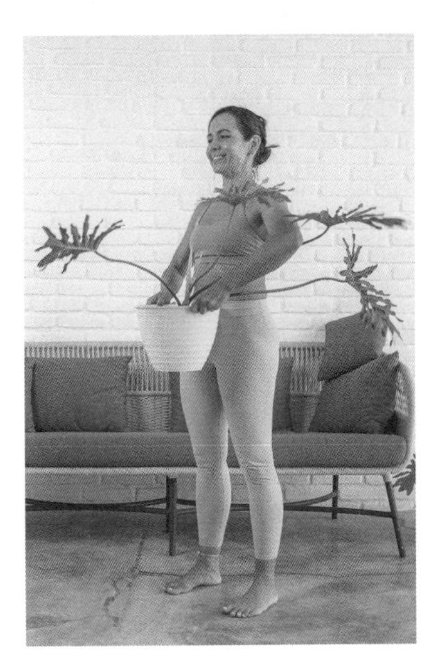

如今，後側鍊肌群因有輪子、電梯、起重機和配送服務的幫助，彷彿讓它享受了一個長期的巴哈馬假期。我們對舒適的追求，還讓我們的後側鍊肌群長時間待在椅子和馬桶上，這些物品消除了蹲坐的需求。隨著蹲坐動作的消失，與之相關的身體適應能力也隨之減弱。「久坐誘惑者」利用她的秘密力量：便利性，從我們現代生活中，消除了難以統計的移動，尤其是提舉重物的必要性。

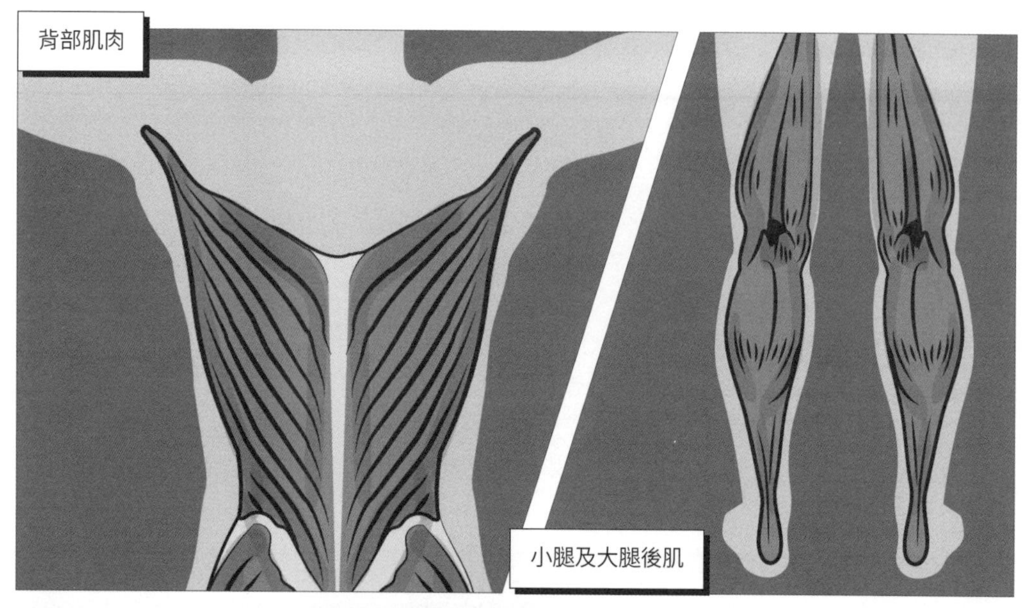

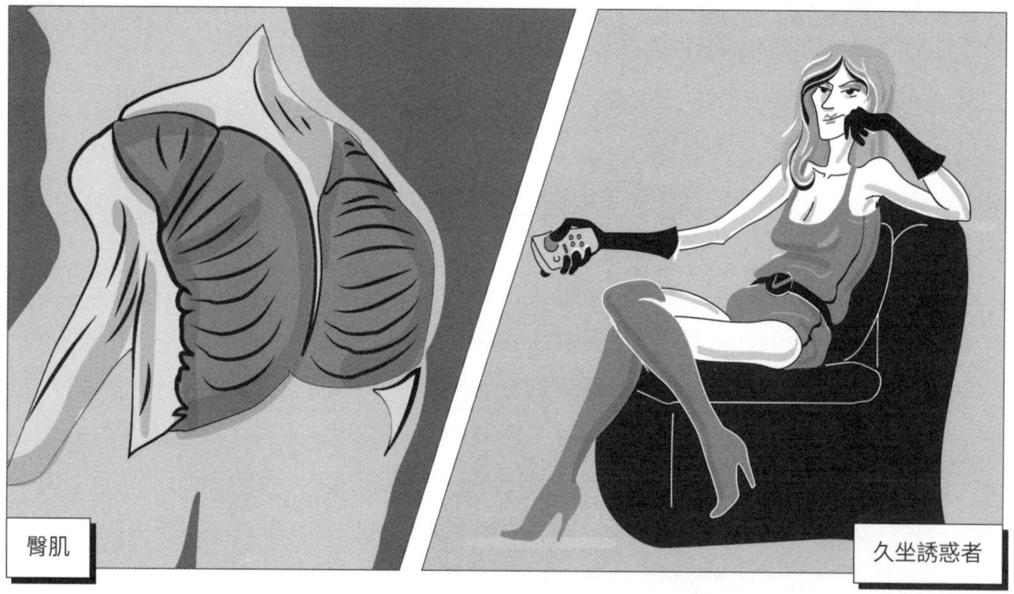

現在，你可能有個大哉問：「等等，親愛的，現在我們大多數人都不再需要擔心生存問題了。既然這些問題都已經解決，我們能不能讓後側鍊肌群放鬆，回到安逸的生活中呢？」

我們強烈建議你選擇服下揭示真實世界的紅色藥丸，繼續閱讀⋯⋯

介紹一下「臀肌三勇士」，他們是那些完全可以避免的輕微傷害的救星。這支隊伍由三位超級英雄組成：

最大臀肌的代表：馬可·奧理略：我們最喜愛的角鬥士，還是電視劇《六人行（Friends）》的狂熱粉絲。最大臀肌主要負責髖部的伸展與外旋。在日常生活中，當我們站立、舉重或走路時，特別需要他的力量幫助。
俏皮的穩定代表臀中肌：這位小巧卻霸氣的超級英雄，最喜愛的動物是螃蟹。我們有時簡稱她為 M 小姐。臀中肌與臀小肌對於骨盆穩定非常重要，尤其是在單腳站立時。它們還有助於維持膝蓋的穩定性。
幽靈臀小肌：是俏皮的穩定代表臀中肌的隱形助手，一直默默地支持著她。

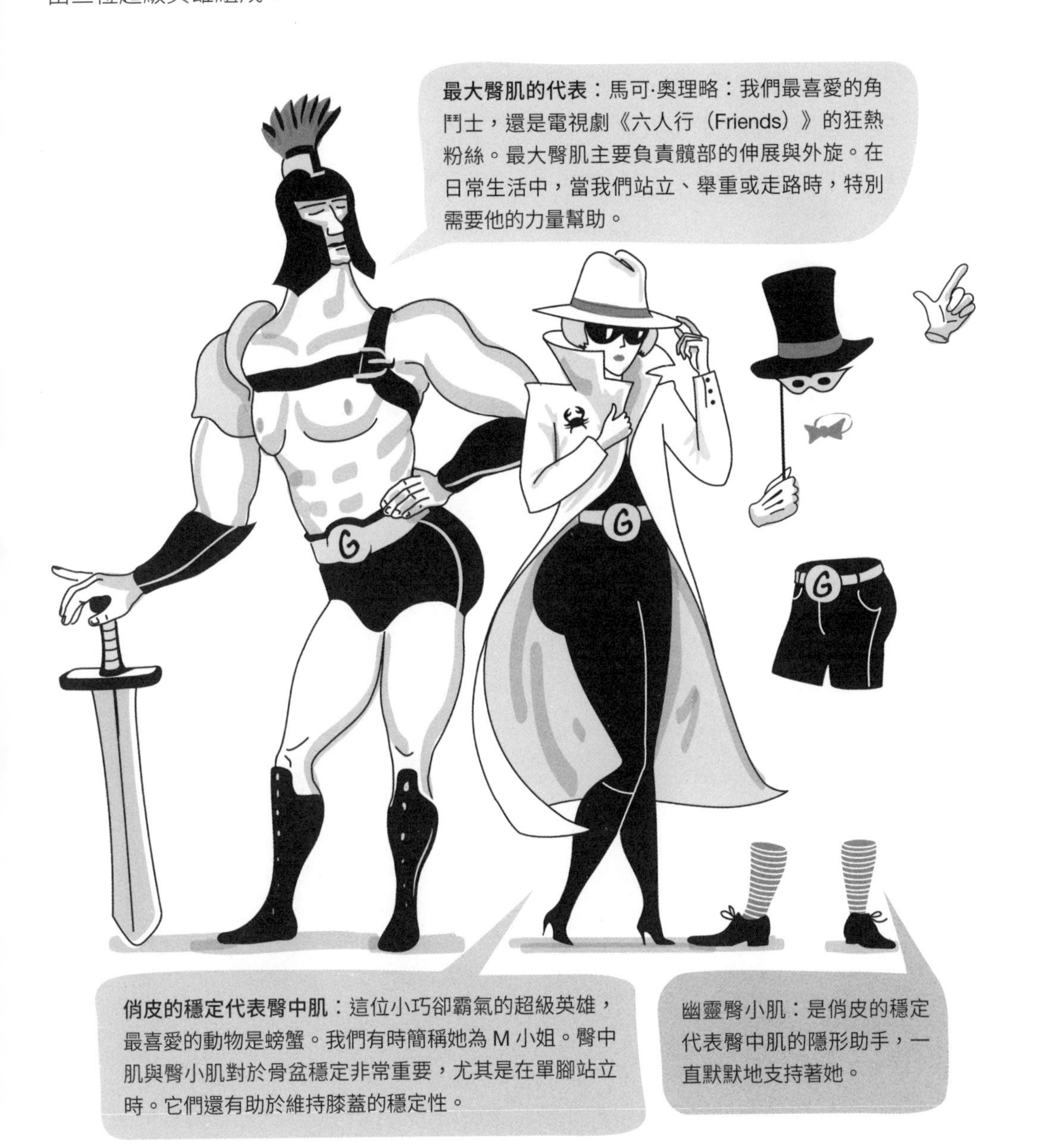

或許我們的生存不再依賴於舉重能力，但我們身體的健康卻非常需要這項能力。

喚醒後方肌肉群的反射作用

雖然我們非常推崇針對臀部活動的練習，但我們需要不斷提醒您，這些練習只是對付久坐誘惑者的其中一種工具！有些人即使做了大量臀部練習，臉色變得青紫，雙頰變得紅潤，卻依然無法啟動臀部肌肉。

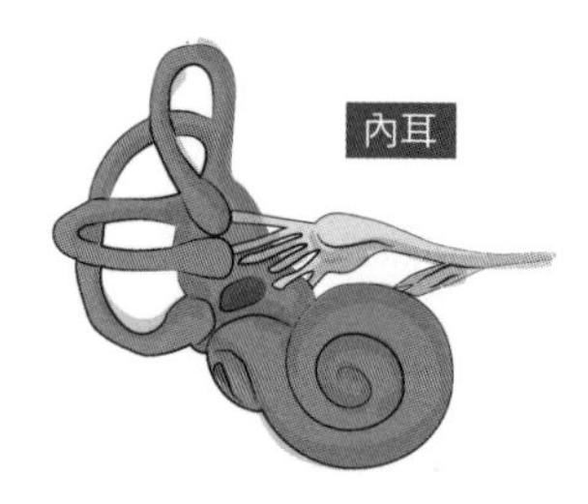

在這種情況下，一定要瞄準大腦中的高階系統，特別是小腦和前庭系統。這兩個腦區不斷地互相溝通，負責啟動後側鍊肌群，讓你變成一個擁有好身材和良好姿勢的厲害角色。我們將特別介紹如何喚醒前庭脊髓徑（內耳和脊髓徑），這有助於反射性穩定姿勢。

啟動前庭脊髓徑

要啟動你的前庭脊髓徑，可以嘗試以下練習：

1. 雙腳併攏站立，閉上眼睛。
2. 做出迅速的頭部運動，然後保持該位置 5 到 10 秒。頭部位置包括：
   - 旋轉：左轉和右轉
   - 側彎：左側和右側
   - 上下擺動

你可以提高挑戰難度，嘗試單腳站立進行這些練習。或者，您可以把彈力帶繞在固定點並踏入彈力帶的環中來提高干擾訓練的強度。

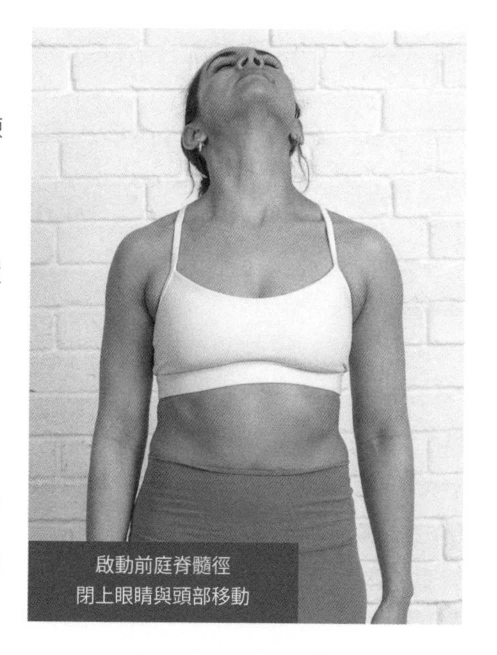

啟動前庭脊髓徑
閉上眼睛與頭部移動

刺激小腦

我們之前討論過漸進性超負荷的概念，並說明了如何利用這種方法讓身體更快適應。其實，這種方法對於開啟小腦也非常有效，尤其是在涉及速度變化、負荷下的運動或主動進行全範圍運動時。要快速刺激小腦，可以嘗試以下練習，專注於多關節的區域，例如手部、腳部和胸椎。這些練習不僅能促進小腦的活化，也對整個身體大有裨益。

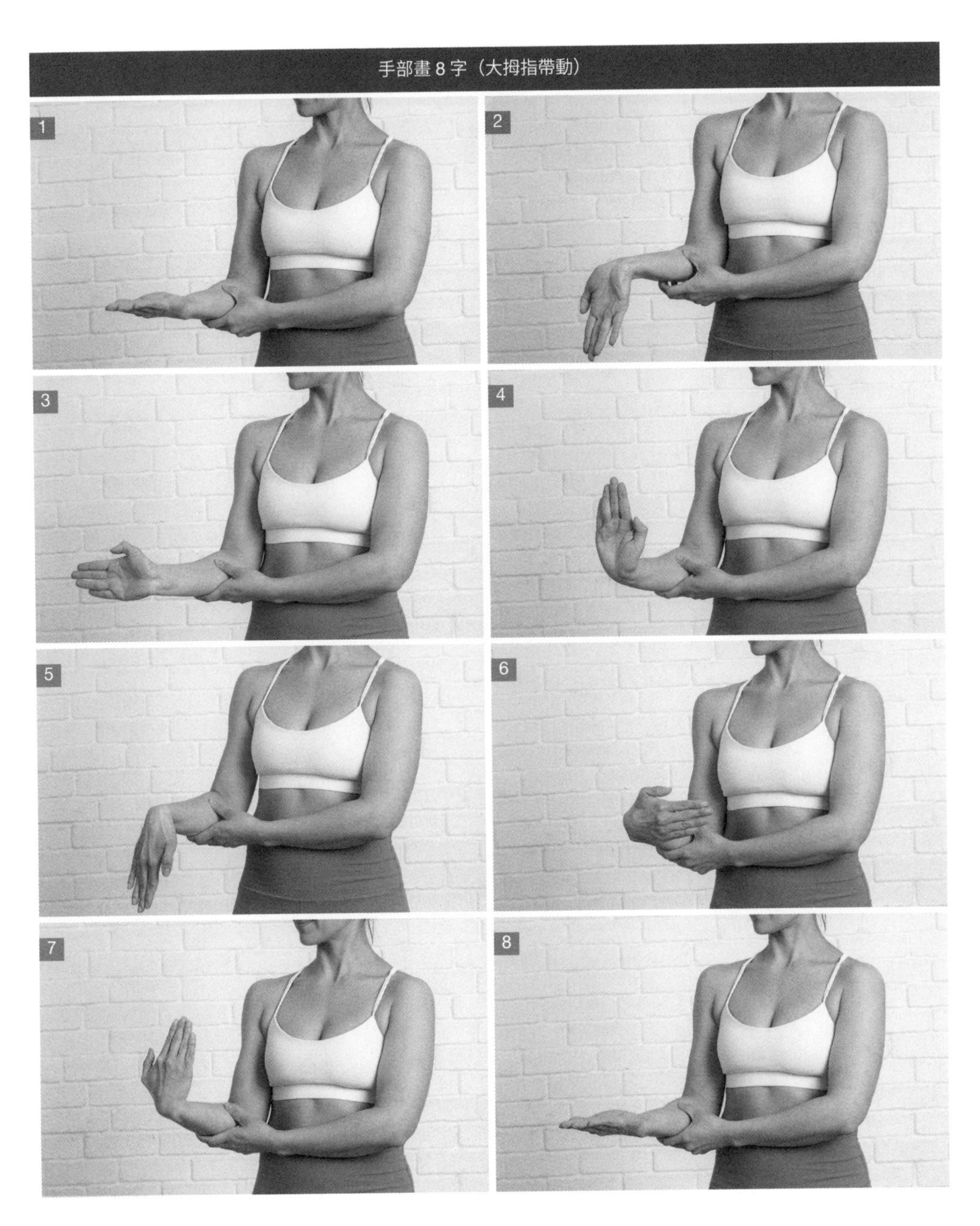

由大拇指帶動的 8 字動作：以掌心向上，接著手腕往下彎曲。從這個位置，旋轉手腕朝身體外側方向轉，直到手指朝上掌心朝外；再將掌心向下壓，手腕朝身體內，直到手指朝上掌心向，完成畫 8 字的動作。

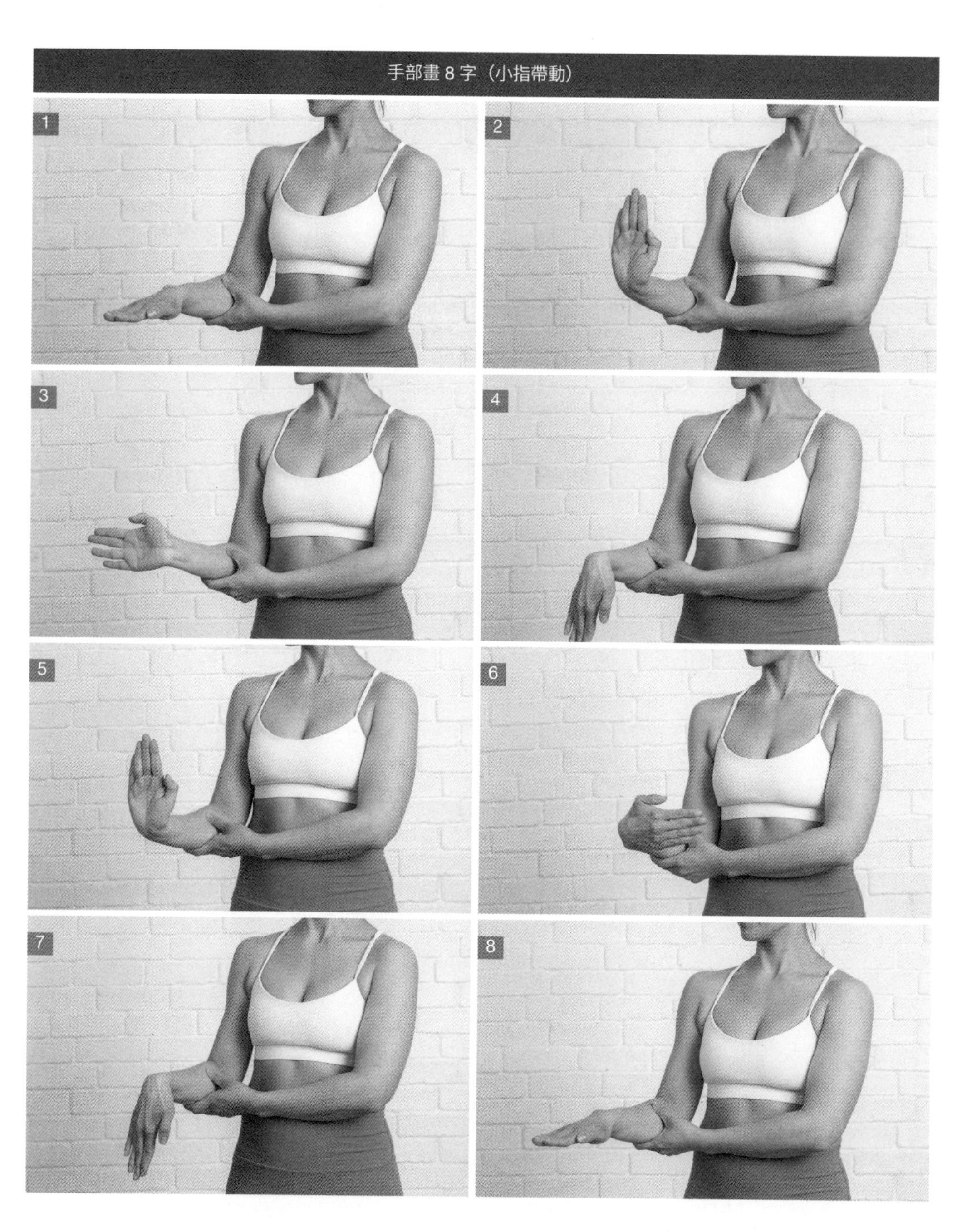

由小指帶動的 8 字動作：以掌心向下，從這個位置手腕向上彎曲。再將手腕朝小指的方向旋轉，穩住手肘直到手指朝下。然後，將手腕伸展向上，像要擊掌一樣。最後，將手腕再次朝向內向下旋轉，完成畫 8 字的動作。

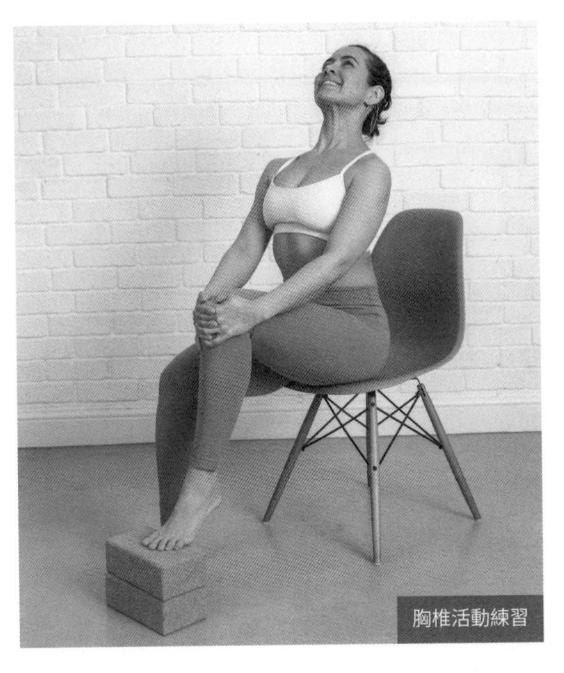
胸椎活動練習

胸椎活動練習：坐在椅子上，把一條腿放在低腳凳或一對瑜伽磚上。把雙手交疊在膝蓋前方，並彎曲你的上背部。然後，朝身體反向進行動作，將上背部伸展開來。保持脖子在中立位置，避免僅用肩膀進行動作。

如果你打算和你的小腦來一場浪漫約會，最好要有點準備。要讓小腦保持興趣，它需要新奇性、不可預測性和挑戰性。因此，經常變化你嘗試的動作，並逐漸增加它們的難度和複雜性，可以讓你的小腦對你產生深深的愛戀。這裡有幾種方法可以做到這點：

- 不僅僅做上下的弓步蹲，還可以加入髖部圓圈動作。
- 不僅僅做普通的伏地挺身，還可以加入頸部圓圈動作。
- 不僅僅做靜態瑜伽姿勢，還可以加入手腕八字動作。

這僅僅是幾個例子，實際上，你可以利用數以萬計的練習來刺激你的小腦。

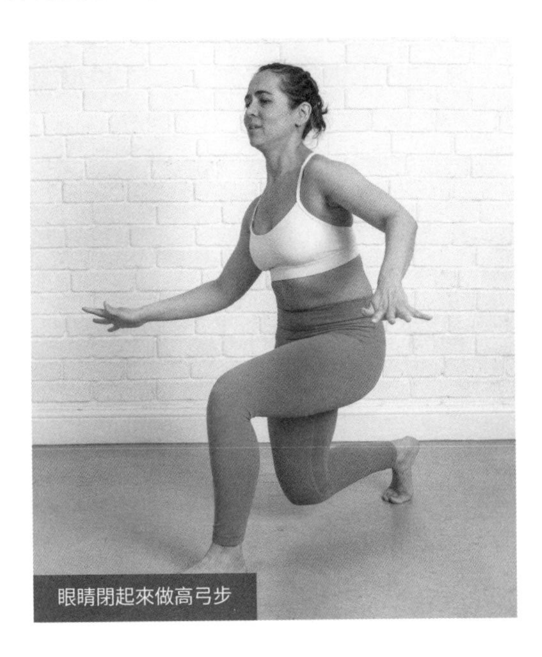
眼睛閉起來做高弓步

小腦對細節也非常講究，因此在訓練中一定要涉及一些準確性。我們之前提過雜耍，但你也可以設置一些具體的目標，例如在特定的位置上著地，或在高弓步時用食指碰觸鼻尖。

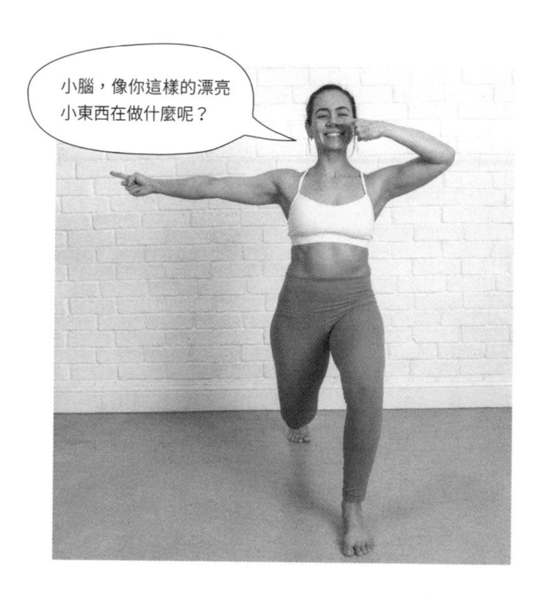

最後一個建議是給自己一些平衡挑戰。例如，可以嘗試單腳站立並變換視線，保持視線穩定的同時移動頭部，或者在六個方向上進行移動（上下、左右以及對角線方向）。

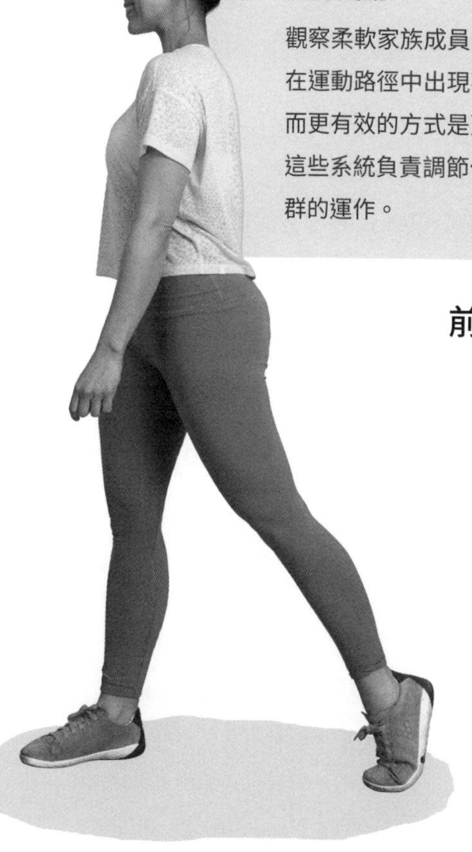

姿勢搖擺

觀察柔軟家族成員的移動時，常會看到一種稱為姿勢搖擺的現象，特徵是在運動路徑中出現不受控的擺動。肌肉虛弱可能是造成這種問題的原因，而更有效的方式是更專注於高階平衡系統的訓練，例如前庭系統和小腦。這些系統負責調節伸展肌群（那群令人垂涎的臀部肌肉）及整個後方肌肉群的運作。

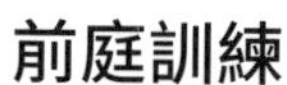

前庭訓練

1. 站立時雙腳併攏，閉上眼睛，觀察自己搖晃的程度。
2. 保持眼睛閉上、雙腳併攏的姿勢，快速將頭部轉動到不同的位置，每個位置保持10到20秒：
   - 左右轉動頭部
   - 左右傾斜頭部
   - 上下移動頭部
   - 對角線方向移動頭部
3. 在單腳站立的情況下，保持眼睛睜開，重複相同的頭部位置和保持時間。

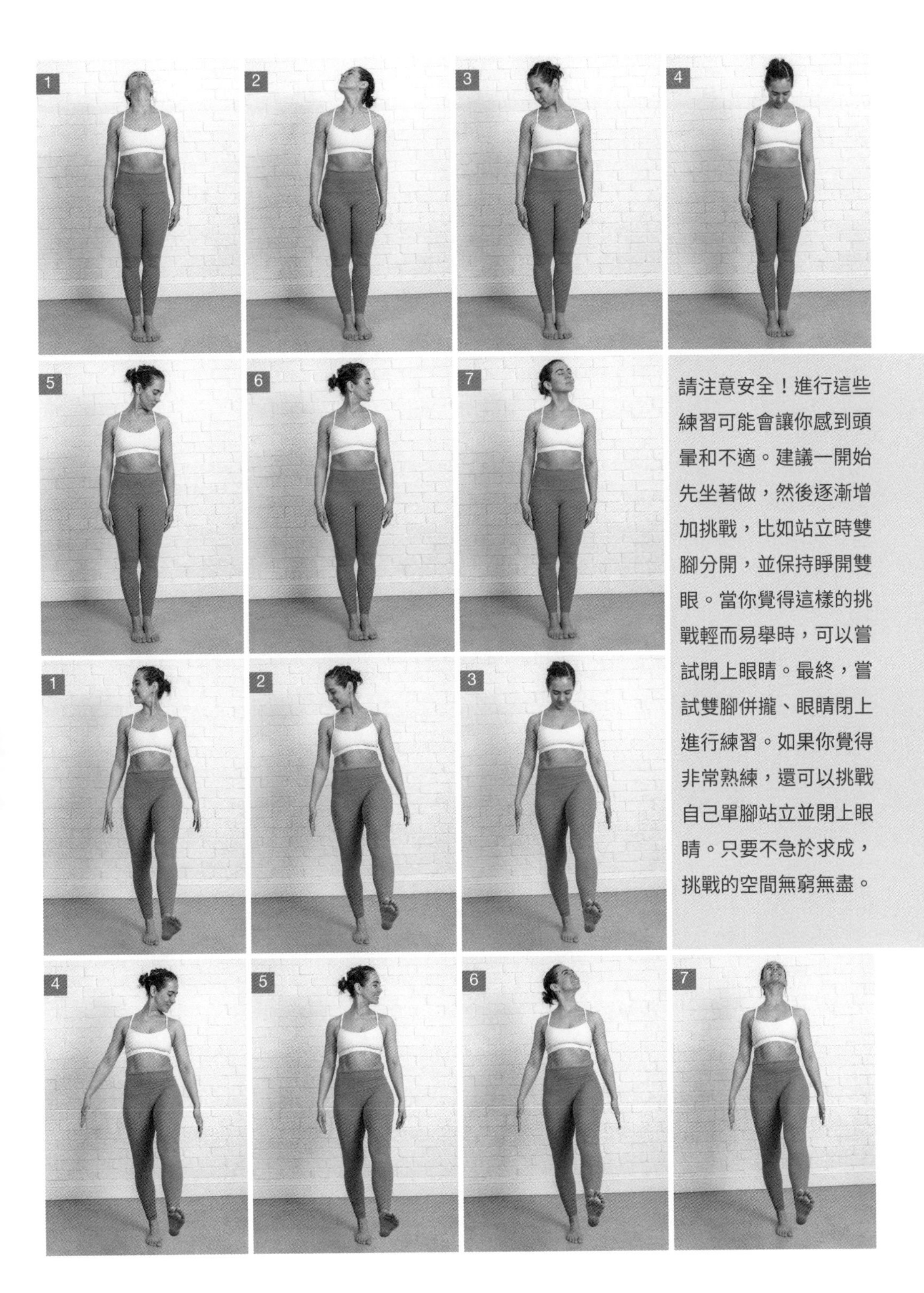

請注意安全！進行這些練習可能會讓你感到頭暈和不適。建議一開始先坐著做，然後逐漸增加挑戰，比如站立時雙腳分開，並保持睜開雙眼。當你覺得這樣的挑戰輕而易舉時，可以嘗試閉上眼睛。最終，嘗試雙腳併攏、眼睛閉上進行練習。如果你覺得非常熟練，還可以挑戰自己單腳站立並閉上眼睛。只要不急於求成，挑戰的空間無窮無盡。

擾動練習

我們一直強調這個小技巧，因為它對於柔軟性很高的族群特別有效，尤其是如果你像我們兩個一樣，身體總是向一側傾斜的話。

拿一條彈力帶，把它繫在一個外部物體上，然後站在帶子圍成的圈內，使帶子把你拉向偏心的位置（即擾動），在這個過程中進行各種練習，例如深蹲。比如，Celest 的身體總是向右傾斜，所以她把帶子繫在右邊的物體上，迫使她的身體向左拉。這樣可以幫助啟動她身體中那些常常難以刺激的弱小肌肉。如果你也有類似的傾斜情況，記得使用這個技巧，將帶子繫在你身體傾斜的那一側。如果你沒有這種現象，也可以使用彈力帶練習，只需交替換邊即可。

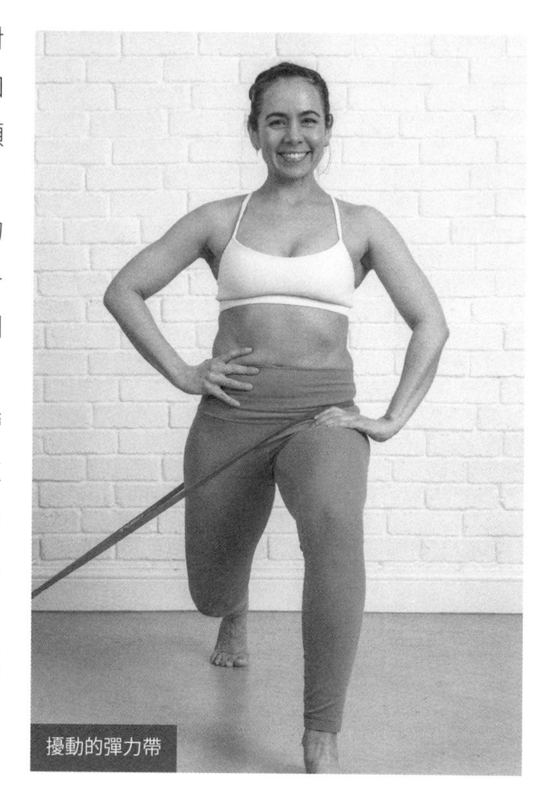
擾動的彈力帶

訓練後方肌肉群的肌肉力量

要讓你的後方肌肉群重新活躍起來，就需要從不同角度進行全方位鍛鍊。第一步，是在你處於趴姿時，保持對臀部肌群的覺察。這個姿勢通常被稱為「趴姿時間」，原本是用來形容嬰兒用腹部趴在地上的姿勢，幫助他們發展這個姿勢需要用來控制的肌肉。但在日常生活中，我們常在使用手機、閱讀書籍或日光浴時也會採取這個姿勢。

當你處於這種姿勢時，可能會感覺肋骨張開和下背緊繃，此時可以嘗試用力收縮臀部肌群，特別是在進行脊椎伸展動作時。這時，臀大肌就像一位英勇的角鬥士一樣，扮演著主角的角色，分擔了下背部肌群的壓力，讓你的鍛鍊重心從背部轉移到臀部。

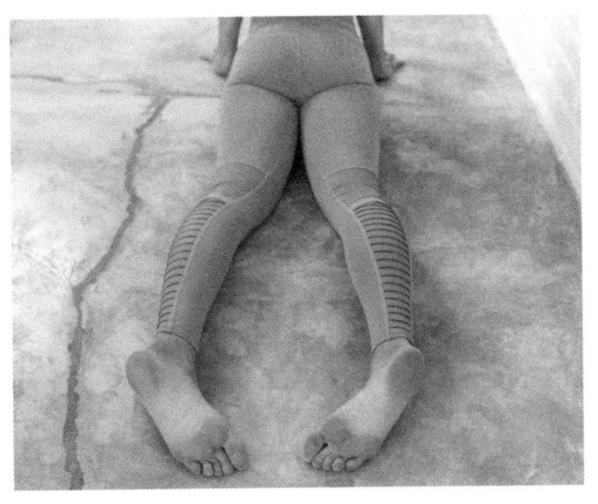
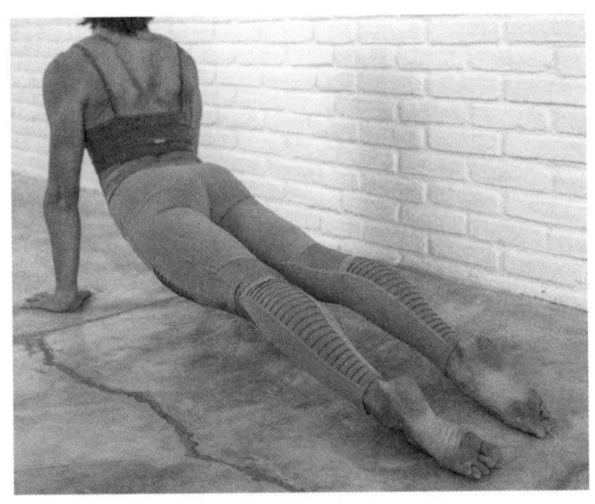
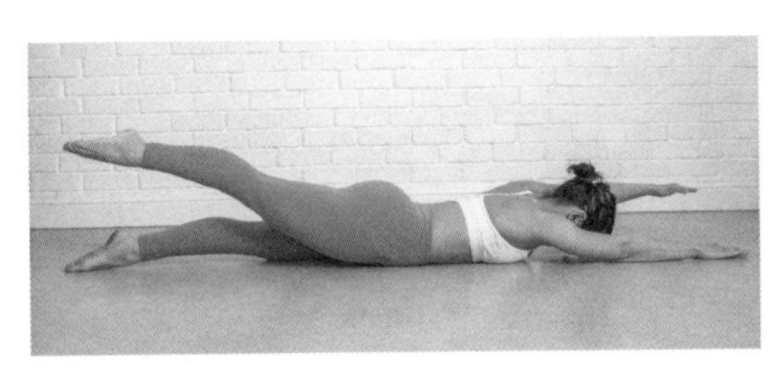
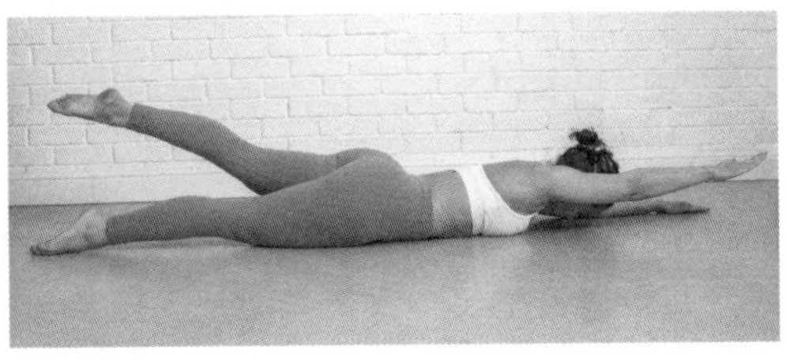

如果你想將這個概念融入到訓練中，可以趴在地上，練習無支撐的眼鏡蛇式，同時確保「臀肌小隊」全員都在待命，就像在《大金剛》（Donkey Kong）遊戲中戰鬥一樣。

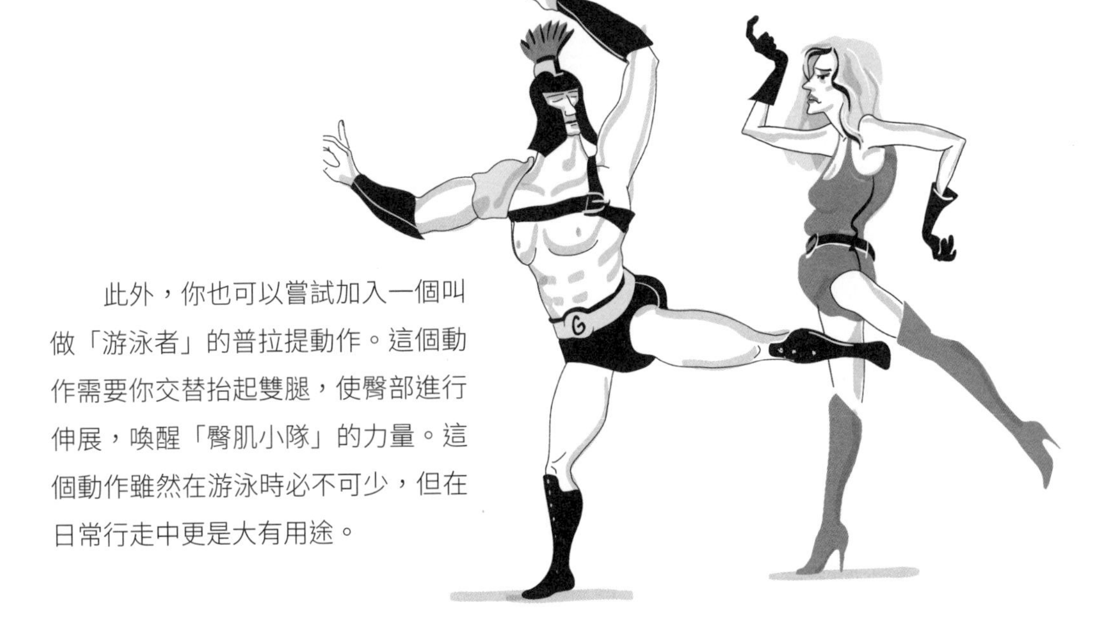

此外，你也可以嘗試加入一個叫做「游泳者」的普拉提動作。這個動作需要你交替抬起雙腿，使臀部進行伸展，喚醒「臀肌小隊」的力量。這個動作雖然在游泳時必不可少，但在日常行走中更是大有用途。

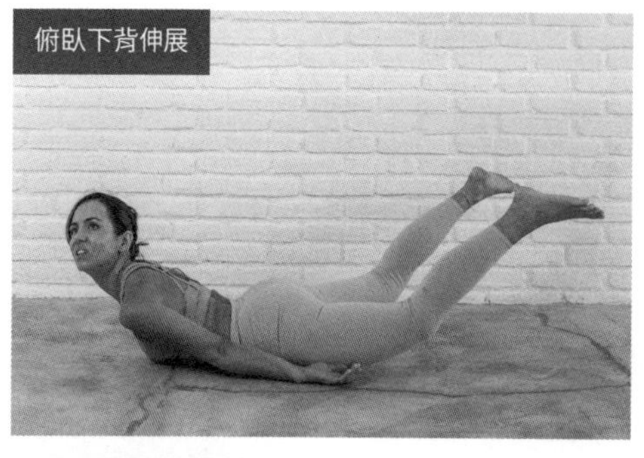
俯臥下背伸展

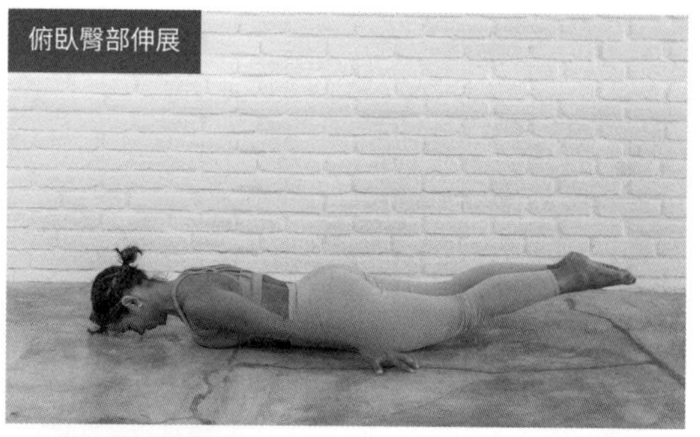
俯臥臀部伸展

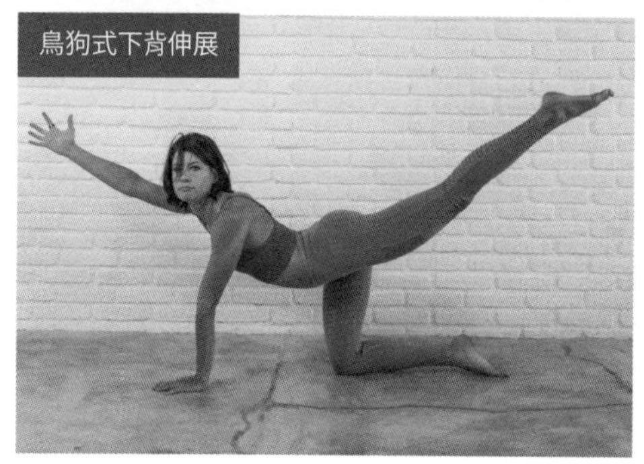
鳥狗式下背伸展

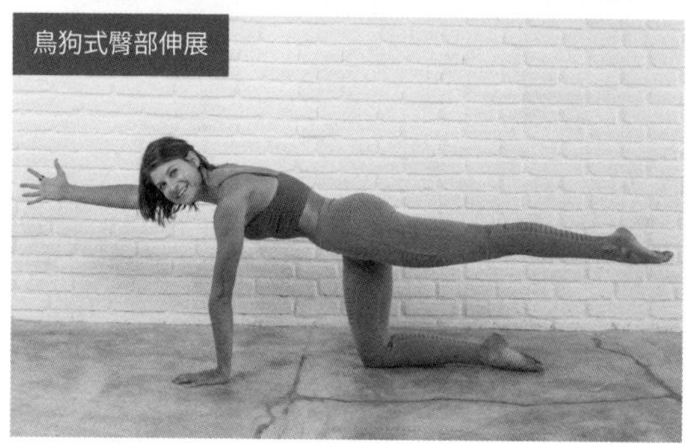
鳥狗式臀部伸展

建議在進行伸展時，將重點放在臀部（進行髖部伸展）和上背部（胸椎伸展），而不是完全依賴下背部的彎曲動作。這並不是說下背部完全不能彎曲，而是不要單獨過度依賴它來完成整個動作。

接下來的步驟，是在進行舉重或阻力訓練時，持續保持後方肌肉群的活躍與參與。如果健身房對你來說仍然是個陌生又有點可怕的領域，那麼不妨先從家裡開始，利用彈力帶進行硬舉、單腿硬舉及過頭深蹲。你甚至可以站直，將彈力帶繞過肩膀並套在腳下，來加強姿勢肌群的負荷（詳見第98頁）。如果你想在家中加入重量訓練，不妨先從水瓶開始，然後逐漸挑戰更大重量，最終目標可以是水桶呢！

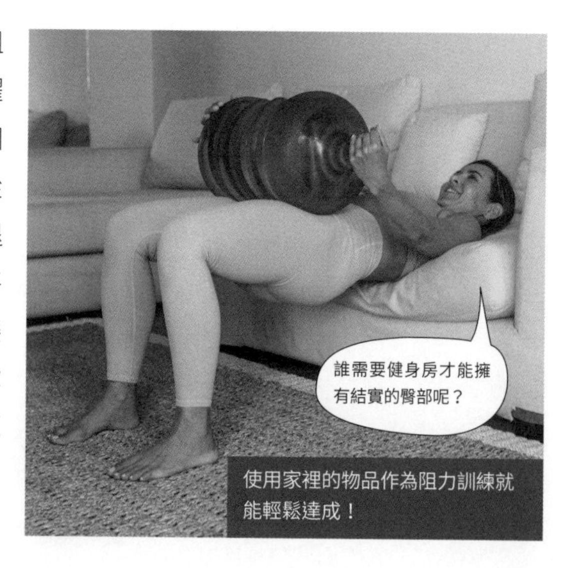

使用家裡的物品作為阻力訓練就能輕鬆達成！

一旦你感受到後側肌群和穩定肌肉已成為破案小隊的一部分，便是時候前往健身房，驅逐那些「壞蛋」了（如果有條件的話）。記住，模仿自然界中會做的動作（這可是終極的「壞蛋剋星」）是相當重要的，因此在你的鍛鍊中加入一些拉伸和舉起動作，將讓你的身體體驗到它演化過程中所需要做的事情。以下是我們幾個最喜愛的「壞蛋剋星」動作。

深蹲

在自然界中，我們的祖先幾乎會為了所有事情而蹲下，從早晨的排便到午後的狩獵。為了摧毀久坐誘惑者的陰謀，我們需要好好地練習深蹲。以下是一些開始你深蹲之旅的建議：

- 站立時，雙腳稍微比髖部寬。
- 腳趾稍微向外側轉。
- 保持身體直立。
- 目光向前看。
- 收緊深部頸部曲肌。
- 在整個運動過程中，刻意收緊臀部肌肉。
- 加入扭轉動作（見第 128 頁）。

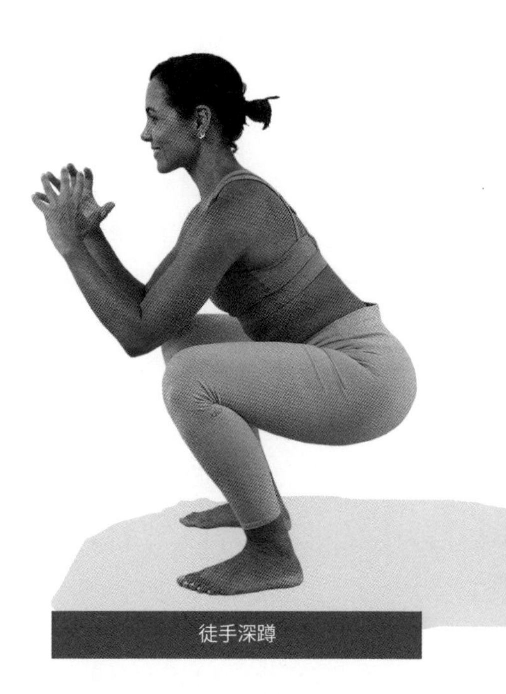
徒手深蹲

我們的描述並不是唯一的深蹲方式，所分享的僅是提升身心連結的起點。在自然環境中，你的身體會以無限種方式在深蹲姿勢中移動。因此，勇敢的柔軟者，一旦你掌握了這些規則，就可以自由地打破它們，展現你的創意。唯一的要求是，當你打破規則時，必須讓肌肉支持你的關節，這很容易讓肌肉失去作用，進而過度施壓於韌帶。

你還可以嘗試以下的深蹲變化：

- 腳趾向外轉
- 腳趾向內轉
- 一隻腳向外轉，另一隻腳向內轉
- 一隻腳在前，結合以上的腳部選項

彈力帶深蹲變化

我們強烈建議在你的深蹲訓練中加入阻力。以下是幾個使用彈力帶來提升深蹲效果的建議。

脊柱伸展

我們之前提到這個動作對於腹橫肌很有幫助，但事實上，它對所有的姿勢肌 (Postural Muscles) 都有益處。

1. 一隻腳踩進彈力帶中，並將其繞過對側肩膀，感覺就像你贏得了美妝比賽，披上了獎帶。
2. 保持脊柱延伸，雙腳與臀部同寬，練習進行小幅度的膝蓋彎曲。
3. 加入旋轉動作。在彎曲膝蓋的同時旋轉，然後伸直膝蓋，最後再轉回正面。將彈力帶轉到另一側，反方向重複相同的動作。

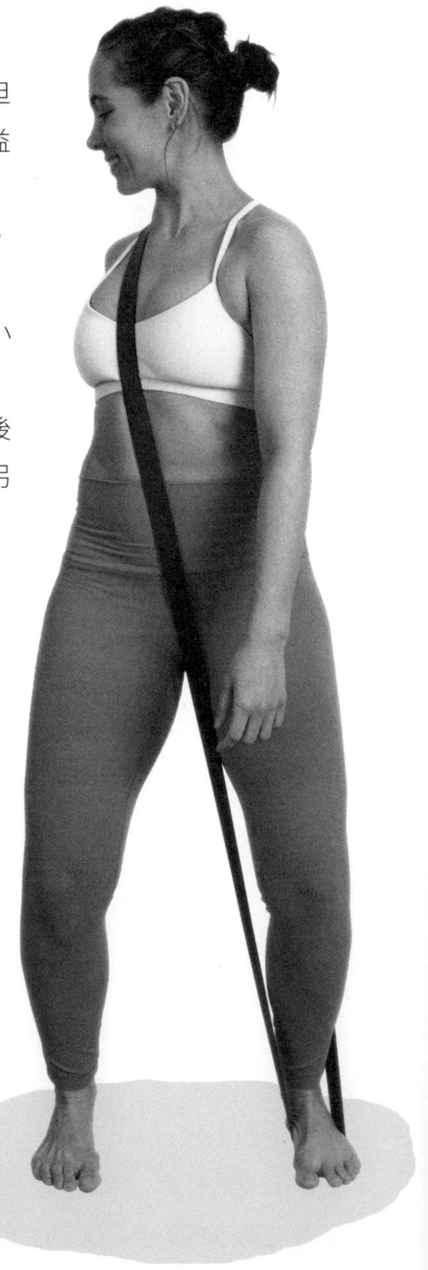

脊柱伸展

側向拉扯深蹲

將彈力帶繞在堅固的物體上，然後可以選擇踩進帶子裡，或是用手握住開口端，進行深蹲，這樣可以增加擾動效果。這個技巧同樣非常適合用來增加弓箭步蹲和硬舉的變化。

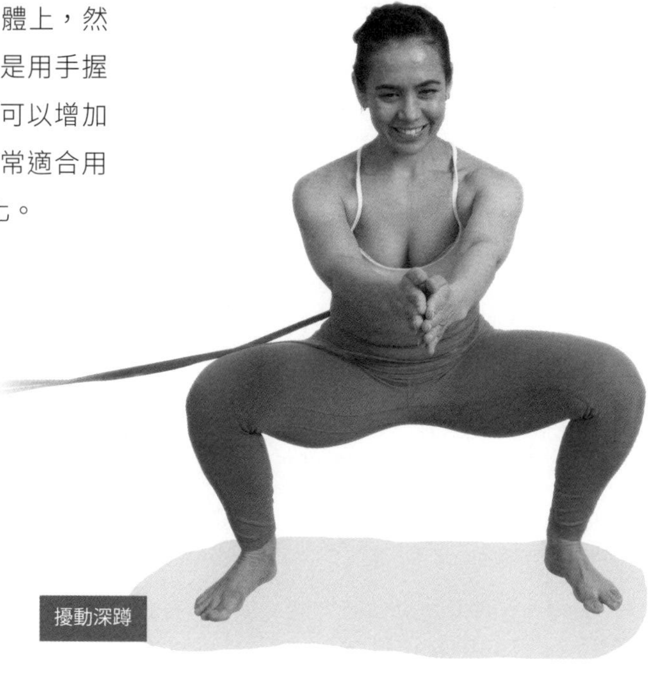
擾動深蹲

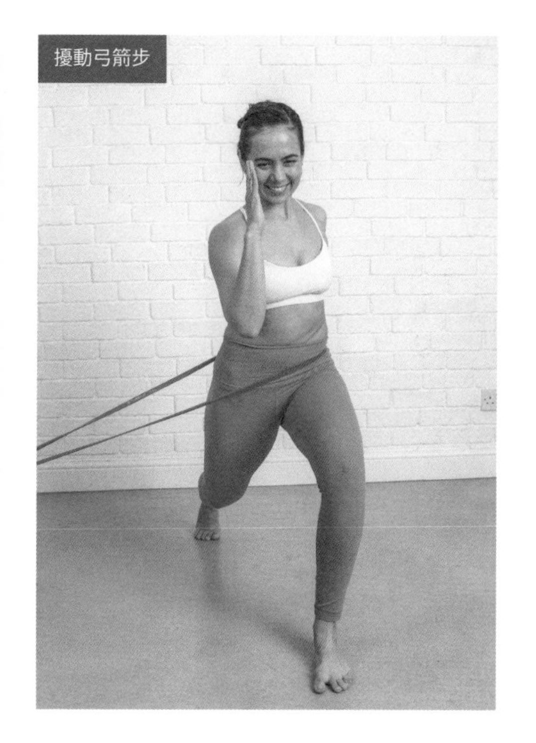
擾動弓箭步

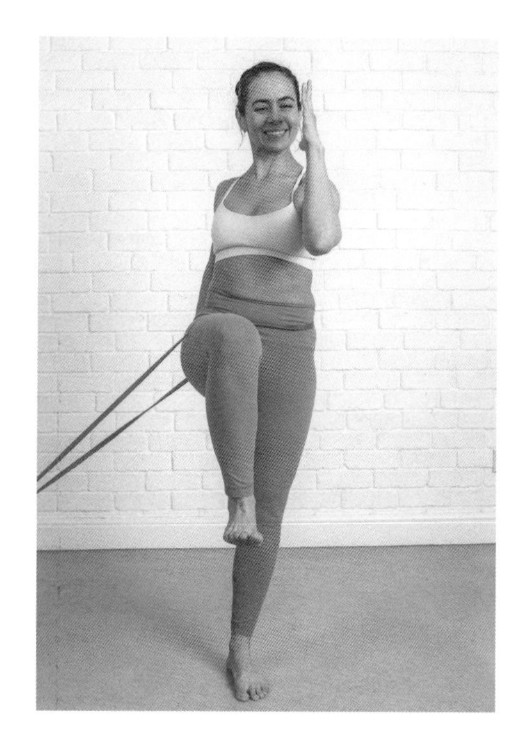

硬舉

硬舉是自然界中非常常見的動作範例。我們的祖先為了生存，需要提起重物，如食物、水源、建材和孩子。因此，硬舉是很棒的訓練動作，能有效模擬這些行為，讓我們在例行運動中加入。以下是一些正確進行硬舉的技巧：

- 從挺胸直背開始。
- 啟動臀部肌肉，保持其參與感，然後彎曲身體以拿取重物或彈力帶。
- 確保動作由臀部向後移動開始。這樣一來，臀部會自然翹起，脊椎保持中立，使負荷集中在臀部肌肉上。如果背部稍微彎曲也不算太糟，但要確保臀部是主要的發力部位。
- 在整個過程中，包括下降階段，也要持續收緊臀部肌肉。
- 保持肩膀向後拉，模仿「拉」的動作。
- 保持深部頸部曲肌的啟動。
- 添加扭轉動作（見第 128 頁）。

不必每次都嚴格遵循這些規則。這些只是起點，並不代表終點。

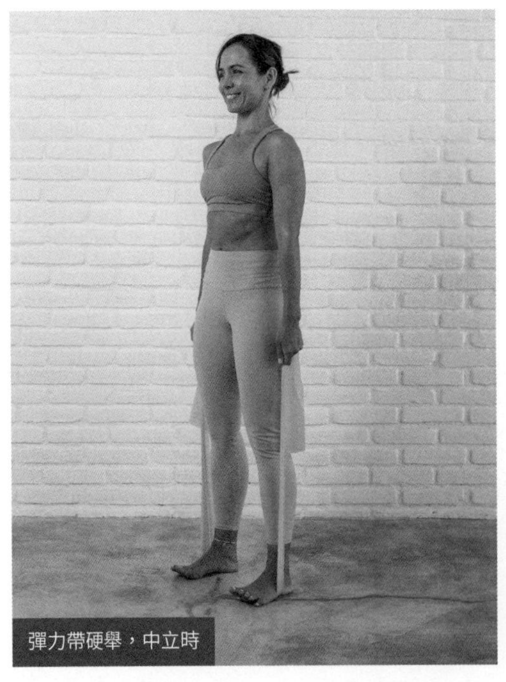
彈力帶硬舉，中立時

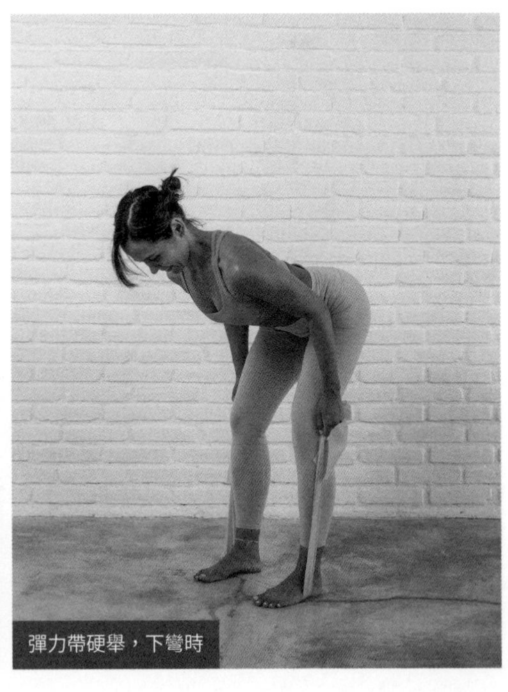
彈力帶硬舉，下彎時

單腿硬舉

單腿硬舉並不是自然界中常見的動作，但我們非常喜愛這個動作，因為它能夠幫助皇帝般的臀大肌（Gluteus Maximus Aurelius）和穩定作用的臀中肌（Gluteus Medius）一起克服臀中肌無力的現象。請遵循以下步驟：

1. **站立姿勢**：單腿站立，將對側膝蓋抬高至胸前，並保持不偏移（偏移可能是向後傾斜或支撐腿彎曲）。確保兩側髖關節保持平行，以啟動臀中肌。
2. **髖部鉸鏈**：從髖部開始動作，臀部向外翹起（前骨盆傾斜），保持脊椎挺直，同時將抬起的腿向後伸展，使其與地面平行。
3. **啟動臀大肌**：在整個過程中，持續收縮臀大肌（臀部的圓形部分）。
4. **添加扭轉**：在進行動作時，可以加入扭轉的動作（參見第 122 頁）。

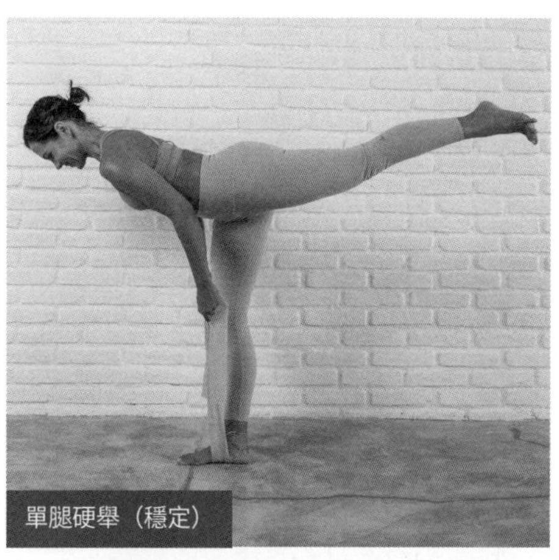
單腿硬舉（穩定）

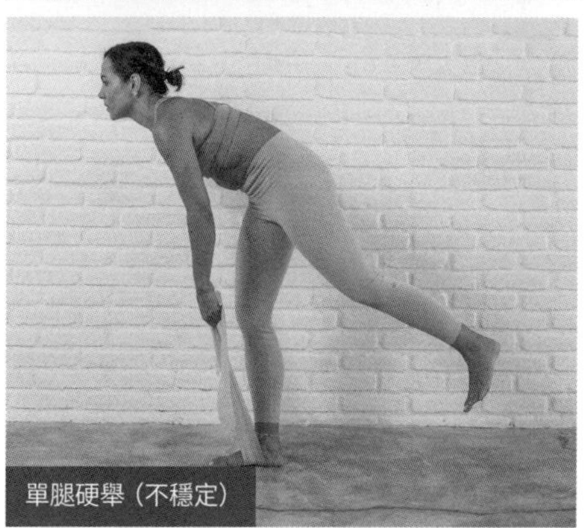
單腿硬舉（不穩定）

再次提醒一旦你擁有了足夠的力量，並且能夠在負重的情況下順暢地在這些動作路徑上移動，我們非常鼓勵你發揮創意，打破所有規則。除了最重要的一點，不要讓韌帶承受壓力之外，你可以自由地突破界限。

如果你長時間坐在辦公桌前，並且沉迷於追劇，這些動作可能會讓你的肌肉感到痠痛。長時間坐著會讓臀大肌處於放鬆和延伸的狀態，它幾乎整天都沒有被啟動。如今，許多人像皇帝般的臀大肌實在岌岌可危，昔日在競技場上受到觀眾歡呼的輝煌時光已成過去。要讓你的臀部肌肉重新啟動，需要耐心和時間，但是也能要確保你的過度活動關節能夠得到良好的支撐！所以，請務必不要跳過腿部訓練日。

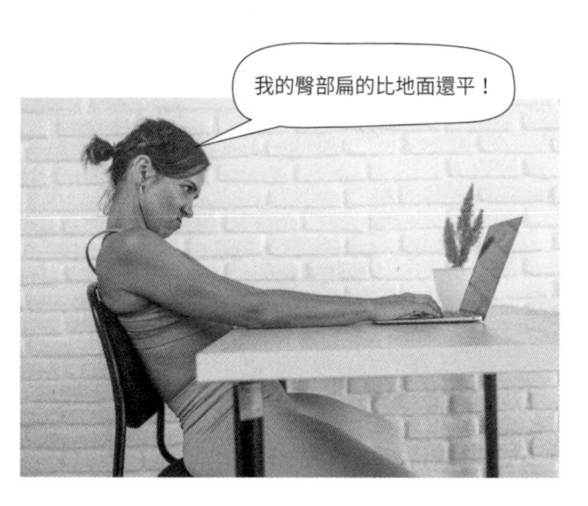

走路

走路，又稱為步態循環，是一個複雜身體移動的過程，涉及慣性和肌肉的活動來產生運動。我們想特別強調臀大肌的角色（不過不會深入到讓你失眠的細節）。記住，臀大肌促進髖部的伸展，這對於走路來說是個重要的動作，因為我們需要這個動作來推進自己向前。然而，有些人的臀部肌肉非常虛弱，導致伸展無法來自髖部，而是轉移到脊椎。雖然這種適應方式能幫助你從 A 點移動到 B 點，但這並不是理想的狀態。

事實上，髖關節是一個大型關節，而臀部則是人體中最大的肌肉。我們的身體每天需要大約 10,000 到 15,000 步才能正常運作，因此依賴這些較大部位的肌肉是合理的。

如果這種變通方法只持續短暫的時間，通常不會有太大後果。當需要時，還有其它策略可以救急。問題在於，腰椎需要穩定性，如果這種適應情況持續幾個月或幾年，過度且不自然的使用，可能會對脊椎的連接造成壓力。並不是每個人都會覺得這種適應有問題，但如果你感到困擾，我們有個簡單的解決辦法：讓臀部肌肉參與進來，並在走路時將負荷從下背部轉移出去。

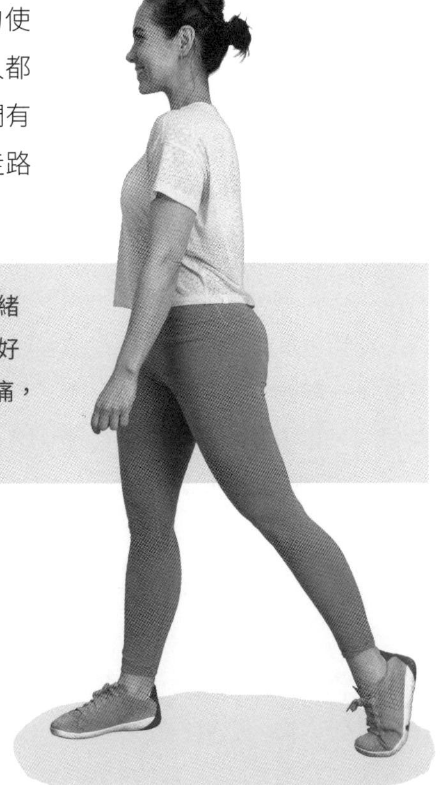

背痛不一定總是與身體的結構問題有關。有時，情緒壓力甚至工作狀態也可能影響疼痛感。始終要照顧好自己的身體，但如果你目前的做法沒有幫助緩解疼痛，那就需要更深入地探討一下原因。

足部與臀大肌的關聯

繼續探討步態話題，我們來看看足部，特別是鞋子如何影響並加劇臀大肌的無力問題。

鞋子確實肩負保護雙腳的責任，有些鞋款甚至「過度負責」，以至於限制了足部，尤其是腳趾的活動。當鞋底過於僵硬且每一步（更精確地說是每次推蹬時）都保持平坦狀態時，雙腳便無法做出自然的推蹬動作。

當臀大肌主導髖部向後延伸（髖伸）來推動身體前進時，腳趾需要足夠的活動度來協助腿部向後伸展。如果雙腳無法自然活動（被固定在某一種單一形狀）那麼膝蓋會過早彎曲，雙腿便無法向後充分延伸，使得步態推蹬階段中臀大肌無法充分發力。請比較下方的圖例，你會發現當足部被限制在僵硬形態時，推蹬階段明顯受限。

如果你的腳趾無法正常伸展，臀大肌（Gluteus Maximus Aurelius）就會「認為」你已不需要它發揮力量，於是它會繼續「躺平」觀看《六人行》的無限重播。

當然，偶爾穿上硬底鞋來搭配你的造型是完全沒問題的！但要記住，你的腳從年紀尚小時就被迫擠進了僵硬的鞋子中，這意味著要改變你既有的步行模式，並重新讓臀大肌「重返工作崗位」需要付出多一些努力。

我們認為「極簡鞋」是一項非常值得投資的選擇，但它應該附上「使用警告」。如果突然從柔軟且有支撐力的鞋底轉換為「赤足鞋」，很容易導致問題。你的雙腳需要時間去適應這些變化。我們建議在三到六個月內，循序漸進地過渡到極簡鞋。同時，應加強足部筋膜系統的力量，讓雙腳學會在不依賴鞋子的情況下自行支撐。相關訓練可以參考第八章中的足部強化運動。

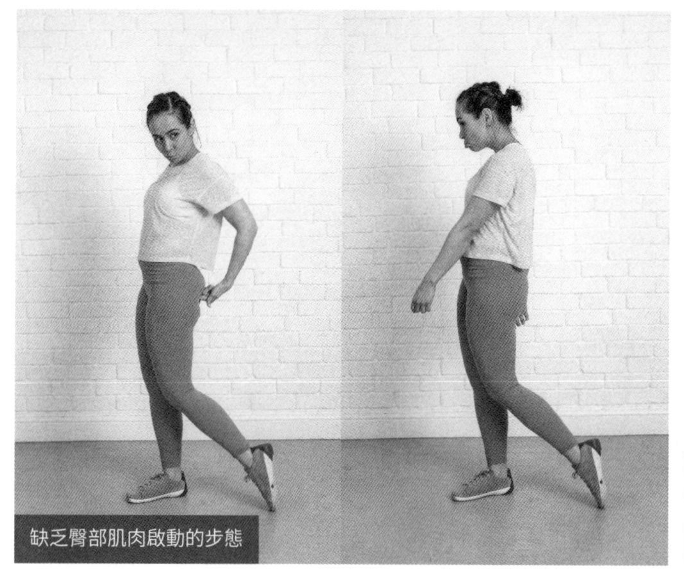
缺乏臀部肌肉啟動的步態

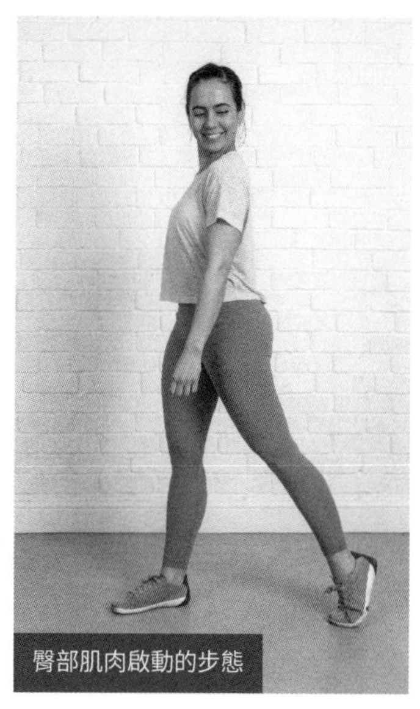
臀部肌肉啟動的步態

大腿後肌

大腿後肌群是臀部肌群隊伍的得力助手，經常跟著一起行動，幫助臀部肌群完成任務。不過，如果你是「久坐族」的一員，那麼，大部分的時間你的臀部肌群其實是被椅子支撐，這樣的情況對大腿後肌群會產生不良影響。「久坐誘惑者」此刻肯定正在邪惡地大笑，欣賞著全世界的人們舒舒服服地陷在椅子裡。

緊繃的大腿後肌群往往成為人們開始練習瑜伽的原因之一，「我知道我的大腿後肌群很緊，我要去練瑜伽！」，而像我們這種「柔軟體質」的人則會想「我可是『摸腳趾達人』，應該來挑戰一下瑜伽！」

通常，柔軟體質者在第一次接觸瑜伽時會發現，與長久以來對自己體能表現過於低估，他們其實在某些動作上並不那麼差。事實上，在第一堂課上，瑜伽老師可能就會稱讚他們「動作優美」。

「我？優美？」初學者心裡感到疑惑，「我的動作怎麼會被稱為『優美』？我記得在學校每項體育項目都墊底呀。」然而，老師那自信的眼神、會心的點頭與同學們挑眉的讚許，這些都讓柔軟體質者內心深處對愛與接納的渴望瞬間被滿足，成為一群同樣能輕鬆將腳碰到頭「優美」群體的一員。

當然，這樣的讚美本身並非壞事，只要瑜伽老師能傳授給這類柔軟體質者足夠的生物力學知識，幫助他們在進行瑜伽練習時避免過度施力於關節，而這些知識能讓他們的身體維持在安全的範圍內進行伸展。遺憾的是，當前的瑜伽課程中普遍缺乏這方面的教育。瑜伽課程經常重複相同的動作模式，而其中被執行最多的動作便是「前彎」。

過度的前彎動作往往會導致一種被大家戲稱為「瑜伽臀」的症狀。這種問題的產生是由於練習者進行過多前彎動作，再加上缺乏適當的力量訓練，最終導致大腿後肌群上方的肌腱（肌肉的附著點）因過度伸展而受傷。

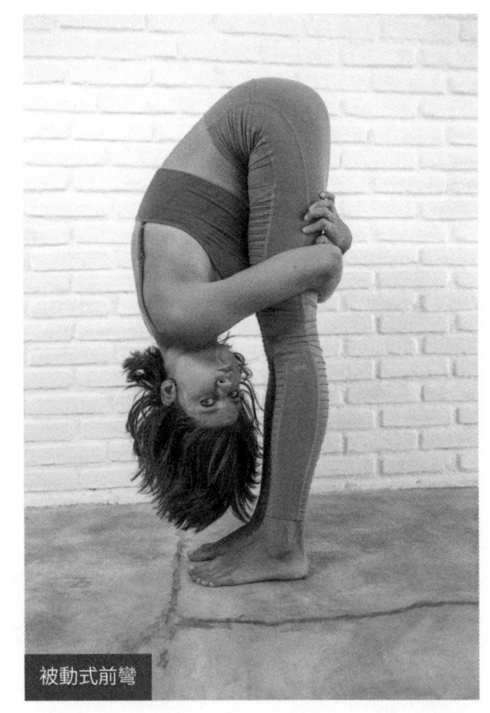
被動式前彎

前彎動作如果正確指導，其實是相當安全的。柔軟體質的朋友們要特別注意！你們需要透過啟動肌筋膜系統來保護韌帶和肌腱。在進行前彎時，這意味著要啟動臀部和腿後肌群。在動作的最低點，避免強行拉伸讓自己進入更深的範圍，而是應該利用主動的力量來支撐。

終究，你的大腿後肌群是為了承擔重物而進化的。多年來我們忽略了舉起重物，導致大腿後肌群因過度伸展而變得修長而纖細（並且感到痠痛）。直到我們看到了希望，開始加入硬舉這個訓練動作！可以說，對於任何柔軟體質的人來說，硬舉是最重要的運動之一。

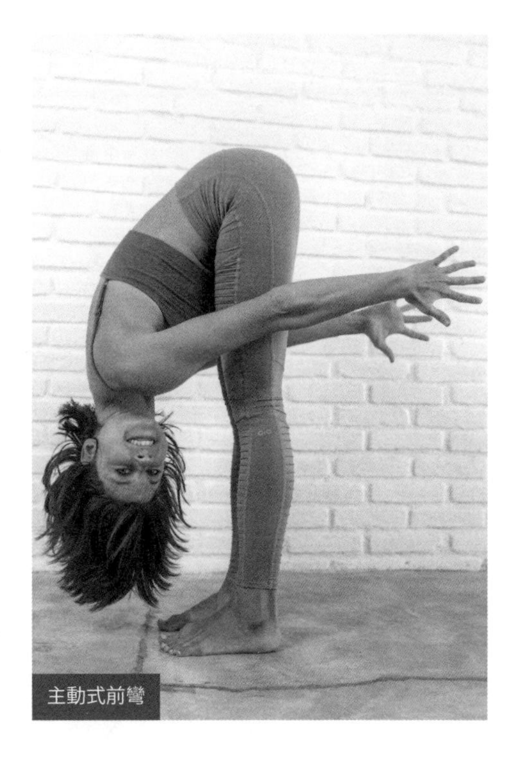
主動式前彎

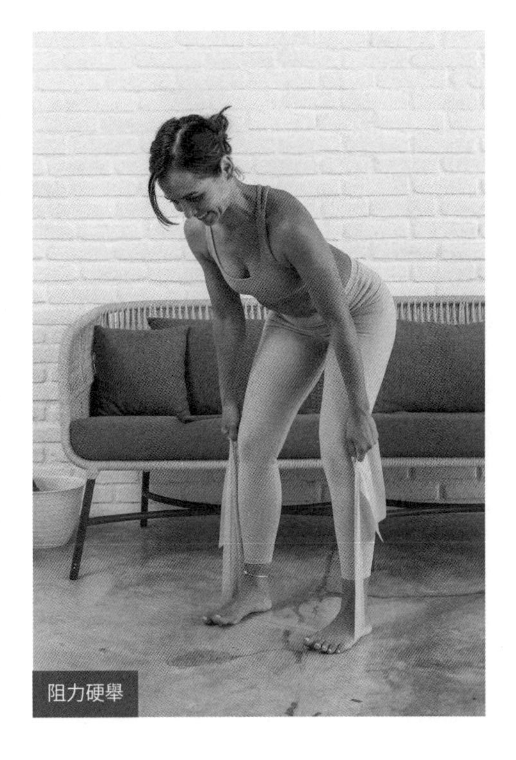
阻力硬舉

硬舉時模擬舉起重物的動作，因此可以透過負重來強化身體的後側鏈，並有助於逆轉過度前彎所帶來的負面影響。後側鏈訓練加強了大腿後肌群的肌腱附著點，從而有助於預防和恢復「瑜伽臀」的問題。

當你在進行硬舉時保持脊椎伸展，你會逐漸增加臀部和大腿後肌群的負擔，這樣它們才能在一天中支撐你身體更長的時間。

第七章：

近端穩定性

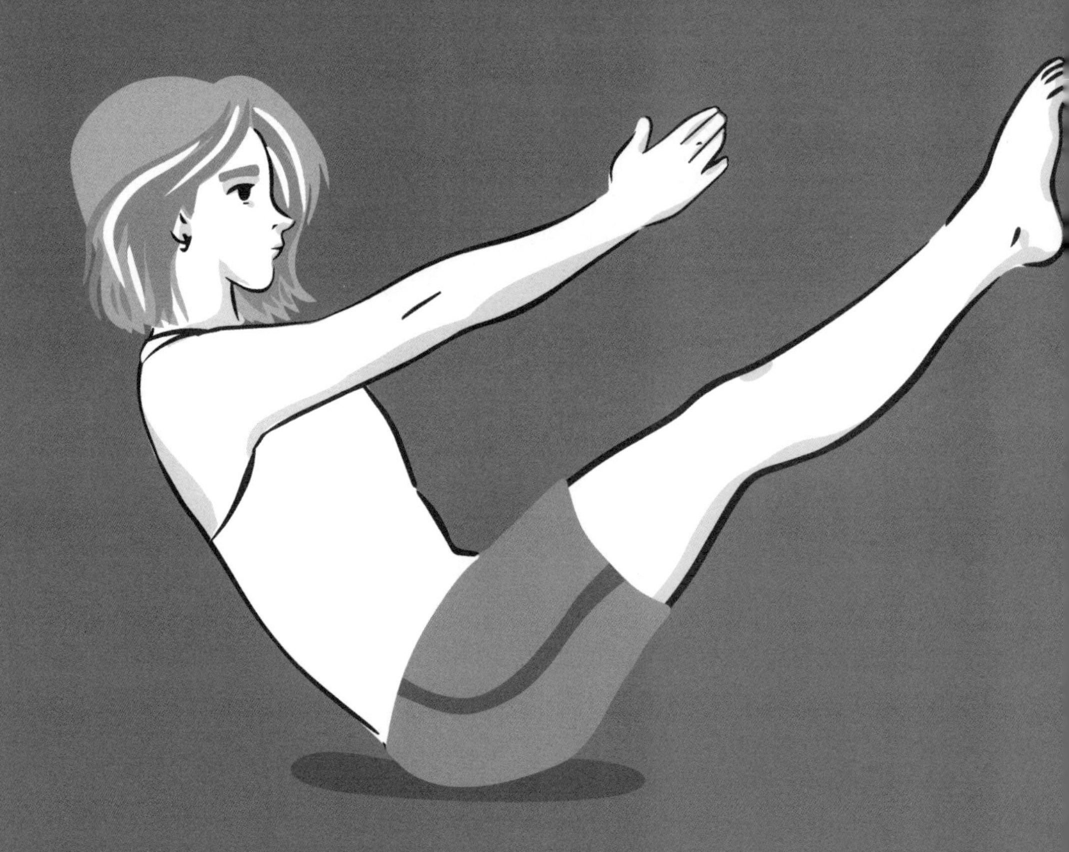

如果你需要隨時隨地有意識地控制全身的每一個動作，這將是一件既耗費心力又難以持續的事。幸運的是，這並不是必要的，前提是你身體的近端穩定肌群（靠近脊椎的核心穩定肌肉）能夠反射性地正常運作。在本章中，我們將深入探討一些對柔軟體質者尤為重要且需要特別關注的穩定肌群，例如肩部穩定的關鍵——前鋸肌（Serratus anterior muscle），以及臀部穩定的代表——臀中肌（Gluteus medius）。

肩膀

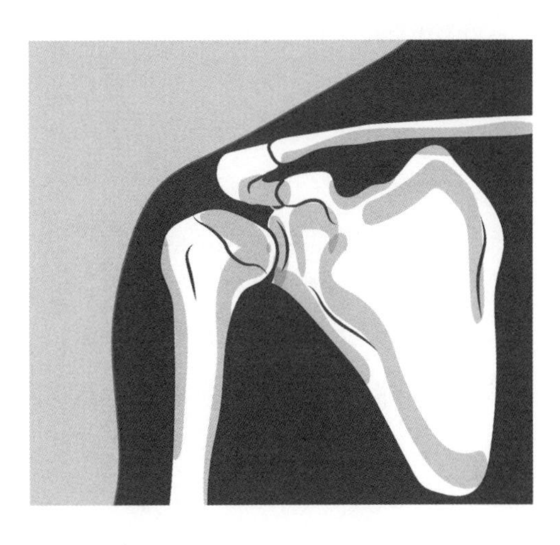

你知道自己能夠輕鬆地在看似「無法觸及」的身體部位塗上防曬乳嗎？這項「超能力」歸功於肩關節驚人的活動範圍。然而，別忘了，「擁有強大防曬塗抹能力的同時，也伴隨著更大的責任」。

就像我們之前提到的其它關節一樣，在進行動作時要注意不要過度拉伸至末端範圍，以免損傷韌帶。而這種現象在肩膀更為明顯，因為肩關節的結構中，肩膀的盂肱關節（肩胛骨與上臂骨頭的關節窩）相對較小，對上臂骨（肱骨）的頭部提供的結構性支撐較少。

這種設計的好處在於，骨頭之間的干擾較少，因此你能更輕鬆地塗抹防曬乳，但相對的缺點是肩關節本身的穩定性較弱，因此需要仰賴強而平衡的肌群來支撐這麼大的活動範圍。

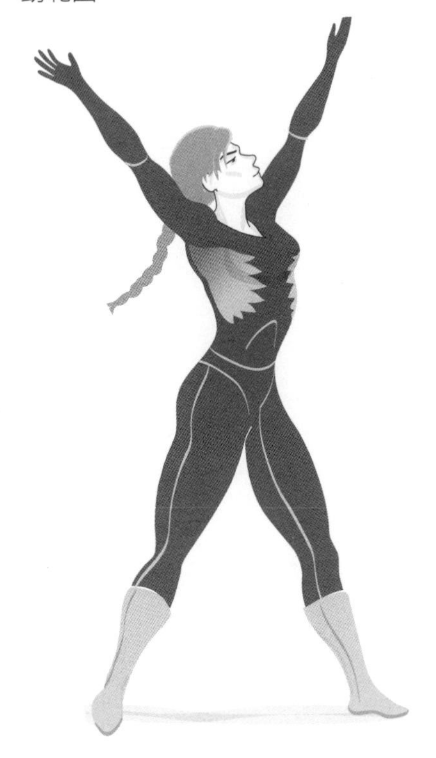

前鋸肌的挑戰

前鋸肌是一塊頑固且難以啟動的肌肉，因此需要從各個角度去啟動它。不僅必須透過針對性的運動來加強它，還需要重新訓練你的神經系統，以便在搬運重行李、跳康佳舞或從櫥櫃中拿出茶杯時，讓前鋸肌保持穩定。基本上，無論你在做什麼，這塊肌肉都應該能自動運作，以維持肩胛骨在生物力學上健康的位置。

如何判斷前鋸肌是否運作正常？

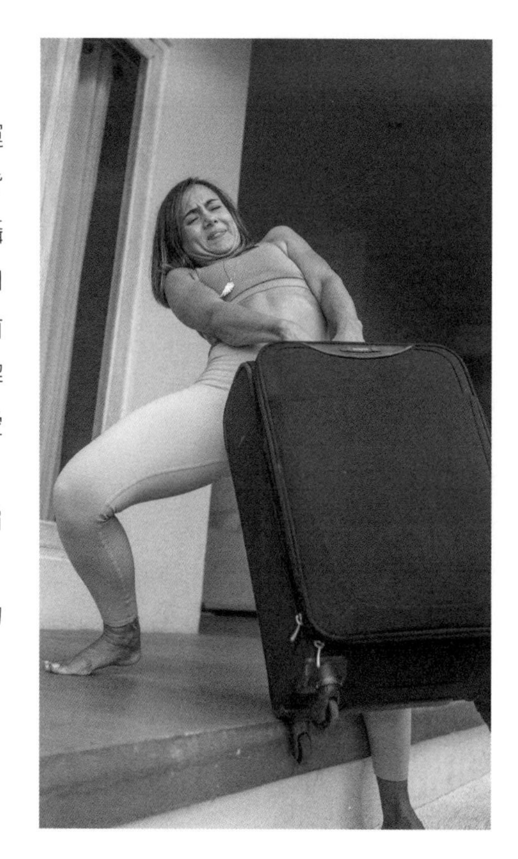

那麼，如何判斷你的前鋸肌是否正常運作呢？首先，你需要找到方法查看自己的背部。可以嘗試使用雙面鏡，或用三腳架拍攝自己。脫掉上衣，仔細觀察你的肩胛骨。如果肩胛骨從胸腔翹起，這清楚地表明你的前鋸肌需要一些關注。拍攝自己或找一位對解剖學有一定了解的朋友，觀察你在進行最愛的運動時肩胛骨的狀態，這都是有幫助的。利用這些工具獲取反饋，看看在你運動時肩胛骨的表現。如果肩胛骨傾向於脫離胸腔，這意味著你的前鋸肌需要進行一些針對性的訓練來增強力量。

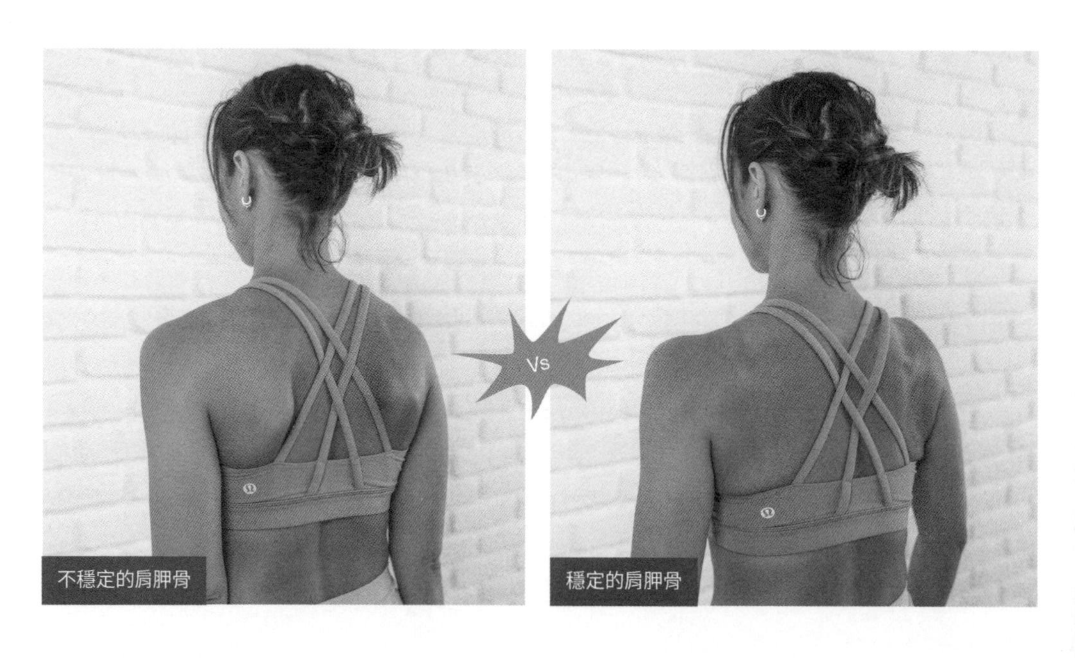

不穩定的肩胛骨

穩定的肩胛骨

引導前鋸肌控制肩胛與上臂的協調

首先，我們需要引導前鋸肌控制一個名為「肩胛肱骨節律（scapulo-humeral rhythm）」的動作。這個聽起來複雜的術語，其實只是說明無論你的手臂如何移動，肩胛骨也應隨之運動。例如，當你伸手去高處的架子上取茶杯時，肩胛骨應該隨著手臂向上滑動；而在你將茶杯放下的過程中，肩胛骨也應該隨之下降。前鋸肌的作用在於控制肩胛骨的運動路徑。接下來的部分，我們會建議一些可以幫助強化前鋸肌的運動。

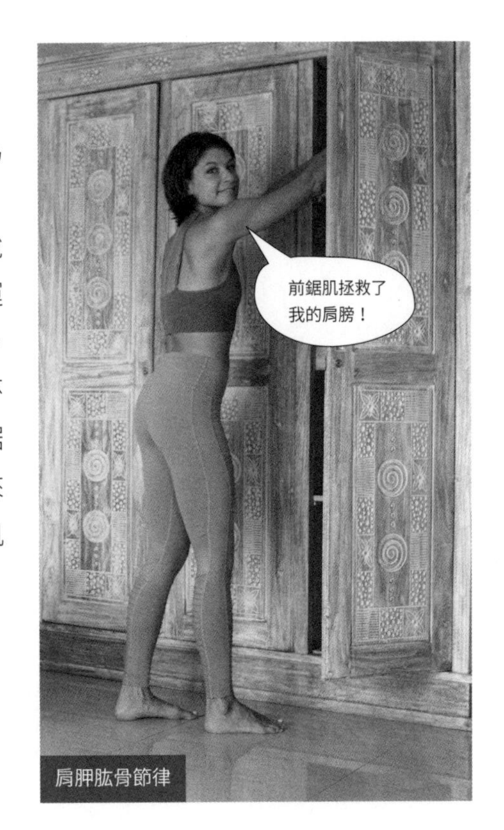

肩胛肱骨節律

你是否曾經在瑜伽或皮拉提斯課上，聽到老師在你抬起手臂時，提醒你要把肩胛骨往下壓？這其實是源自舞蹈界的「古早」提示，主要是為了達到視覺上的美感效果，並不符合正確的生物力學原理，對肩膀的健康也沒有幫助。

拜託，請讓你的肩胛骨動起來吧！固定不動的肩胛骨可是個壞消息！

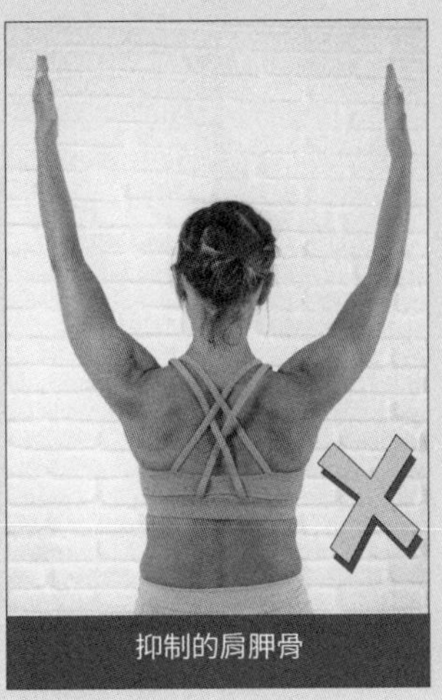
抑制的肩胛骨

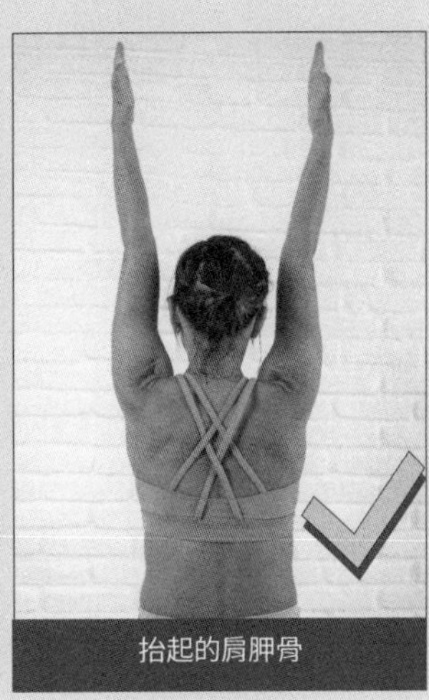
抬起的肩胛骨

滑牆訓練

為了訓練你的前鋸肌來控制肩胛骨的穩定性（特別是在手臂進行伸展動作時），可以嘗試「順牆滑動」這個動作。首先，面向牆壁，前臂貼靠在牆上，保持脊椎延伸的姿勢，然後沿著牆面將前臂向上滑動，呈現「V」字型。過程中，注意不要讓你的肋骨過度擴張或讓頸部放鬆塌陷。請從頭頂到脊椎保持延展並穩定的身體姿態。

建議你錄影並檢視自己的背部，觀察手臂在上下滑動時，肩胛骨是否能維持平穩移動，避免不受控地突起或偏移。理想情況下，應該能看到肩胛骨在穩定控制下隨著手臂滑動而自然移動，背部也不會隆起。

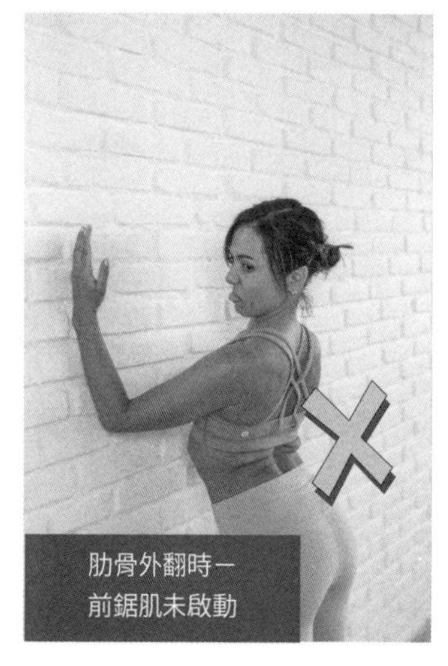
肋骨外翻時－
前鋸肌未啟動

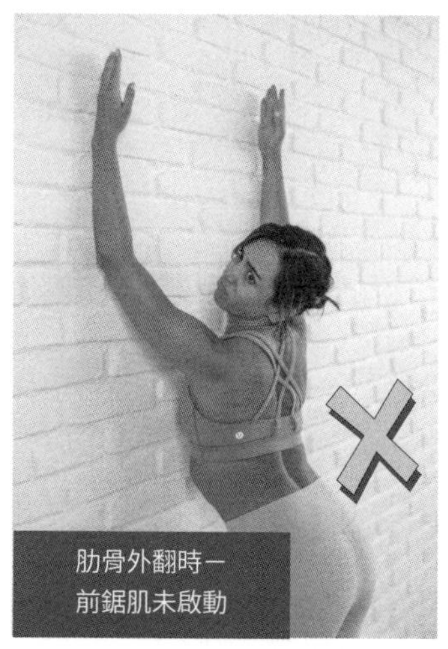
肋骨外翻時－
前鋸肌未啟動

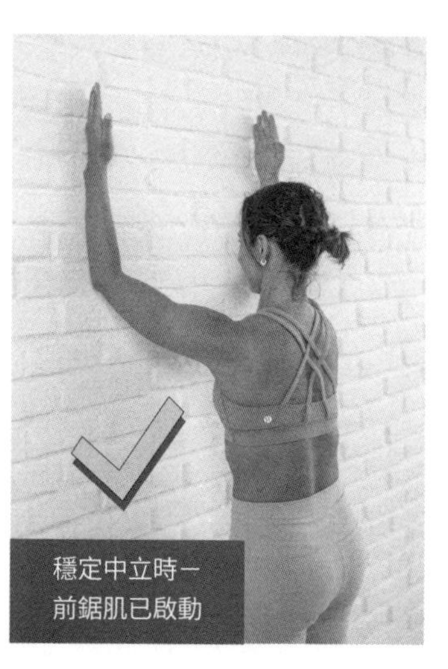
穩定中立時－
前鋸肌已啟動

前鋸肌是一塊大型肌肉，由上、中、下三部份纖維所組成。接下來，我們將介紹如何強化這三個區域，讓你的「翅膀」更有力。

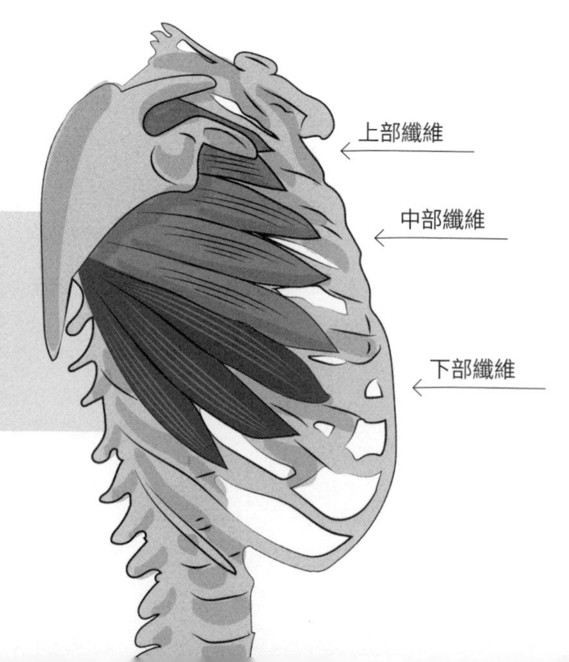

前鋸肌上部纖維訓練

將雙手放在兩個瑜珈磚上，進行肩胛骨的上抬與下壓動作。向下推壓，使肩胛骨順勢滑動至背部下方，接著反向進行，慢慢且有控制地將肩胛骨帶向耳朵的方向。整個過程中，肩胛骨需保持緊貼背部，避免脫離。

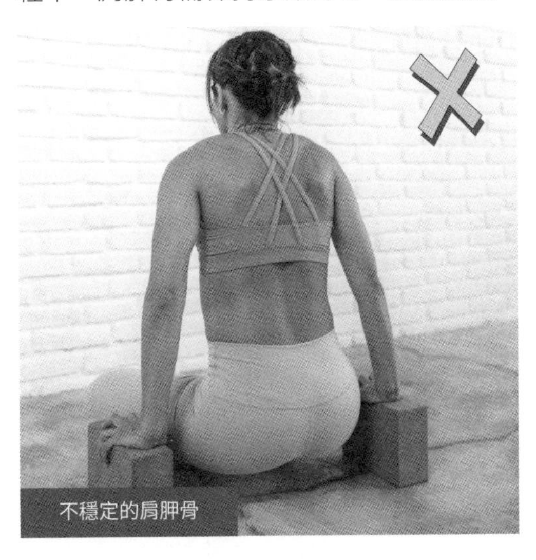
不穩定的肩胛骨

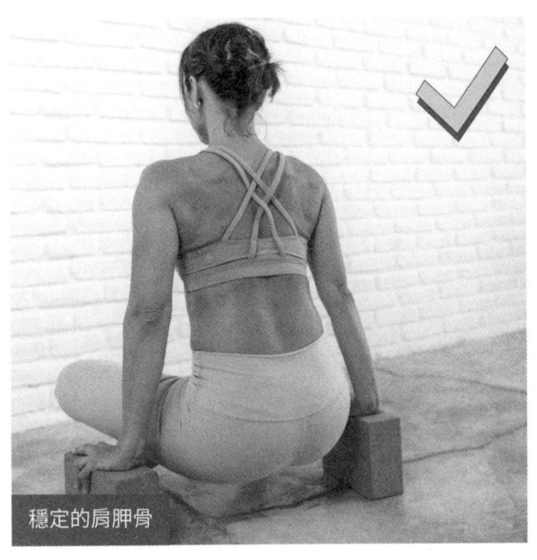
穩定的肩胛骨

前鉅肌中部纖維訓練

接著，進行中部纖維的訓練，進入平板支撐姿勢，將肩胛骨向內滑動至後縮，然後再向外滑動至前伸。注意動作不能影響到身體其它部位，如頭部或腹部塌陷。保持整體穩健強壯，專注於肩胛骨的滑動上。

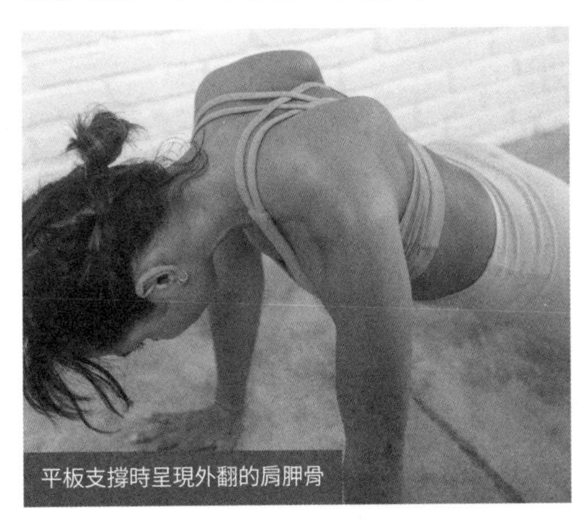
平板支撐時呈現外翻的肩胛骨

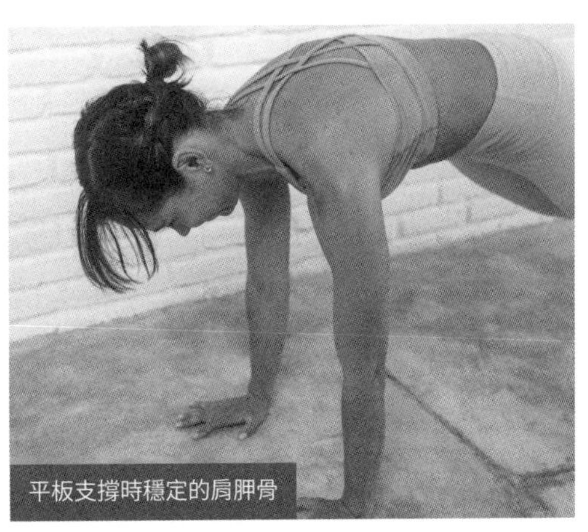
平板支撐時穩定的肩胛骨

前鋸肌下部纖維訓練

在這裡，我們將再次探討肩胛骨的上提和下壓動作。將前臂放在地面上，雙手交叉握緊。然後進入頭倒立的姿勢，但保持腳尖接觸地面，臀部向上抬起。用前臂向下施力，使頭部脫離地面。注意保持胸前肋骨內收，並使上背部圓拱。接著，控制下降的過程，直到頭部輕輕觸碰地面。

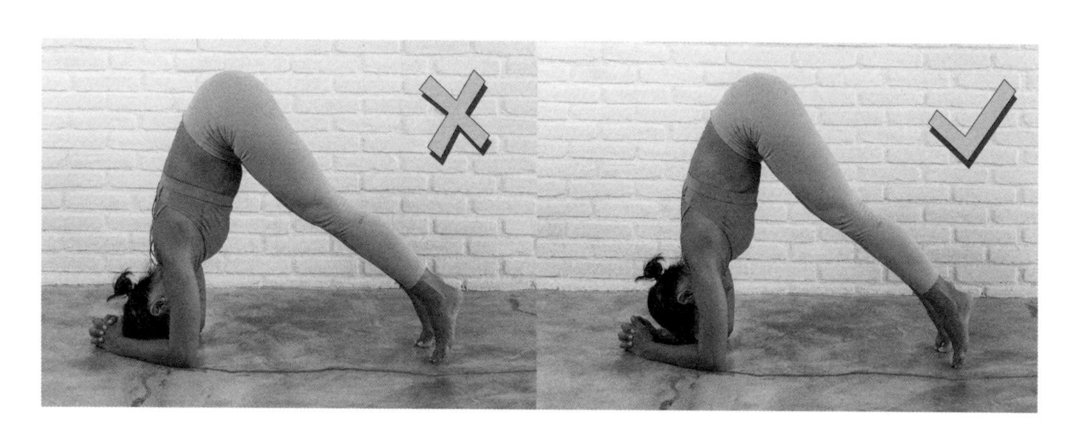

凸輪軸運動

說實話，雖然我們想要讓你了解肩胛骨前鋸肌的魅力，但事實上，很難單獨孤立一塊肌肉。身體的運作並不是這樣的。在進行這些運動時，其它肌肉也會參與其中，因此，我們特別喜愛這種稱為「凸輪軸」（Camshafts）的運動，這個名字源於火車輪子的機械設計（圖所示），這個運動的妙處能幫助強化所有控制肩胛骨運動的肌肉。

首先，站直身體，將手臂平行於地面，然後將手臂打開至 45 度的角度。保持手臂伸直，讓肩胛骨進行圓周運動，這就像火車輪上的凸輪軸一樣。進行這些肩胛骨圓周運動時，分別向前和向後進行。

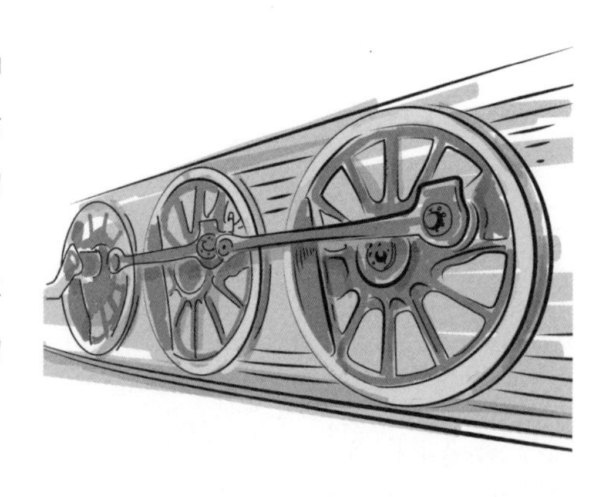

為了增加挑戰性，可以加入彈力帶。將彈力帶繞在背部並固定在身體一側的某個物體上。用另一隻手臂握住彈力帶，向前伸展，然後進行凸輪軸運動，每次針對單側的肩膀。

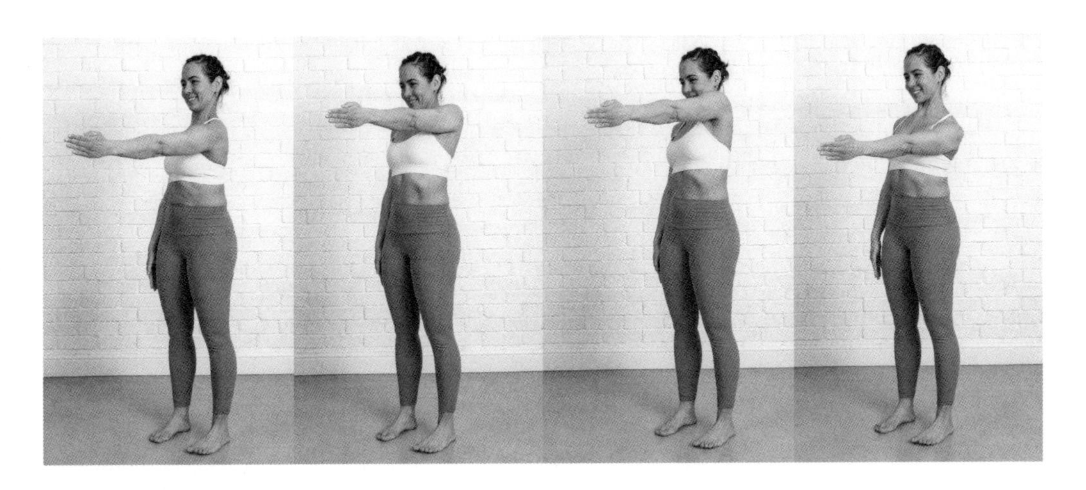

提重物訓練

接下來這個訓練步驟可能會讓一般人覺得好笑，但請耐心看下去。對於關節過度靈活的人來說，當他們提拿任何較重的物品時，很容易因為物品的重量牽拉肩關節而導致韌帶過度伸展。

為了在這種情況下訓練肩關節的穩定性，可以將彈力帶繞在腳底，並各自抓住兩端。首先，練習讓彈力帶的張力「取勝」，將肩膀向地面拉下來。接著，啟動你的前鋸肌來對抗這個力量。注意：這並不是要將肩胛骨上抬至耳朵旁，而是肩胛骨保持在同樣的高度，並且最低點在腋下處進行一個類似「挖掘」的內收動作。

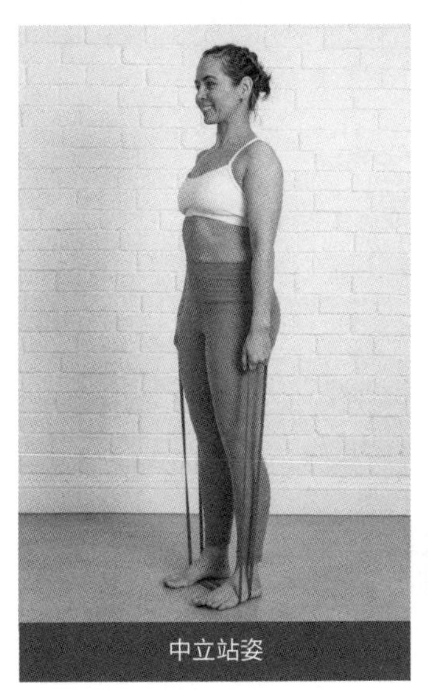

中立站姿

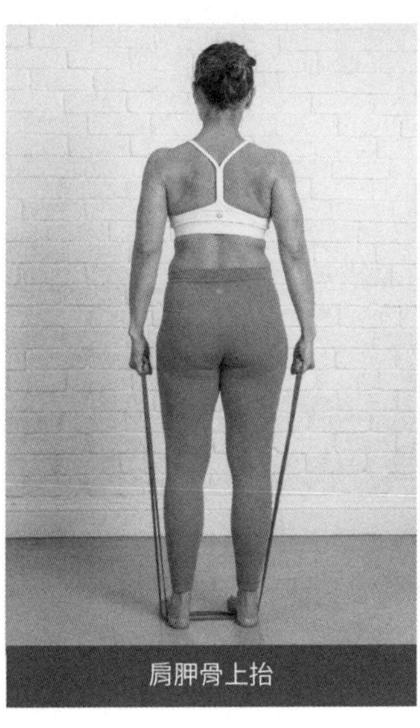

肩胛骨上抬

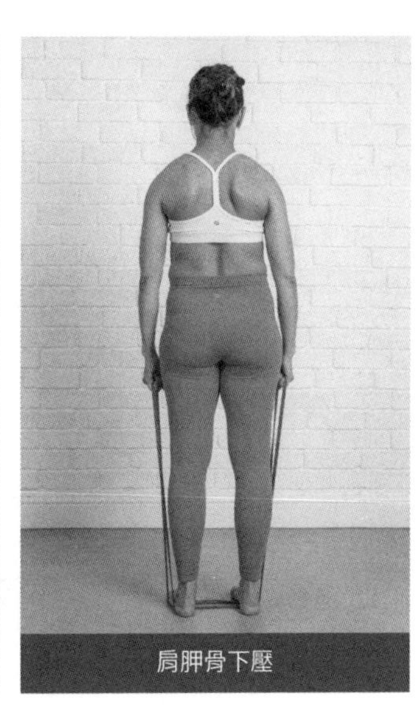

肩胛骨下壓

肩部繞圈訓練

我們前面花很多篇幅在探討肩胛骨的穩定性，但現在我們要把焦點轉移到稍微更下方的「肩關節」（球窩關節）。請記得，這是最容易造成不穩定的關節之一，所以強化神經系統對這個部位的控制非常值得投入時間和精力。

首先，站立姿勢，將其中一隻手臂抬起，與地面垂直，並指向外側約 45 度角的位置。現在，從肱骨的骨頭頭部開始畫圈，按照下圖的動作進行。想像你的上臂外側被一個小圓圈環繞，試著在旋轉時輕觸到這個圓圈的內緣。

如果想增加阻力，可以將彈力帶繞過背部，另一隻手向前伸直並握住彈力帶，然後再進行繞圈動作。這樣會有效地加強肩關節的穩定性和控制力。

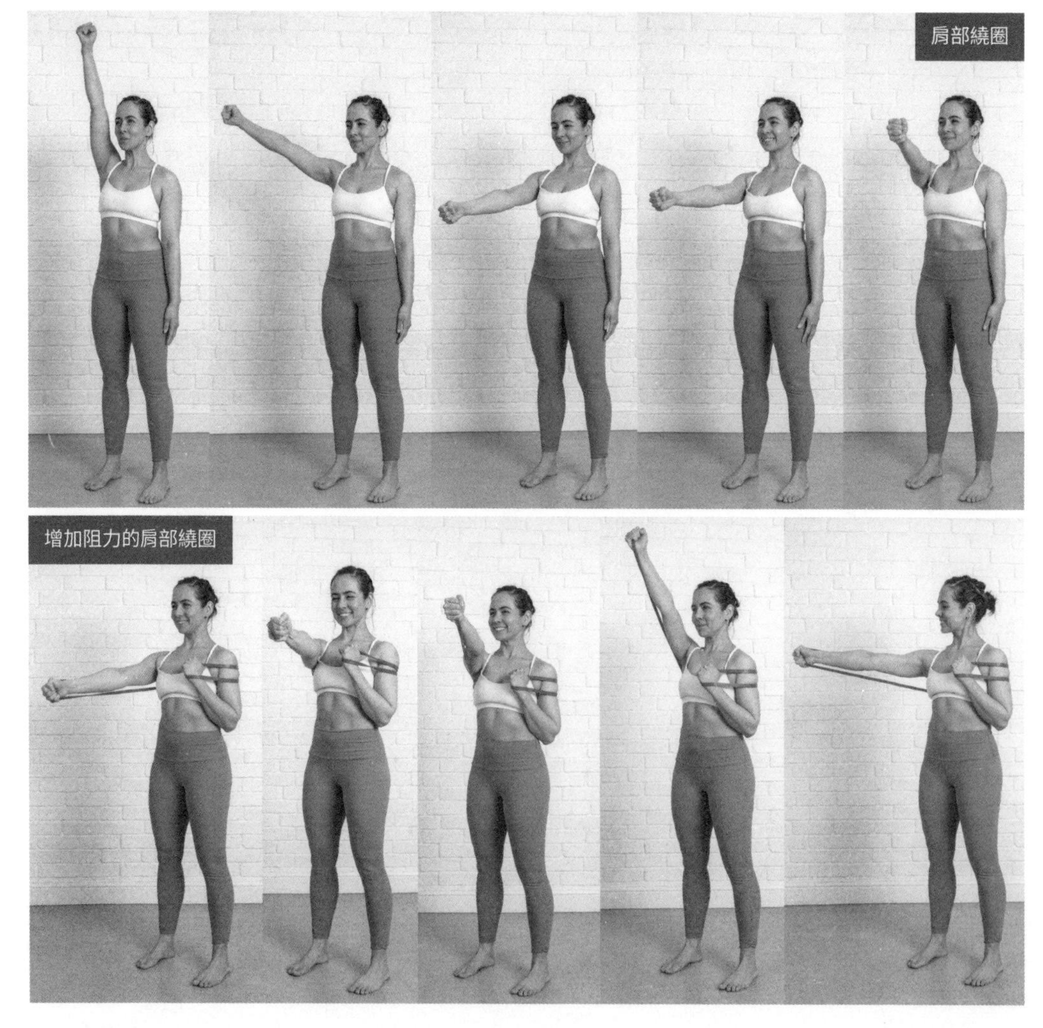

肩部「8」字繞圈訓練

這個動作與先前的繞圈練習相似，不同之處在於，你需要從肩關節（球窩關節）出發，利用手臂劃出「8」字型的軌跡。可以想像自己手中握著一支筆，透過它來描繪「8」字形狀。

想要增加難度的話，可以像肩部繞圈一樣加入彈力帶。將彈力帶繞過背部，固定住另一隻手，然後用另一隻手臂劃出「8」字。感受這個動作的奇妙變化吧！這樣可以更有效地鍛鍊肩關節的穩定性及靈活性。

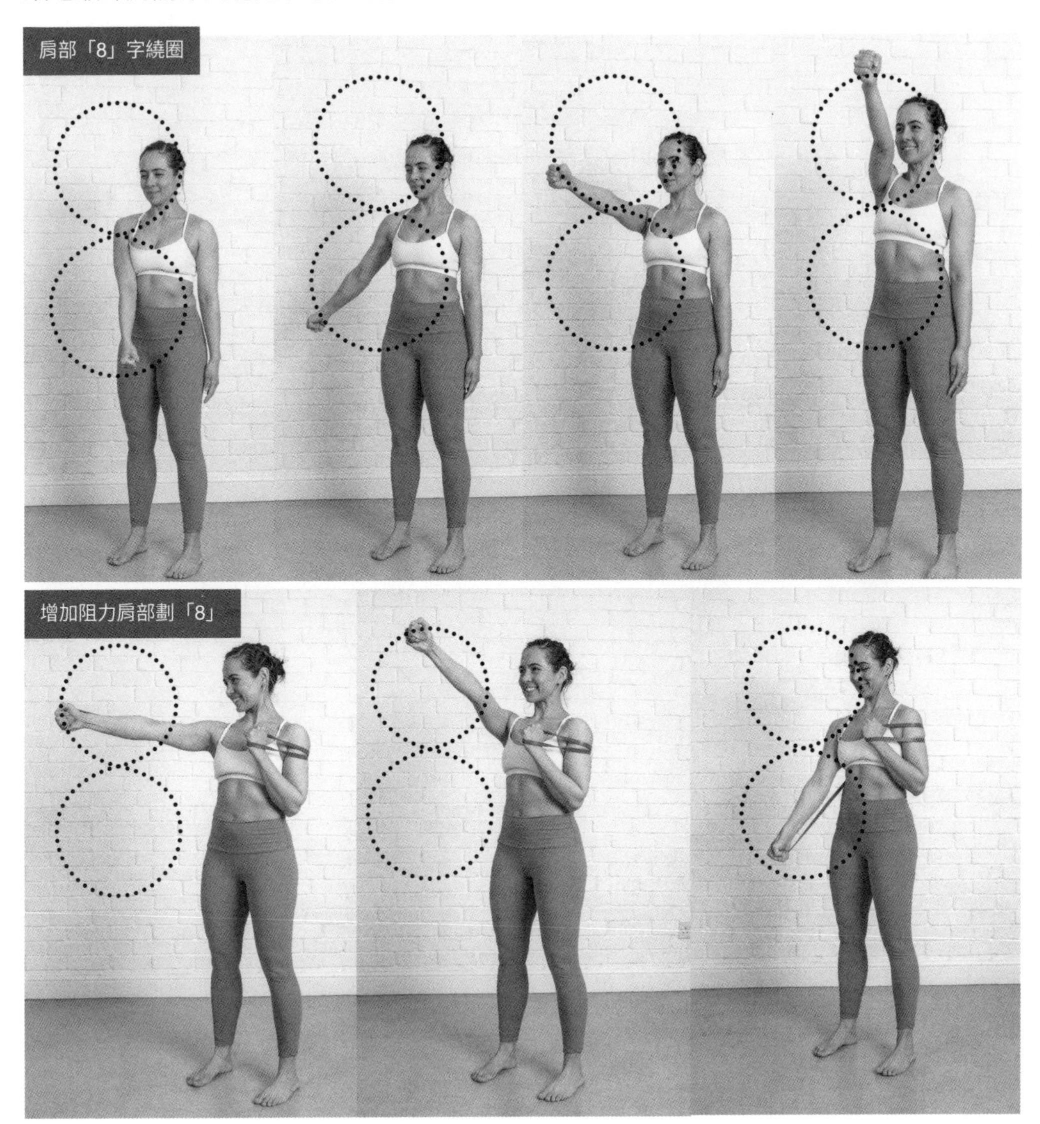

反射性肩部穩定訓練

雖然針對性的訓練非常有效，但真正能保護肩關節的是「反射性啟動」。這類動作的好處在於，它能在無需刻意思考的情況下自動發生。而這也是我們喜歡透過某些能夠刺激腦幹的動作來進行訓練的原因。

還記得書中前面提到的「大腦老大」嗎？我們解釋了當你單側進行某個動作時（例如拿起咖啡杯），大腦會自動產生反射性穩定機制，向身體的另一側發出穩定指令，防止你失去平衡而摔倒。這些穩定訊號來自於腦幹，讓你在各種姿勢中都能保持穩定。你可以利用這個大腦「反射機制」進行訓練，讓動作更加流暢。

訓練時採取四足跪姿（四肢支撐地面），穩定一側身體，另一隻手臂進行肩部繞圈或水平划船這樣的複雜動作模式。為了提高挑戰度，還可以加入額外負重或彈力帶，使運動側承受更大負荷，從而迫使對活動側調動更多反射性穩定來保持平衡與控制。這種訓練不僅可以強化肩部穩定性，還有助於提升整體的平衡與協調能力。

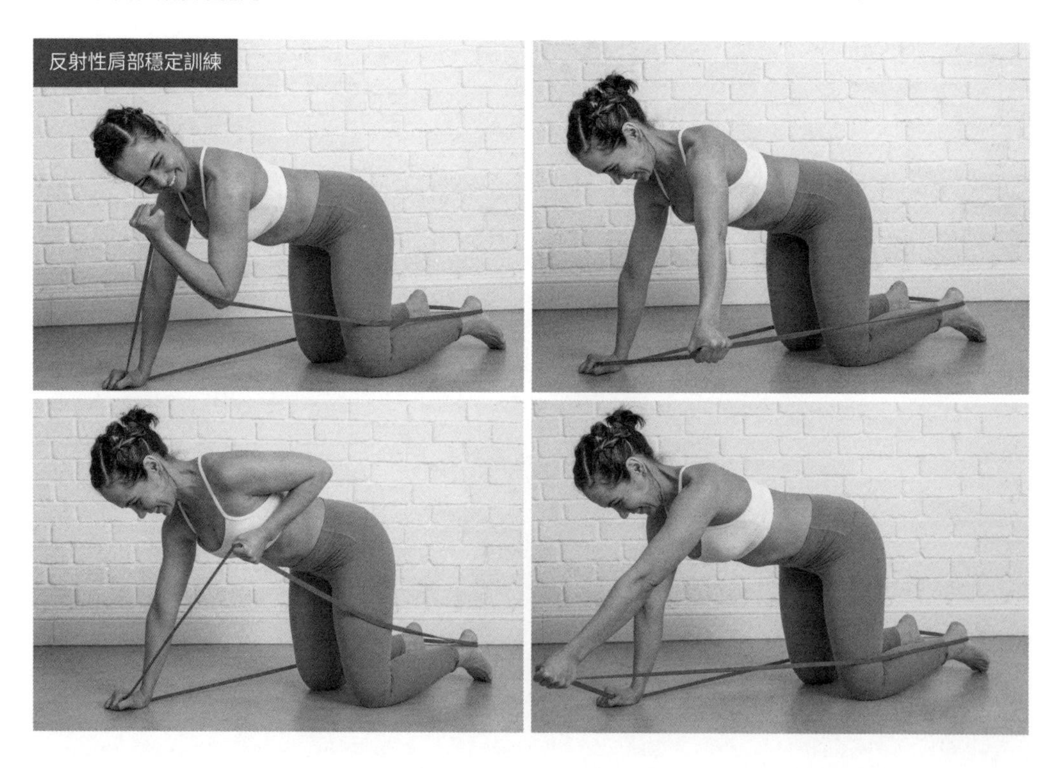

反射性肩部穩定訓練

骨盆穩定性

我們對「俏皮的穩定代表」臀中肌（Gluteus Medius，代號 Agent M）充滿了敬意，甚至考慮在家裡為她設立一座小小的神龕，旁邊還放上各種臀中肌發達的陌生人照片（雖然有點詭異，但請見諒）。這塊肌肉在骨盆與下肢穩定性方面扮演著非常重要的角色，提供了多種不可或缺的穩定支撐。然而，正如你可能猜到的，由於日常動作模式的單一性，臀中肌往往容易失去功能與力量，變得不再堅實有力。

很抱歉，如果我們聽起來像一直不斷重複同一老調的破唱片般說著。但當臀中肌缺乏足夠訓練時，身體會發展出一些不正常的補償模式，讓關節承受了不穩定且不健康的負荷，進而引發更嚴重的問題。

接下來，我們將探討幾種常見的身體代償模式，這些通常是由於臀中肌「掛點」而導致的失衡現象。讓我們來看看這些當臀中肌「宿醉未醒」時，身體容易採用的替代性動作模式吧。

行走與單腿平衡

「俏皮的穩定代表」臀中肌的主要能力之一，就是穩定骨盆的位置。可以把骨盆想像成一個呼拉圈，而臀中肌的角色就是保持這個「圈」處於水平狀態，尤其在行走、單腳站立、單側承重或是提重物時更是如此。

這裡有個既有趣又容易理解的例子來說明臀中肌的穩定作用，當狗狗如彈性小超人般決定要標記牠辛苦爭取到的領域時，牠會優雅地對準某個直立的物體，例如樹幹或燈柱。接著，牠會展現所有狗界的優雅姿態，把一隻後腿抬起，讓「標記的儀式」順利進行。

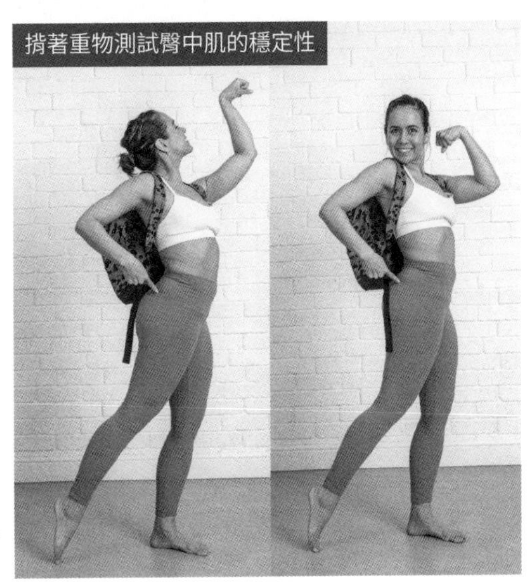
揹著重物測試臀中肌的穩定性

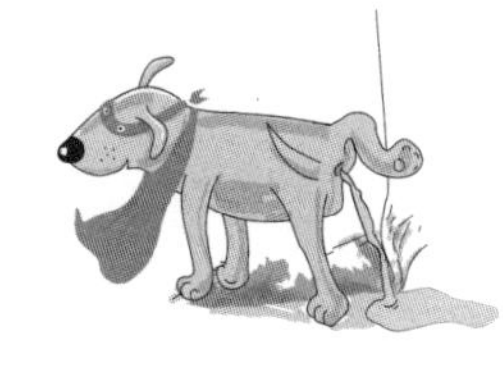

狗狗之所以能用單腳支撐全身重量，並同時將另一隻腳抬起而不讓骨盆位置改

變（確保牠不會尿到自己），全靠強健的臀中肌在背後默默穩定骨盆。假如這塊肌肉無力，狗狗的骨盆就會向支撐腳那邊塌陷，結果就是標記液體會流得亂七八糟、弄得支撐腳濕答答。這個例子雖然有些奇特，但完全說明了臀中肌穩定骨盆的重要性。

當你抬起一隻腳準備走路時，你的臀中肌會啟動並穩定你的骨盆。當你邁出下一步的瞬間，另一側的臀中肌也會參與相同的動作。但在大多數人身上，臀中肌的表現並不如預期那般穩定，這會導致骨盆下垂。這種過度的骨盆下垂動作被稱為特倫德倫伯現象（Trendelenburg），這不是我們編造的壞人名字，臀中肌現象的命名來自知名德國外科醫生弗里德里希·特倫德倫伯（Friedrich Trendelenburg）。你可以輕易地在從模特兒在T型台上走秀時，觀察到這種動作。

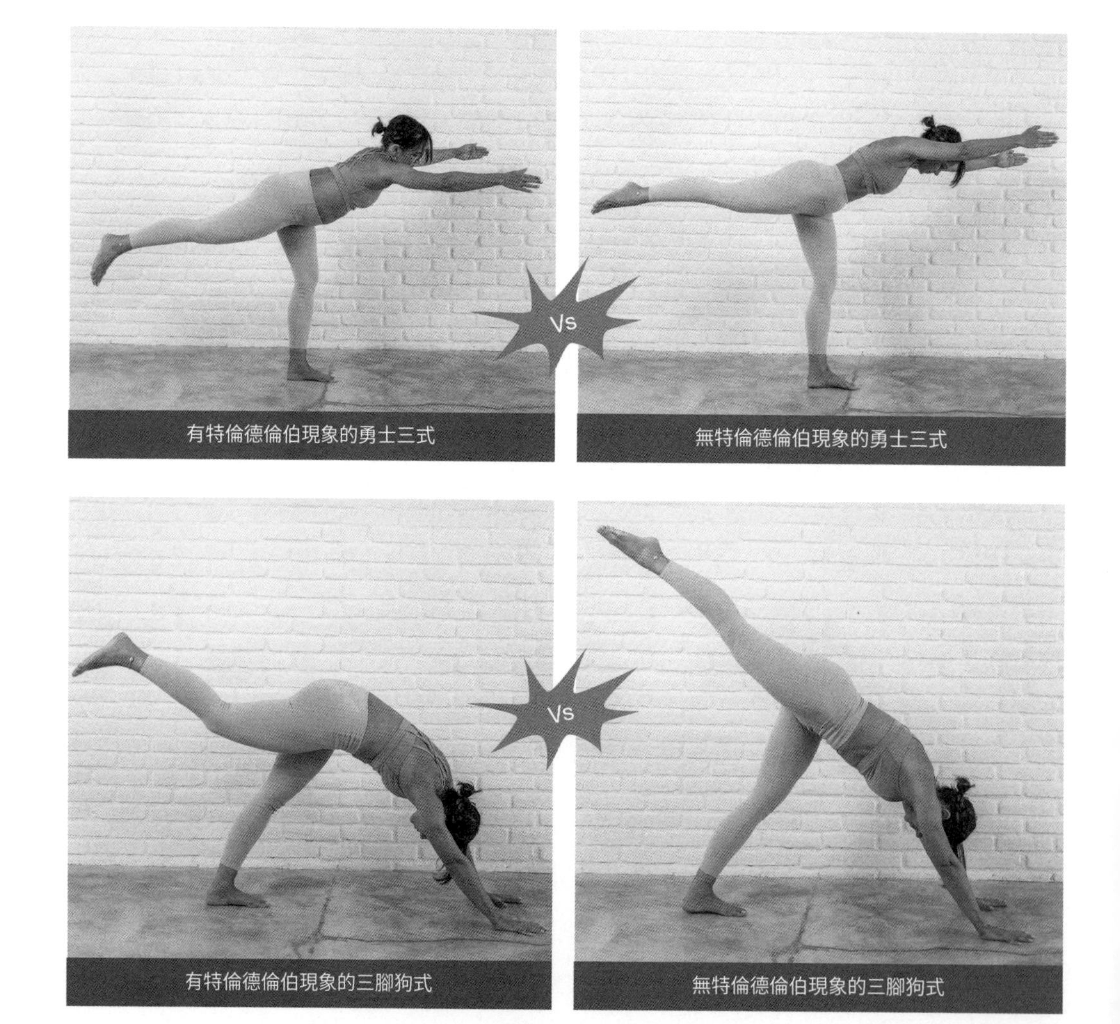

有特倫德倫伯現象的勇士三式

無特倫德倫伯現象的勇士三式

有特倫德倫伯現象的三腳狗式

無特倫德倫伯現象的三腳狗式

這種骨盆下垂的動作並不理想，特別是對於那些關節過度活動的人來說。當骨盆下垂時，大腿骨（股骨）的運動軌跡會改變，並經常以奇怪的角度下垂，這被稱為「外翻膝（valgus knee），膝關節內夾」。我們的膝蓋過於柔軟，通常缺乏足夠的本體感覺（感覺信號）來告訴我們外翻膝是不好的。直到我們的物理治療師指出，這種看起來奇怪的膝蓋可能會影響到我們的舒適度，我們才會注意到這一點。

外翻膝又名 X 型腿
我想她把臀中肌忘在家裡了

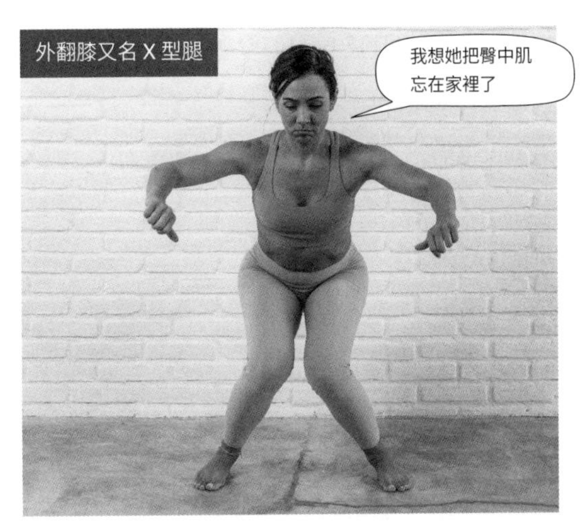

起身，適當時脫掉褲子，然後走到鏡子前，仔細觀察你那雙美麗的腿。特別是仔細看看你的膝蓋及它們的指向。如果你的膝蓋能發射雷射光（這可是最理想的超能力），那麼雷射光會指向哪裡呢？如果你的膝蓋向內旋轉，那麼你的臀中肌很有可能需要加強訓練。

臀中肌除了提供骨盆穩定性外，還能為你的膝蓋提供穩定。它能保持你的股骨在正確的位置，避免出現外翻膝的情況。另一個好處是，如果臀中肌能穩定你的長腿骨，那麼你的柔軟關節就更不容易進入過度伸展的狀態。過度伸展就像大多數關節姿勢一樣，只要你不依賴韌帶，其實並不可怕。

反射式的穩定性正當紅

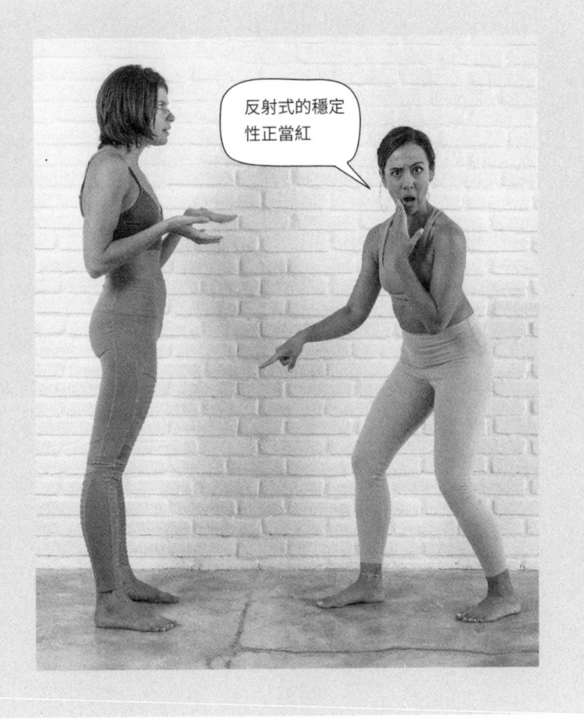

強化「臀中肌」的運動

既然我們已經了解當臀中肌需要加強時，身體會自動採取的運動模式，接下來我們來看看幾個強化臀中肌的運動。

蛤蜊運動

蛤蜊運動是一個非常適合強化臀中肌的啟始運動。側躺，膝蓋彎曲，雙腳併攏，像蛤蜊一樣打開和關閉上方的腿。為了最大限度地發揮這個動作的效果，保持腳跟緊密接觸，同時保持骨盆穩定，然後移動上方的腿。保持脊椎中立，並在運動過程中用手輕觸臀中肌，這樣可以感受到肌肉的啟動。

你可能會驚訝於如此簡單的動作，竟能這麼快感受到肌肉的痠痛。但你也可能會驚訝於進步的速度，當你發現這個動作變得太簡單時，可以拿出彈力帶增加一些阻力。

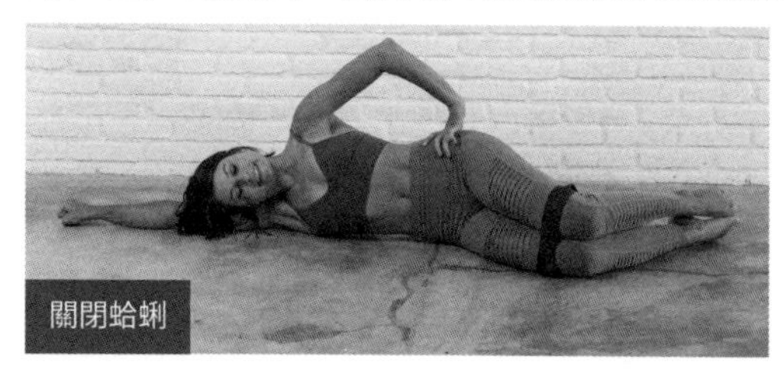
關閉蛤蜊

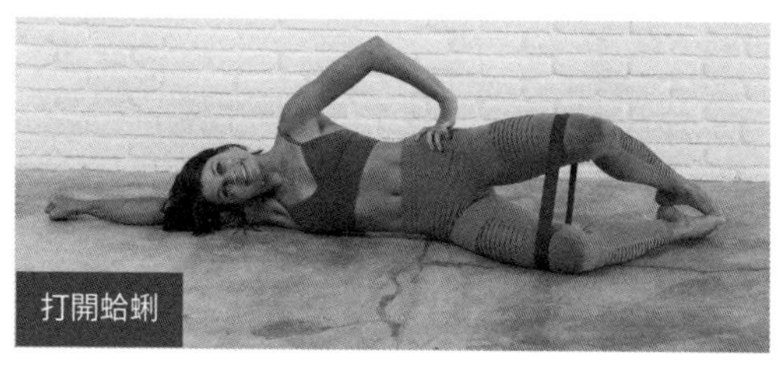
打開蛤蜊

強化版蛤蜊運動

側躺，與之前的蛤蜊運動相同，但這次將前臂放在肩膀下方。當你開始進行蛤蜊運動時，同時用前臂推起身體，抬高髖部。確保脊椎保持中立位置。當你確認自己的動作技巧正確後，可以加入彈力帶以增加阻力。

側向蟹步運動

將雙腿放入彈力帶內。接著反覆向右和向左側步移動。在這個過程中，保持膝蓋向外推開。同時，確保你用來發力的腿，腳外側和拇趾要穩穩地貼地，並保持內側腳弓的穩固。

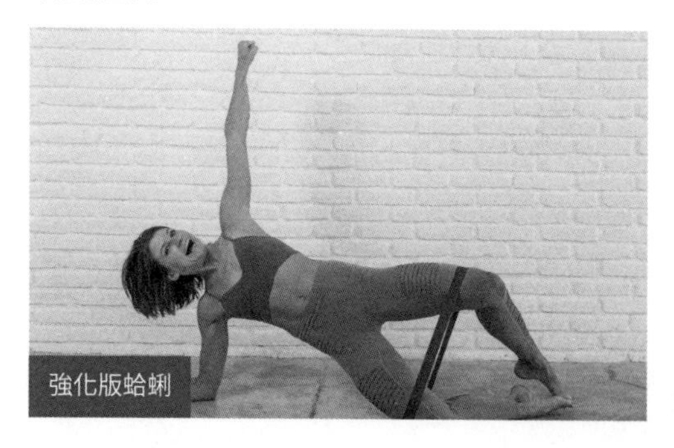
強化版蛤蜊

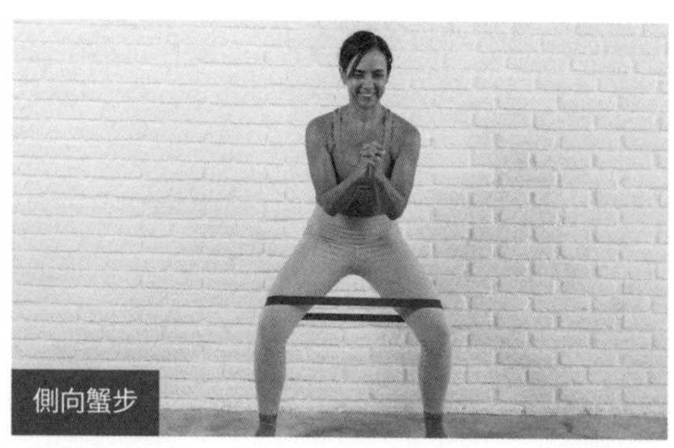
側向蟹步

喪屍步行

這個運動的原理與側向蟹步運動相同。將雙腿放入彈力帶內，然後在抵抗下將膝蓋向外推開，向前大幅度地斜跨一步。走幾步之後，再以相同的步數向後退，依然保持斜向步伐。再次確認你用來發力的腿，腳外側和拇趾要穩穩地貼地，同時也要保持內側腳弓的穩固。

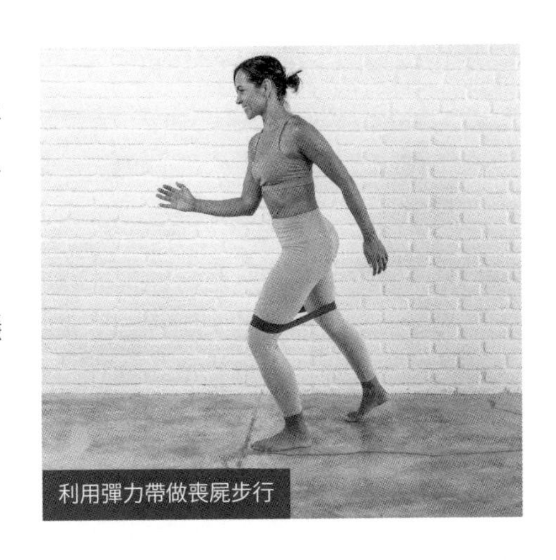
利用彈力帶做喪屍步行

雙側與單側運動

之前討論的走路和單腿平衡動作被稱為單側運動，也就是說，必須先訓練一側，再訓練另一側。而雙側運動，例如深蹲，則是同時運用雙側的力量。

當你單腿平衡時，臀中肌會非常活躍，但這並不意味著在雙腳著地的雙側動作中它就沒有發揮作用。正如在單側動作中臀中肌能夠保持骨盆的平衡，當雙腳著地時，它也能確保股骨朝向正確的方向。

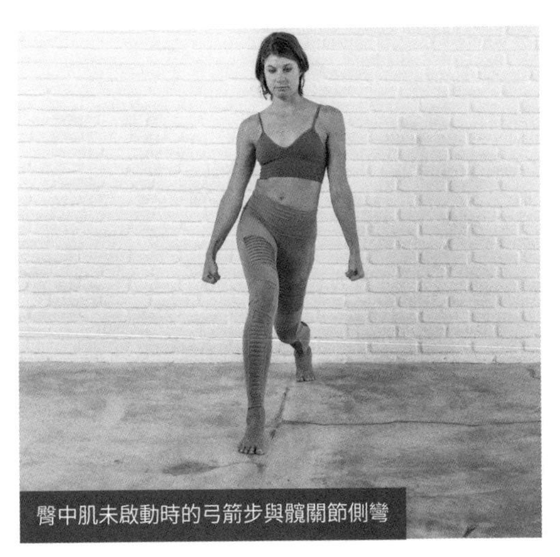
臀中肌未啟動時的弓箭步與髖關節側彎

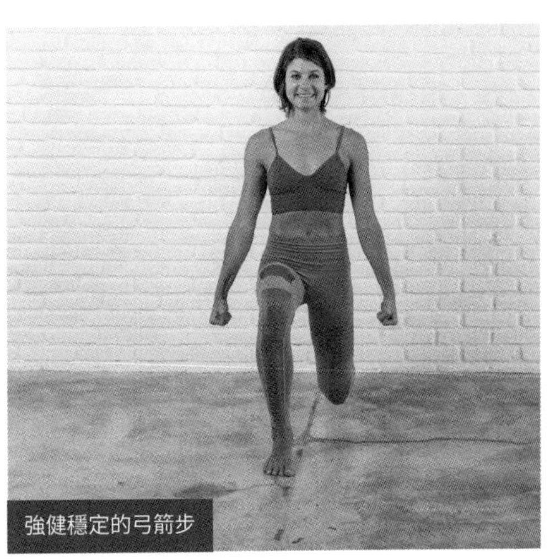
強健穩定的弓箭步

特倫德倫伯（Trendelenburg）臥位

這個動作應該叫做「活潑伯」，因為它需要許多活潑的骨盆運動。站立時，一隻腳放在踏板或方塊上，另一隻腿懸空，讓雙腳保持在同一高度；換句話說，一隻腳要穩定在地面，另一隻則懸空。站立腿的臀中肌負責保持骨盆的平衡。我們希望鼓勵這個臀中肌全範圍地運作，因此在不彎曲膝蓋的情況下，讓站立腿的骨盆向下和向上移動。

注意站立腿的膝蓋，確保它不會陷入膝關節內夾（valgus knee）的姿勢，並且腳的內側弓形不會塌陷。這個動作應該只集中在骨盆的運動上。一旦你掌握了這個動作，可以讓站立腿改變運動軌跡。將一隻腳放在地面，然後將懸空腿的膝蓋彎曲至胸前，再進行特倫德倫伯的骨盆下沉運動。或者，你也可以將腿伸向後方，然後讓髖關節活潑起來。如果你覺得自己非常厲害，甚至可以在腿部末端加上腳踝負重。

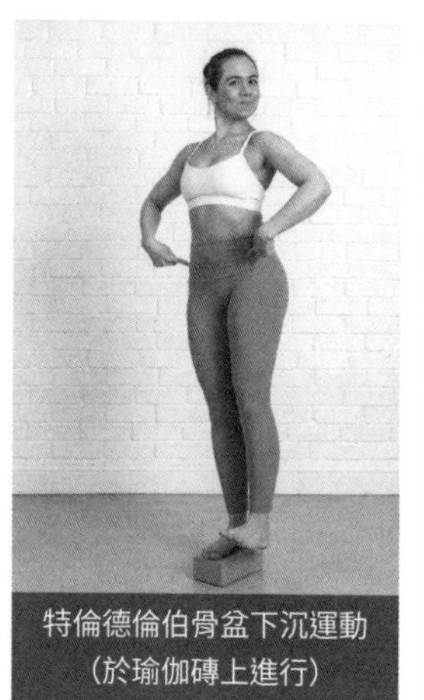

特倫德倫伯骨盆下沉運動（於瑜伽磚上進行）

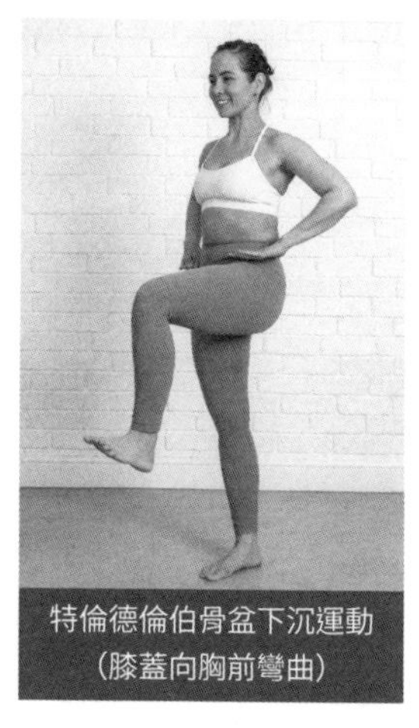

特倫德倫伯骨盆下沉運動（膝蓋向胸前彎曲）

增強骨盆穩定性的運動

我們可以從「臀中肌」的榮耀中跳脫，接著來探討如何整體提升骨盆的功能定位。

前傾 / 後傾運動

站立時雙腳與髖部同寬，膝蓋微微彎曲。現在，將骨盆向內收（後傾），然後再將尾骨伸出（前傾）。這是一個非常微小的動作，請不要移動下背部。儘量將這個動作集中在骶髂關節，也就是骨盆與骶骨相接的地方。

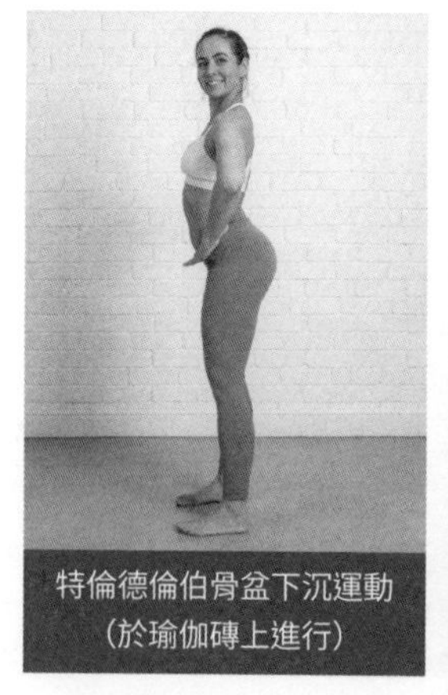

特倫德倫伯骨盆下沉運動（於瑜伽磚上進行）

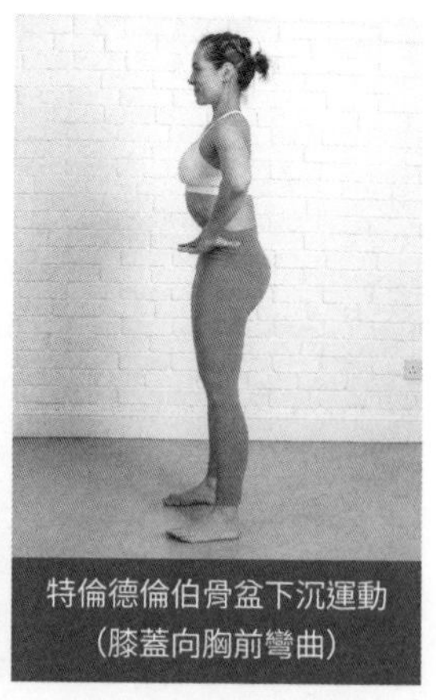

特倫德倫伯骨盆下沉運動（膝蓋向胸前彎曲）

左右骨盆傾斜運動

一旦你掌握了前後移動的技巧，就可以開始練習左右傾斜的動作。對許多人來說，這個動作相當困難，所以請對自己有耐心。

站立時雙腳併攏，彎曲一隻膝蓋，讓同側的骨盆下沉。另一條直腿則支撐著較高的骨盆。接著，像是一位騷沙舞者一樣，左右移動，讓你的骨盆隨著動作左右傾斜。

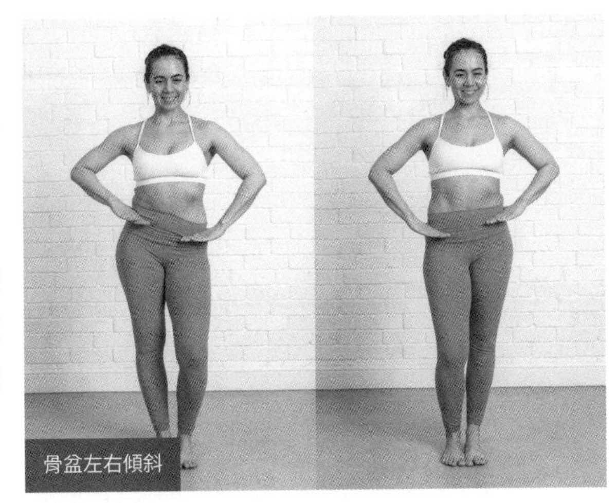
骨盆左右傾斜

骨盆圓周運動

掌握骨盆的前傾和後傾了嗎？現在可以開始練習讓你的骨盆接觸到一個正方形的四個角落。首先將骨盆收起（後傾），然後向一側移動，接著將臀部翹起（前傾），最後將骨盆移至對側，完成這個正方形。

當你對這種斷斷續續的骨盆動作感到自信後，就可以開始將四個角落連成一個流暢的骨盆圓周運動。在進行圓周運動時，你還可以改變雙腳的位置，以挑戰大腦的運作能力。

如同以往，你也可以加入阻力訓練。將腳跟放進彈力帶中，然後將彈力帶往斜拉至雙腿後方，讓帶子的另一端越過骨盆的對側。在執行骨盆圓周運動時，雙腳可以保持平行，也可以嘗試不同的腳部位置（不要害怕嘗試；變化越多越好）。此外，你還可以將前腳掌放進彈力帶中，然後將彈力帶拉過雙腿的前面，移至對側的臀部，如下一頁所示。

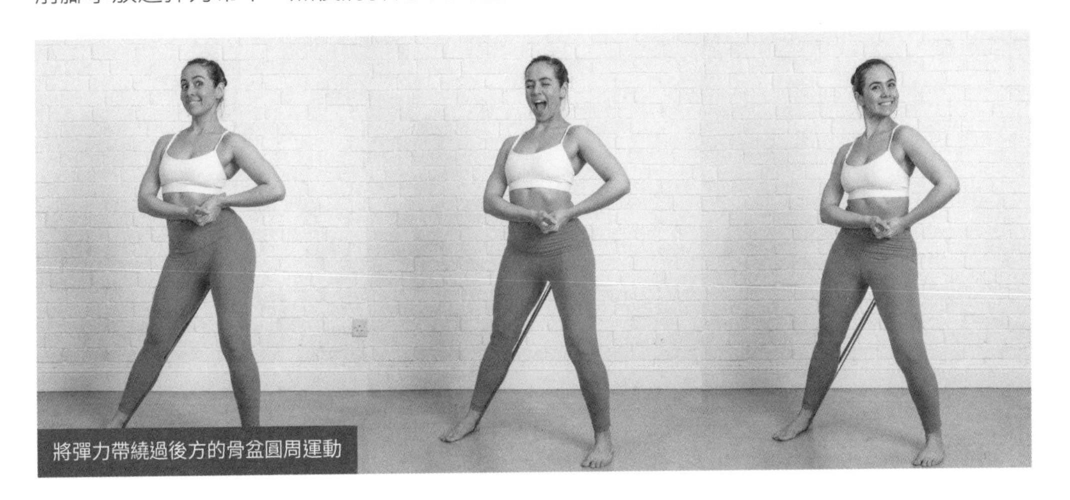
將彈力帶繞過後方的骨盆圓周運動

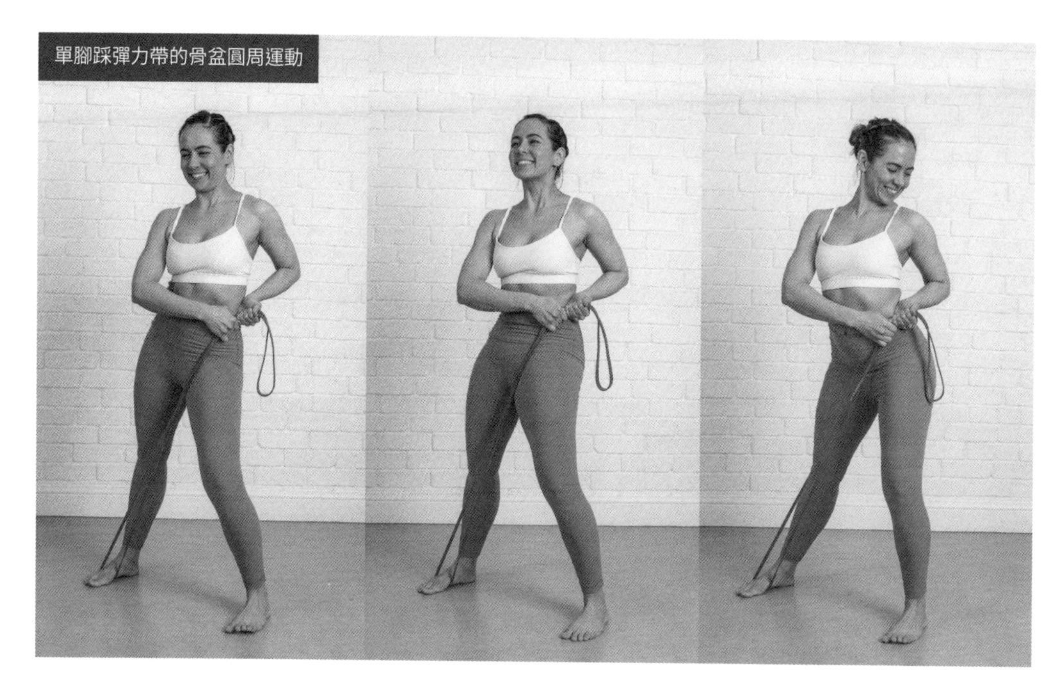
單腳踩彈力帶的骨盆圓周運動

髖關節圓周運動

接下來，讓我們來看看你髖關節的活動範圍是否模糊不清。用一隻腳站立，將另一側的腿抬到你面前，然後從髖關節進行旋轉（記得是從髖部而非腳部旋轉）。首先內旋，再外旋。哪一個方向讓你感到不舒服？

記住，模糊的運動範圍可能會被大腦視為威脅，因此，讓運動的範圍變得清晰是非常重要的。有鑑於此，無論哪個髖部位置讓你感到奇怪，正是你接下來要進行下一個運動時需要訓練的位置。我們稱之為「復健體位」。

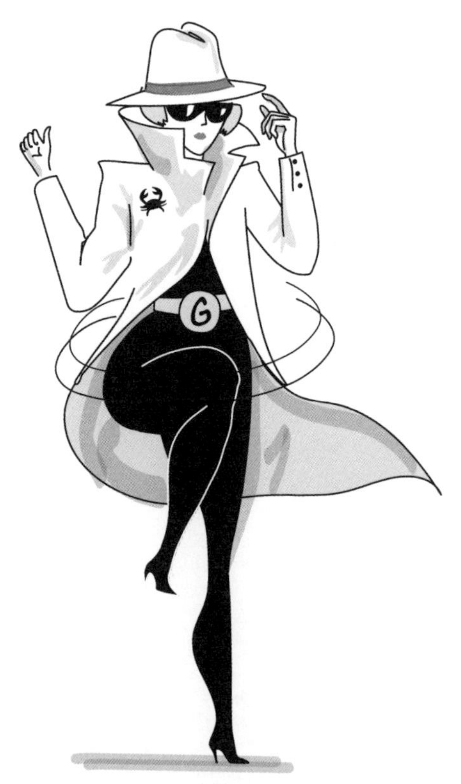

Celest 做大腿內旋時感覺像是獨自坐在酒吧中，卻沒有手機，因此她以內旋作為她的復健體位，並示範這些動作。不過，請花點時間來找出你的復健體位。

用一隻腳站立，將另一條腿抬到前方，然後旋轉進入你的復健體位。接著，將這條腿順時針繞圈三次，再逆時針繞圈三次。用同樣的方式，將腿移到側面，再將腿向後移動。進行這個動作時，身體站直並保持關節的穩定。

雖然這個運動有助於改善髖關節的活動範圍，但更重要的是這個動作會向對側的髖關節發送反射性穩定信號，讓臀大肌重新回到它的超級英雄狀態。

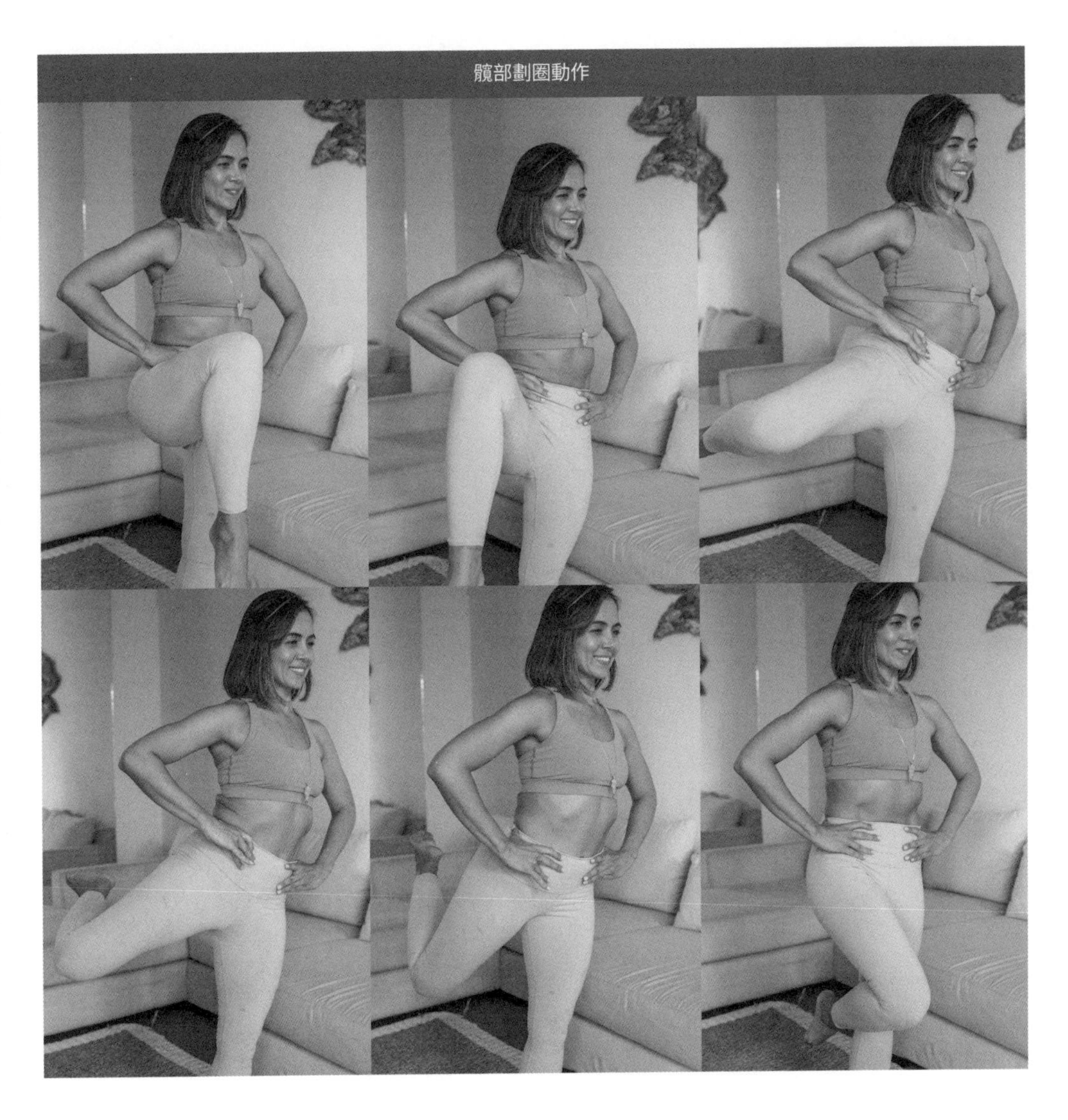
髖部劃圈動作

第八章：

有彈性的四肢

為什麼我們將有彈性的手臂和腿放在同一章節中？因為，它們在功能上的優先順序非常不同於其它的部位，而且它們有許多相似之處。

長臂骨（肱骨）基本上是長腿骨（股骨）的縮小版本。肘部和膝部彼此類似，雖然有一些小特徵使它們有所不同。前臂有兩根骨頭（橈骨和尺骨），而下肢則有兩根骨頭（脛骨和腓骨）。這些骨頭分別連接到手腕和踝關節，這些關節由不規則形狀的骨頭組成，即腕骨和踝骨；手部有一些掌骨，腳部則有趾骨，兩者的末端都以指骨和趾骨結束。

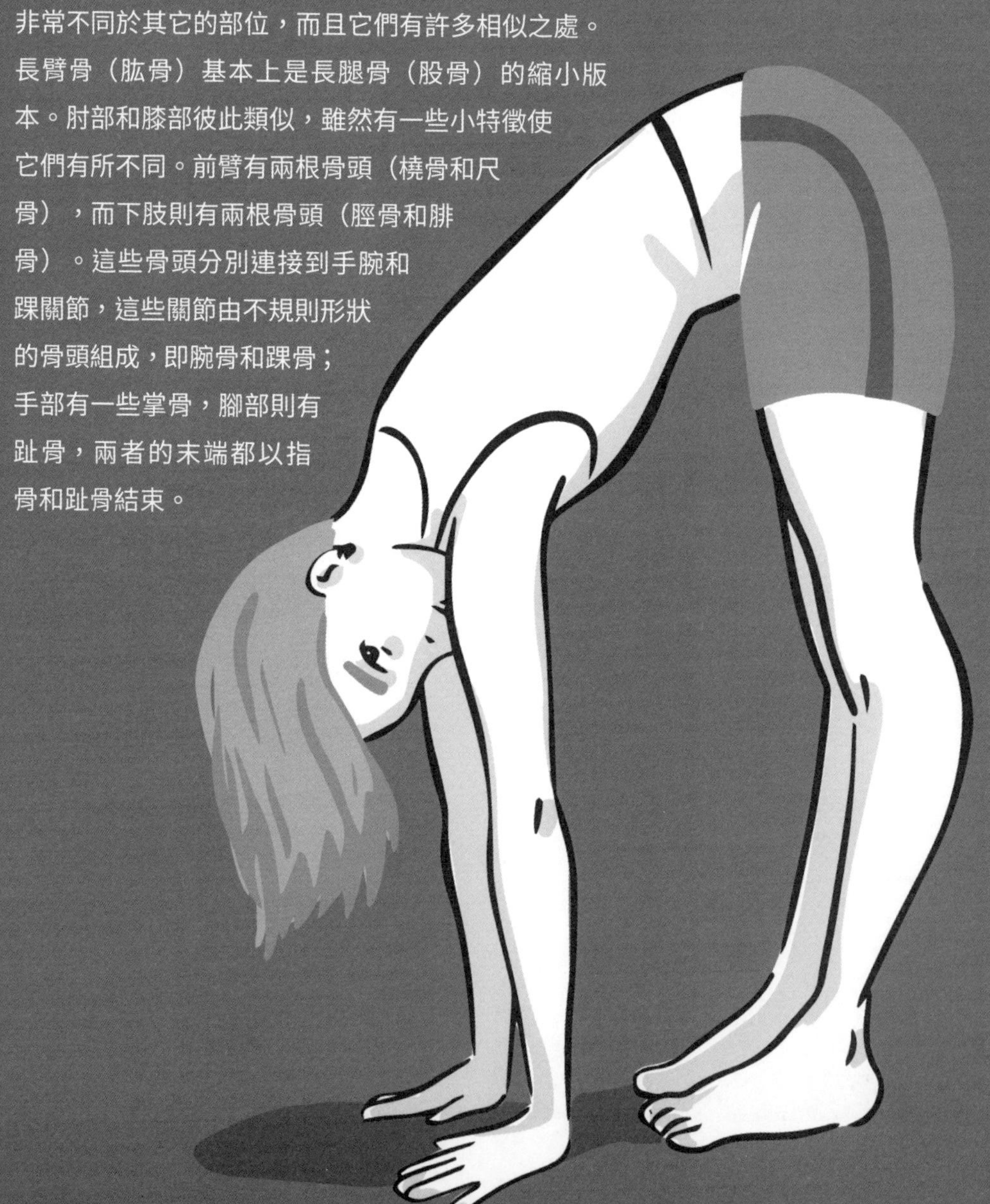

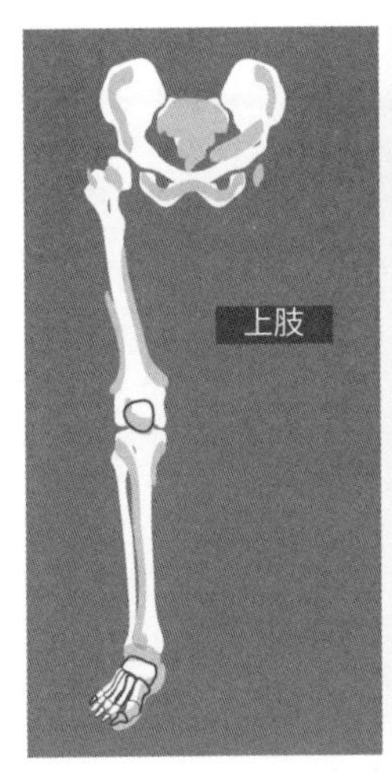

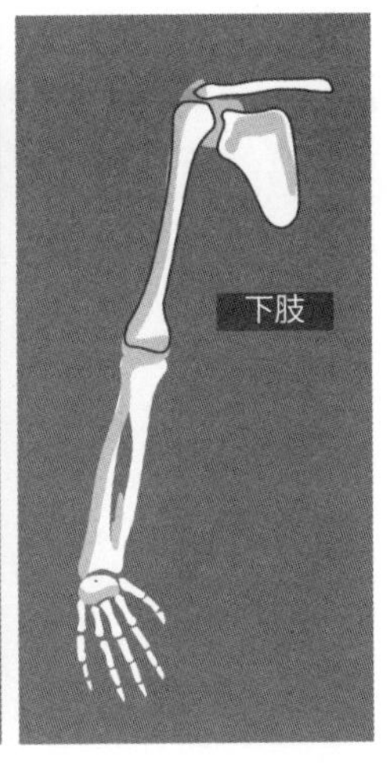

手和腳在大腦中佔據了巨大的皮質區域。因此，改善它們的運動和感覺反應，實際上可以提升整個身體的功能。這種可能性的原因在於「相互連結的神經元會一起發揮作用」。如果在我們去健身房、舞池或瑜伽墊之前能夠啟動大腦的廣泛區域，我們在所選擇的運動項目中表現將會更好。

肘部、膝蓋與力矩的奇蹟

回顧一下身體地圖先生，你會發現肘部和膝蓋應該屬於穩定的範疇。然而，許多自尊心強的過度柔軟者卻樂於展示這些關節的極限活動範圍，證明在我們柔軟的身體中，穩定性並不是這些關節的常態。

我們該怎麼解決這個問題呢？一個解決方案是確保你的近端穩定肌肉足夠強壯。另一個方案是使用力矩。別再談那些流行的扭臀舞了，我們要專注於力矩。

在第三章中，我們提到利用最大張力進行運動以改善身體的定位。力矩則是一種將這個概念提升到更高層次的方法。力矩被定義為圍繞一個軸心所產生的力量。當四肢同時受到多個力量的作用時，力矩有助於啟動你的肌肉。例如，站直，雙腳保持靜止，然後將大腿向外旋轉。此時，維持這種張力進行深蹲，注意你無法僅僅依賴韌帶來完成動作。力矩會產生張力，也就是穩定性。

CrossFit 教練兼物理治療師凱莉·斯塔瑞特（Kelly Starrett）將這一概念應用於增強關節周圍的力量，幫助 CrossFit 運動員能夠安全地舉起更重的重量。雖然我們不會像 CrossFit 運動員那樣舉起重物（這是一個大的假設，我們知道，若你正在閱讀這段文字並想說：「其實…」的話，我們深感抱歉），但無論你是在做瑜伽、阻力訓練，甚至是日常活動，例如抱著你那個沉重的三歲小孩上床，都可以運用這個概念。

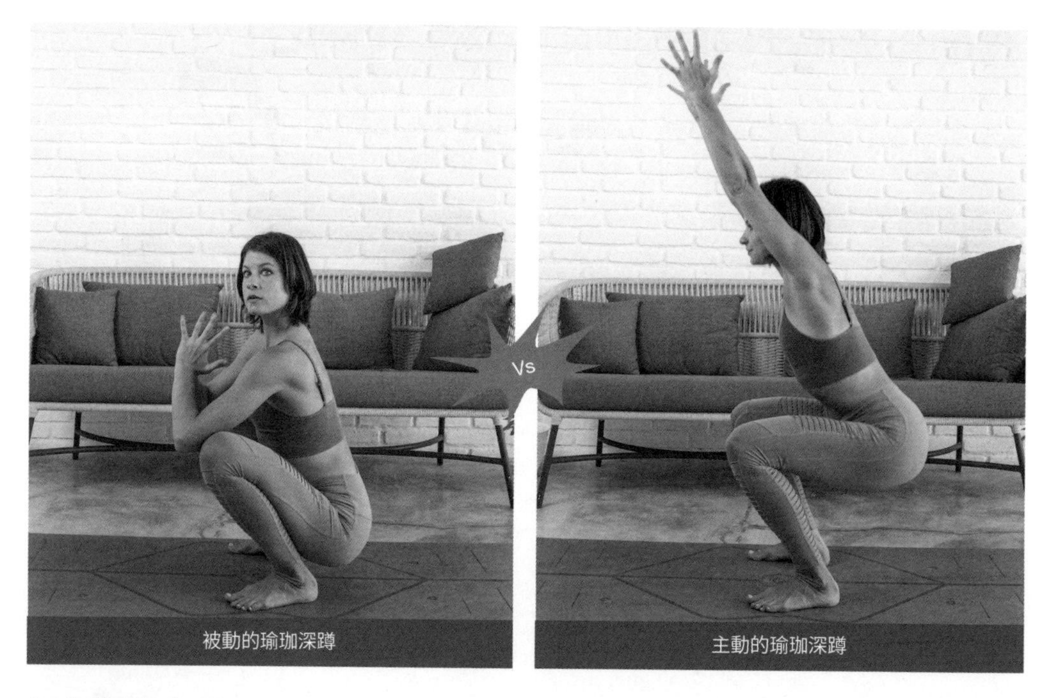

被動的瑜珈深蹲　主動的瑜珈深蹲

如何運用力矩

長骨（如肱骨或股骨）會根據所需動作向內旋轉（朝向身體）或向外旋轉（遠離身體），而手或腳則在相反的方向穩定肢體。對於大多數關節過度柔軟的人來說，開始時慢慢進行是很有幫助的，重點放在外旋轉長骨的同時，利用食指或大腳趾來固定手臂或腳。

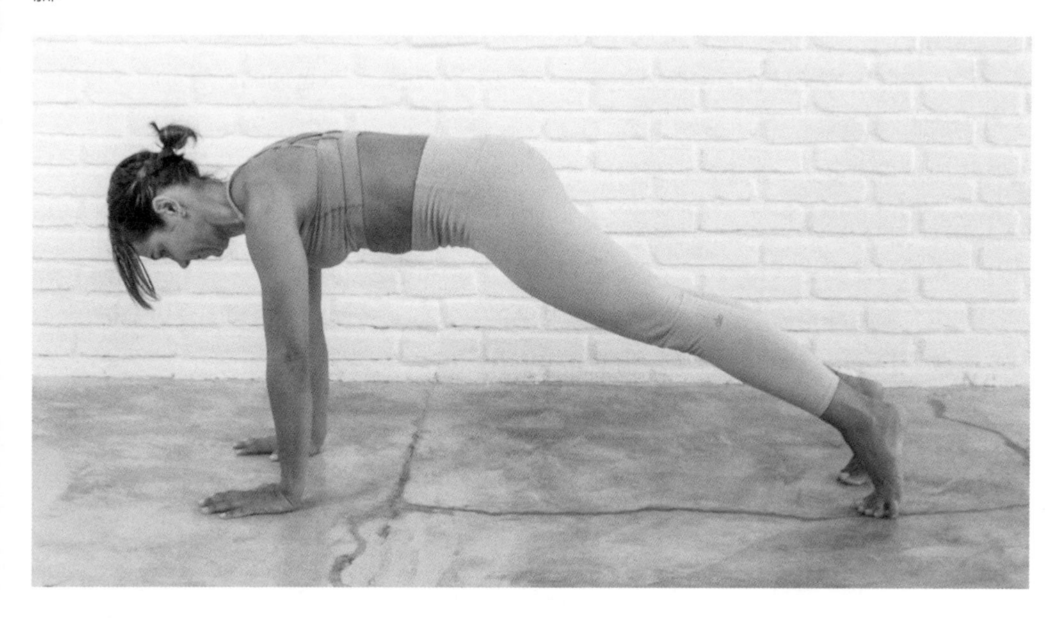

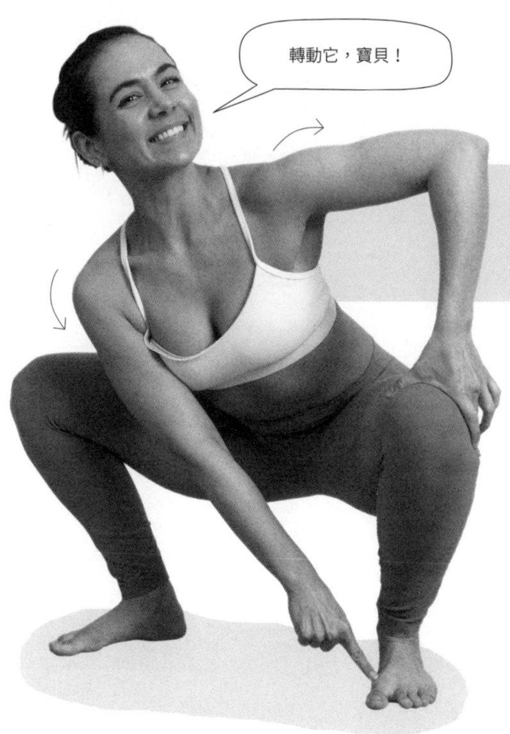

在深蹲時，外旋你的股骨，同時保持拇趾貼地。

請不要無時無刻的使用它，這樣只會造成身體不必要的緊張。力矩是一種偶爾使用的工具：例如，在你準備舉起非常重的物品時，或者在改善神經定位的過程中。（不過，如果你想隨時隨地跳舞，我們完全不會反對，隨心所欲地盡情享受吧！）

肘部穩定性

毫無疑問，我們在「柔軟一族」（Bendy Fam）中經常看到的挑戰之一，就是手在承重量時，肘部會過度伸展。此時，健康的肩部運作可以帶來正面的影響，即使我們的重點是提高肘部的效率。老實說，我們總是依賴「前鋸肌」（Serratus Anterior）來當英雄。當你用手承受重量時，前鋸肌提供的近端穩定性有助於防止肘部過度向韌帶方向塌陷。

當我們警告過度伸展肘部和膝部時，其實是在強調被動過度伸展的危險。在這種情況下，韌帶會承受過多的壓力，影響它們提供穩定性的能力。然而，當肌肉緊繃時，有意識地讓肘部明顯伸展是完全健康的，這有助於大腦對這一額外運動範圍進行定位。

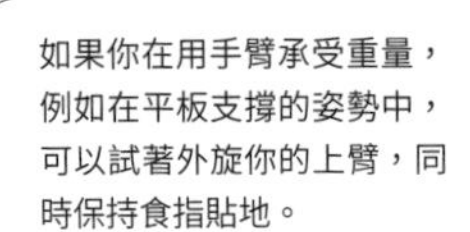

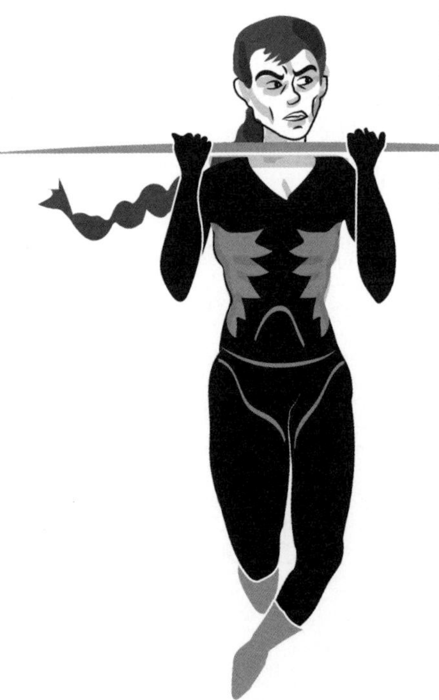

同時，調整你的訓練風格以挑戰新肌肉是非常重要的。例如，如果你唯一熱愛的運動是瑜伽，那麼你要記得瑜伽主要是一種以推為主的運動，主要使用的是三頭肌。如果你的拉力肌肉（也就是二頭肌）缺乏透過拉伸運動（例如游泳、划船、攀岩或阻力訓練）取得發展的機會，那麼肘關節周圍可能會出現力量不平衡，這可能會加劇過度伸展的傾向。因此，我們再次強調：練習多樣性！

肘部劃圓圈運動

手掌朝上，從肘關節開始，將前臂畫圓，向內繞向胸口。經過肩膀後，圓圈繼續進行，手掌轉向下方。然後再反方向重複一次。

接著將手掌轉向上方，向外畫圓朝肩膀移動。當手接近肩膀時，手掌會轉向下方，完成這個圓圈動作。

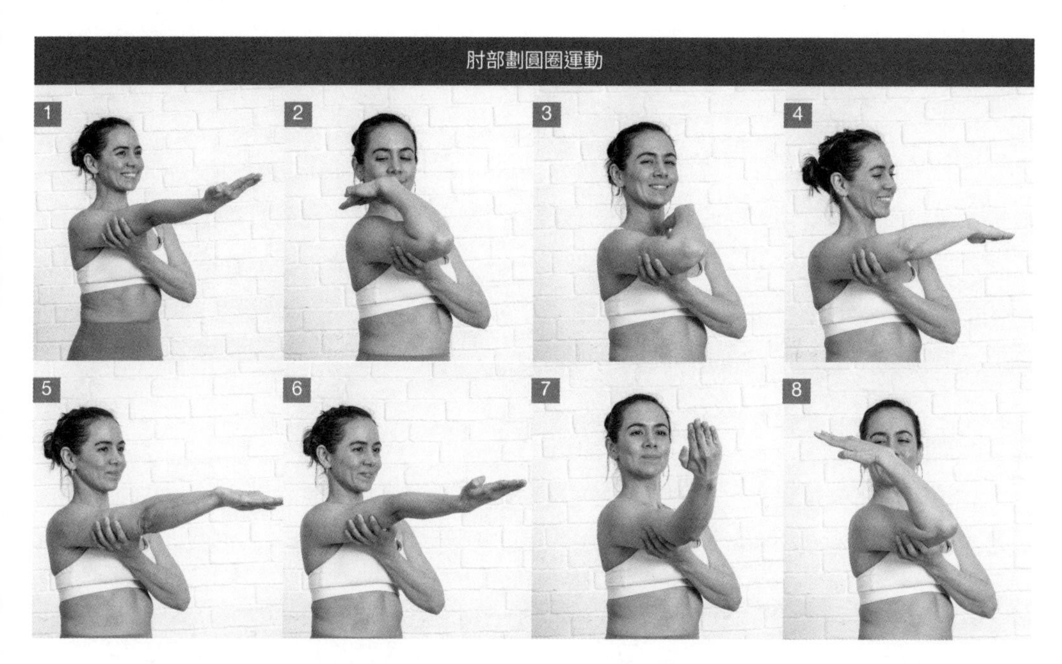

過度伸展的膝關節與肘關節

我們是否應該不惜一切代價避免過度伸展？簡短的回答是：這要視情況而定。過度伸展或所謂的「鎖死」關節在你的肌筋膜系統支持下是無害的。然而，我們這些過度柔軟的人常常會讓肘關節和膝關節下陷，使肌肉失去作用，並過度拉伸韌帶。缺乏本體感知意識可能會導致關節的磨損。因此，教導肌肉在全範圍運動中保護關節是很有必要的。不論如何，不要害怕主動探索過度伸展的動作。

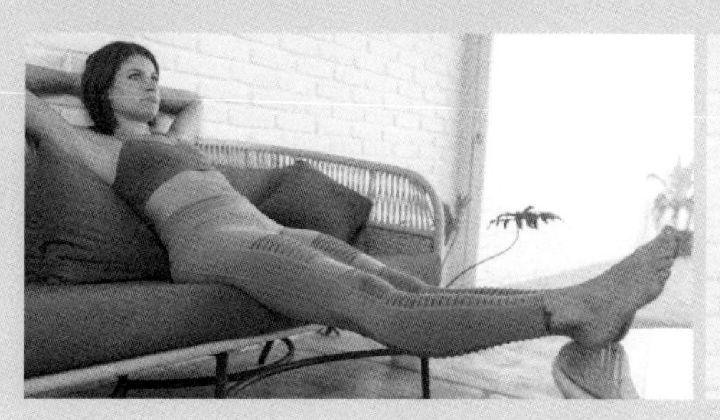

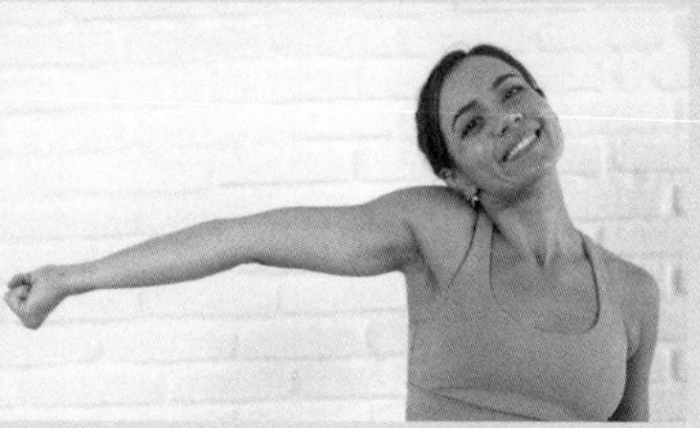

膝關節穩定性

膝關節的情況與肘關節相似，同樣受益於近端穩定性，而它們的「超級英雄」是活潑的穩定小幫手－臀中肌。如前所述，臀中肌有助於防止膝關節進入外翻（valgus）位置。我們並不希望你認為外翻膝全然有害，事實上，外翻是一個重要的膝關節位置，應該主動進行訓練，尤其是在進行側向移動，如籃球或滑冰時。主動訓練膝關節以承受各種運動範圍，對於提高其韌性和神經定位的改善至關重要。你要避免的是在每一步中不自覺地「垮下去」。

此外，腿部還需確保「推」、「拉」力量的平衡。腿後肌是我們的拉力肌肉，有助於從硬舉位置提起重物，而股四頭肌則是我們的推力肌肉，使我們能夠從深蹲位置抬起重物。在某些運動類別中，我們可能會偏向一種力量，這可能導致不平衡。例如，如果一側的腿後肌從未承受過購物袋的重量，而另一側的股四頭肌卻異常強壯，那麼膝關節過度伸展的風險會增加。因此，請記得變換訓練方式。

膝關節繞圈運動

站直，保持脊椎直立，雙腳併攏並主動鎖定膝關節。接著將膝蓋向同一方向移動，做畫圓運動，盡量讓圓圈變得更大，但不要借助移動雙腳來做補償。兩個方向都要畫圓。

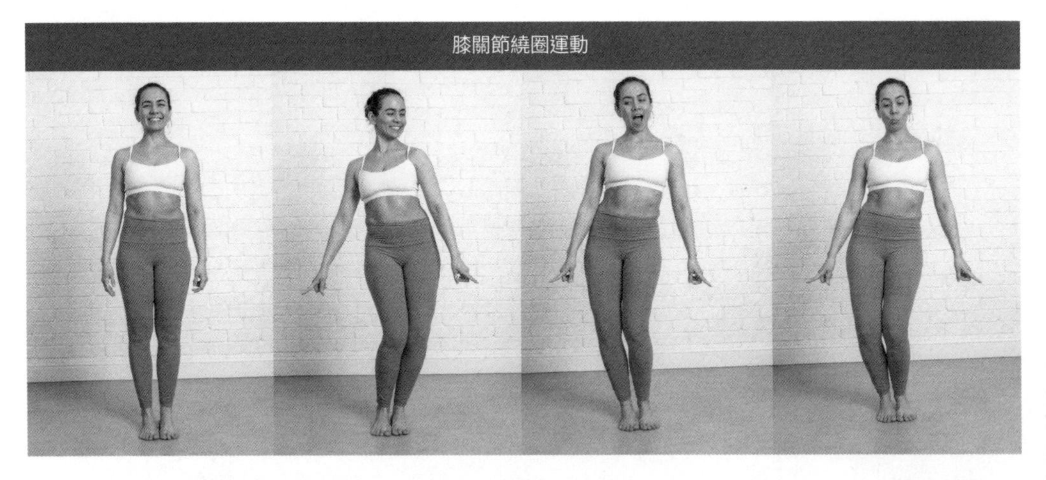
膝關節繞圈運動

接下來，嘗試將雙腿分開，一次畫一隻膝蓋的圓。將一隻腿彎曲，另一隻腿伸直，側身移動並在這個新的負重位置上練習膝蓋的繞圈運動。

接下來是時候增加阻力了。你可以使用彈力帶（小圓形），如果沒有彈力帶，也可以使用雙環彈力帶。將彈力帶放在膝蓋的上方，然後側身移動。保持一隻腿伸直，另一隻腿彎曲，對抗彈力帶的阻力來畫圓。

使用彈力帶的膝關節繞圈運動

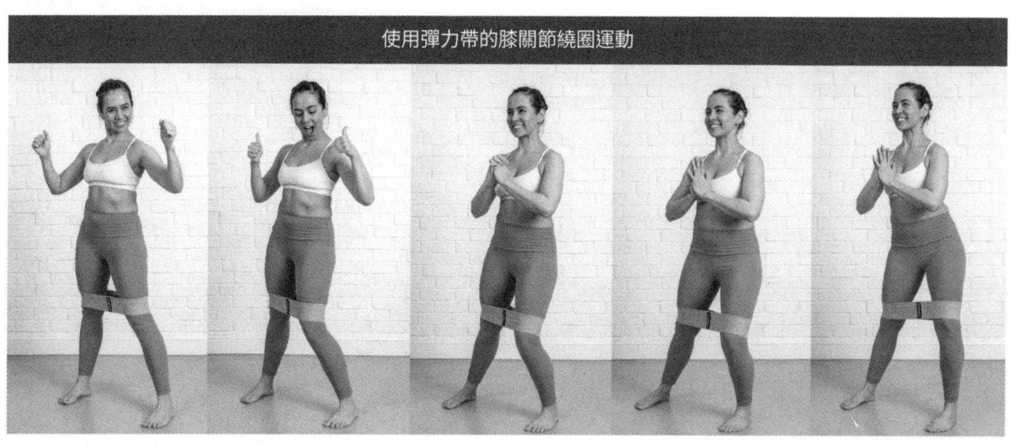

如果你想要增加挑戰，可以將阻力帶滑到腳踝位置，然後進行膝關節繞圈運動。

單腳支撐膝關節繞圈運動

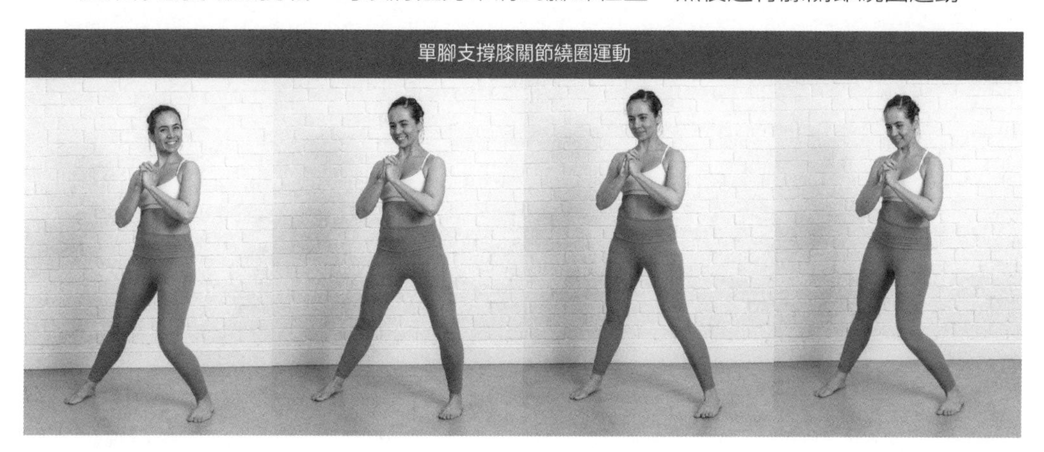

腳部休息

這並不算是一個運動，而更像是一個小提醒。當你的雙腳放在腳凳上時，要特別注意膝蓋是否被動地過度伸展。我們常常會在不知不覺中將雙腳翹起來坐著，結果在站起來時發現膝蓋感到疼痛。如果你打算休息一下，務必確保膝蓋得到良好的支撐。

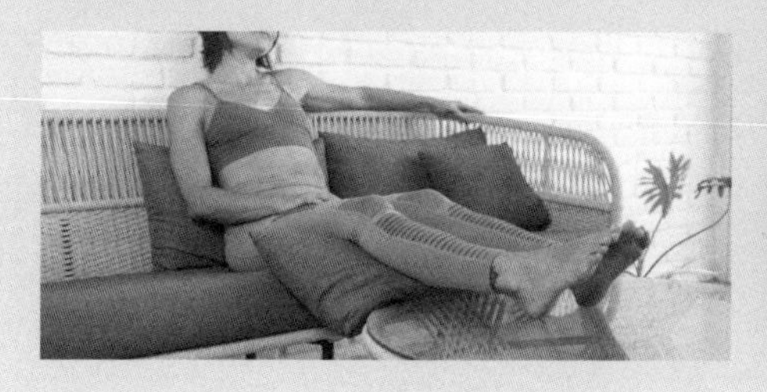

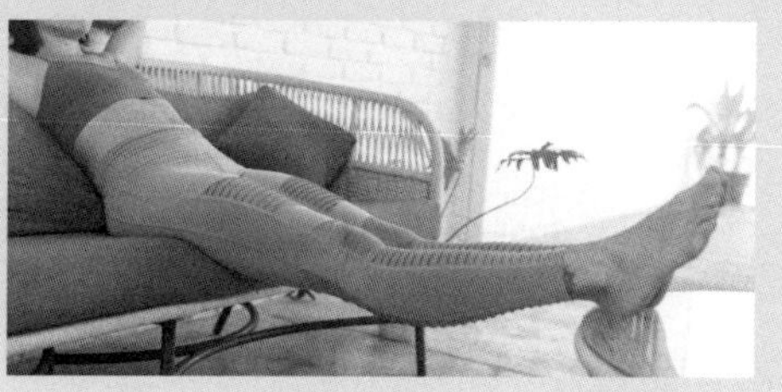

手部訓練

手部在大腦皮質中佔據了相當大的區域。（還記得第三章的「小人圖」嗎？）不僅手部在運動皮質中占據了一大部分，它們也延伸至許多感覺皮質。因此，千萬不要忽略手部訓練！除了提高手部的靈活性外，透過在訓練前「洗手」，你還可以增強手部的感覺能力（詳情請參閱第 137 頁的資訊框，了解原因）。

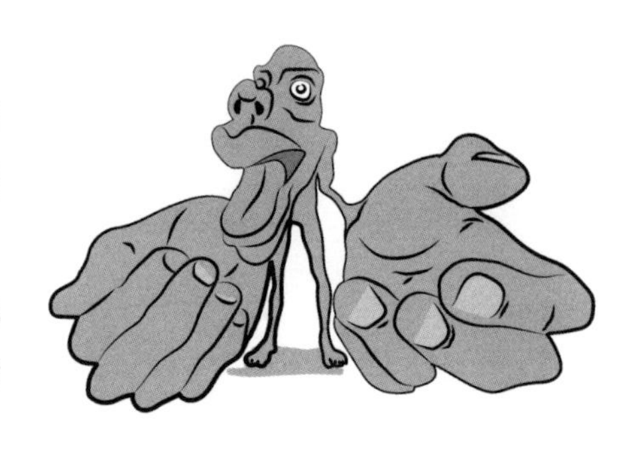

星星運動

將手指緊握成拳頭，然後盡快將其張開。起初可以從 30 次開始，然後逐漸增加到 50 次。

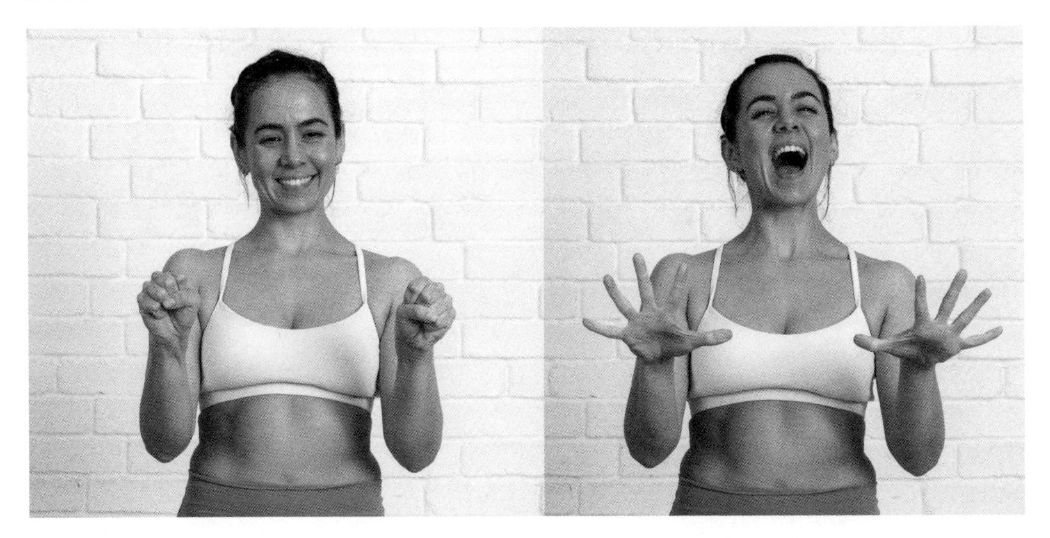

手指圓圈

改善每個關節的靈活性一開始會有點困難，但你會驚訝於自己適應的速度和掌握的能力。試著將拇指順時針旋轉三圈，再逆時針旋轉三圈。接著逐一練習其它手指，並努力不讓其它手指跟著動。如果這個動作初期對你來說真的很具挑戰性，最後你會發現它比用腳打開啤酒罐還容易，甚至可以用另一隻手握住其它手指，讓正在旋轉的手指更容易運動。

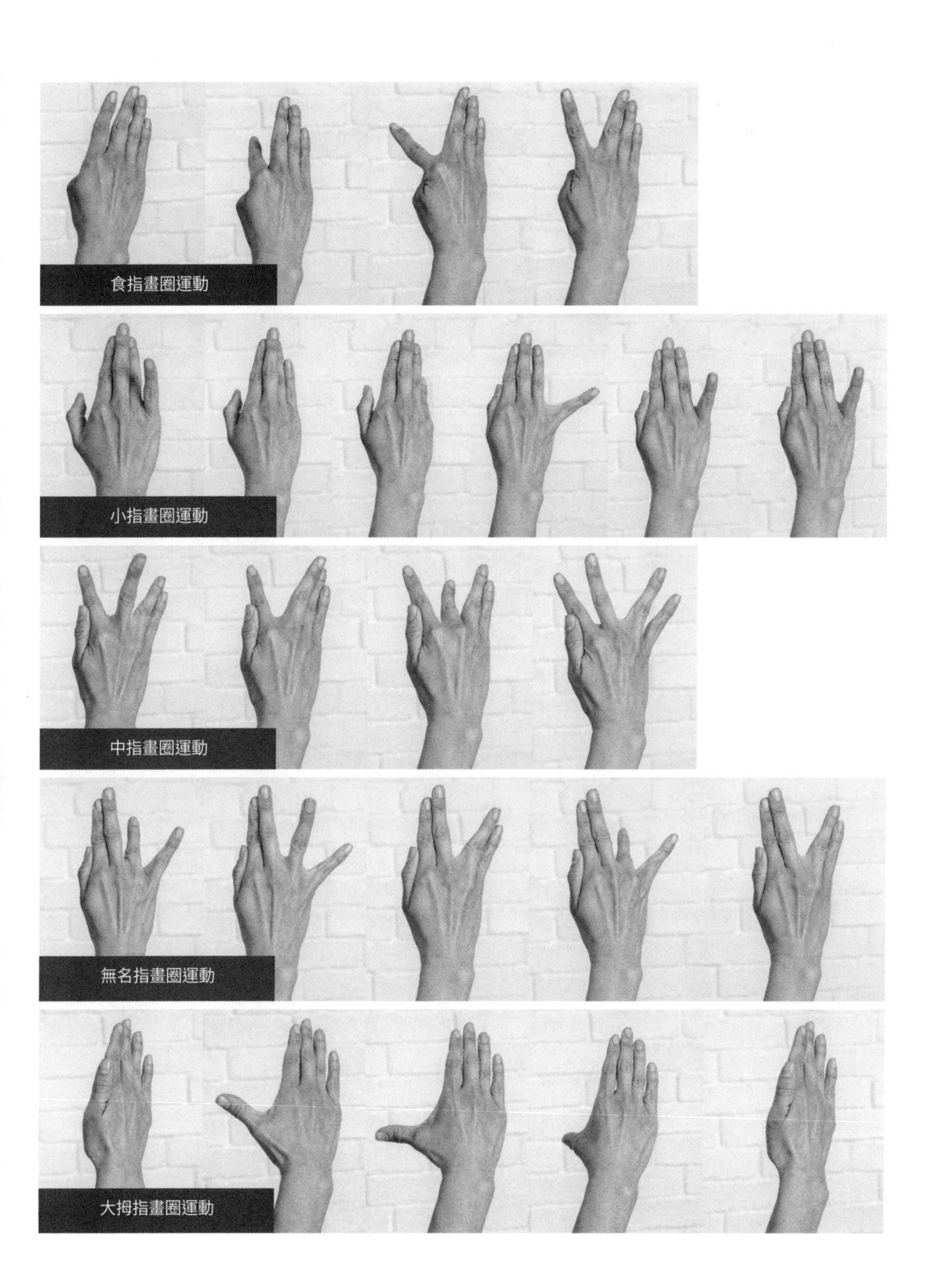
食指畫圈運動
小指畫圈運動
中指畫圈運動
無名指畫圈運動
大拇指畫圈運動

無限 8 字型手腕運動

傳統的手腕轉圈運動非常有效，我們非常建議在你的訓練中定期加入這個動作。但當手腕轉圈變得過於簡單時，下一步就是進行無限 8 字型手腕運動。首先，將手肘彎曲 90 度，手掌朝上。彎曲手腕，想像你的手掌正在與二頭肌擊掌。然後，讓小指帶頭，將手指轉向地面。接著，伸展手腕，就像你要與另一個人擊掌一樣。再次讓小指帶頭，讓手指轉動指向下方。然後重複這個動作。

無限 8 字型手腕轉圈手掌向上壓

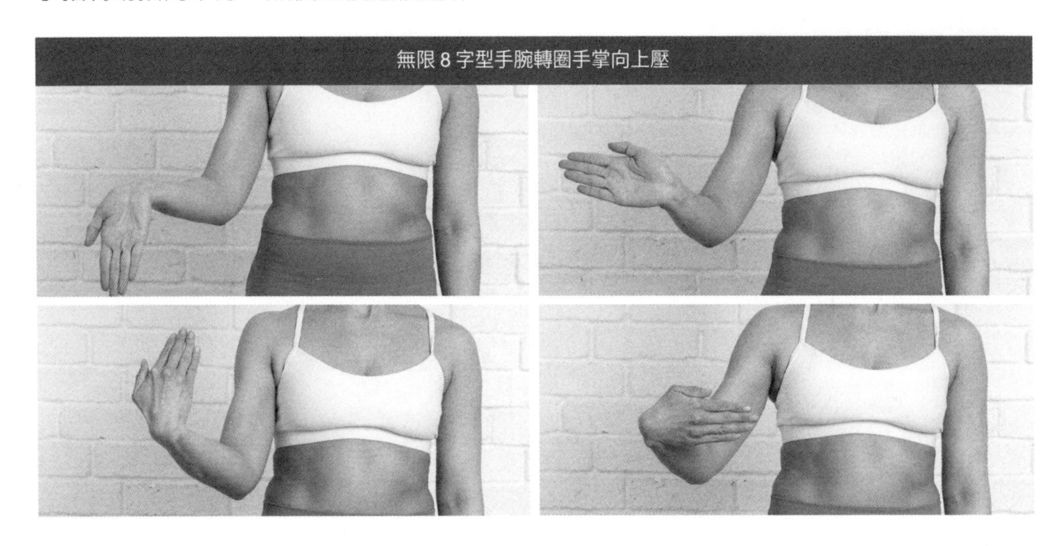

為了讓大拇指引領方向，首先將手掌朝下，將手腕向下彎曲至前臂，使手指指向地面。然後，轉動手腕，讓大拇指在前，直到手指指向上方。接著，伸展手腕，讓手掌面向前方，手指再次指向下方。最後，讓大拇指引領，完成無限 8 的動作，回到起始位置。

無限 8 字型手腕轉圈手掌向下壓

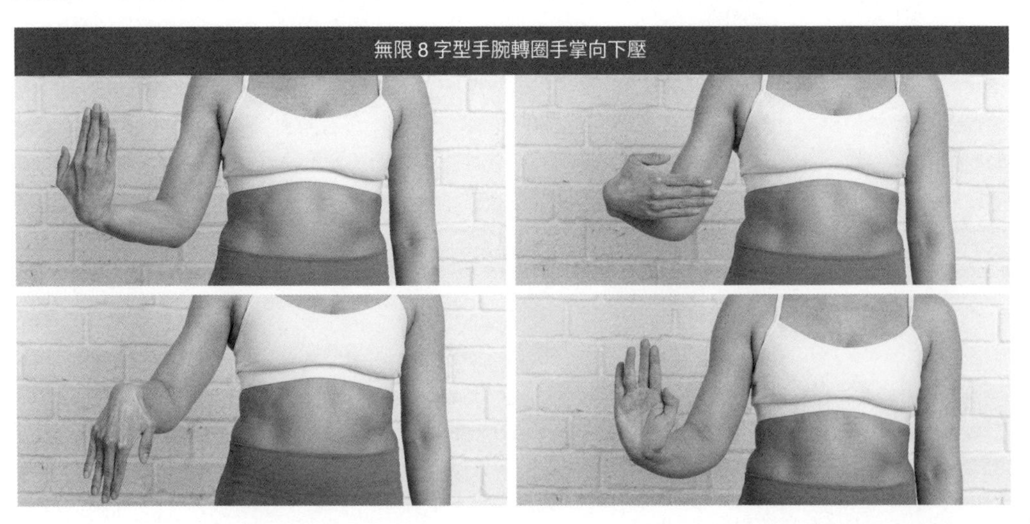

手腕滑動訓練

彎曲手肘呈 90 度，握拳並讓手掌朝下。保持指關節與地面平行，將手腕左右滑動。接著改變方向，進行上下滑動的動作。現在，想像你的手腕在一個方框的四個角落移動，上、側、下、側。逐漸將方框的四個角滑順，形成一個圓形的動作。

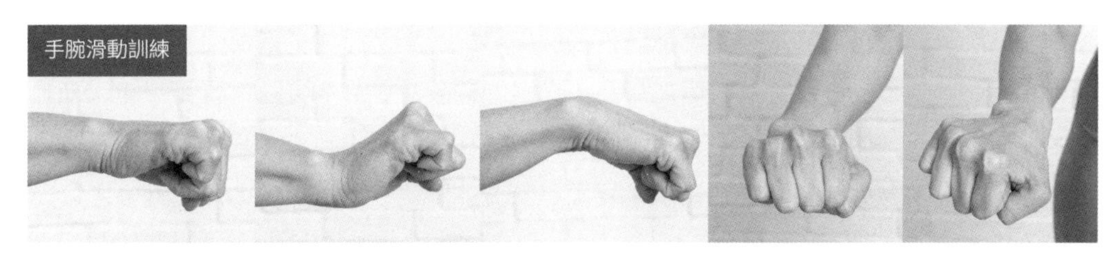

如果你想要擁有像浩克般強壯的手腕，可以使用阻力帶來加強訓練。將其中一腳踩在彈力帶上，以同側手握住彈力帶一端，保持拳頭緊握。按照相同的步驟進行練習，先做左右、上下滑動，再進行方框的劃線，最後再嘗試順滑的圓形動作。

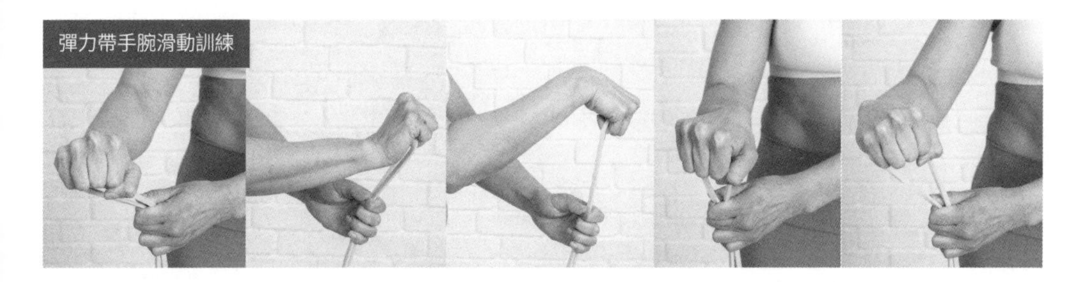

腦部營養與身體按摩

大腦主要的能量來源是氧氣和葡萄糖。大腦從底部開始吸收這些營養，然後沿著後部往前部的方向進行分配。從大腦的解剖結構來看，感覺皮質是第一個接收到這些營養的區域，接著才是運動皮質。因此，為了讓這些能量充分被吸收運用，我們需要確保呼吸順暢、攝取足夠的營養，並在運動前進行全身按摩。或許一開始會覺得有些滑稽，但在運動前喚醒感覺皮質，能有效提升運動表現。

進行按摩時，可以從臉部、耳朵和頸部開始。輕揉肩膀、撫摸雙臂，雙手手掌和手背互相摩擦，如「洗手」般進行按摩。試著盡量觸及腰部，並用指關節輕輕畫圓按摩下背部，再轉而揉按腹部。然後沿著腿部前側向下按摩，再從腿部後側向上按摩。最後，以足部按摩作為結束。

這些動作大約只需花費兩到三分鐘的時間，就能有效喚醒感覺皮質，進而活化運動皮質。為什麼要這麼做呢？因為「共同運作的神經元就會一起被啟動！」。

足部健康

在分享如何改善足部健康的小技巧之前，我們先來聊聊鞋子與便利性的問題。鞋子其實是一種穿戴式科技產品，但它在設計時並未考慮到人體生物力學的需求。早期，由於身材高挑且腳型小巧的人被認為更具有吸引力，設計師便抓住了這種社會認知來創造鞋款。因此，鞋跟的設計是為了增加身高，而鞋頭則設計得又窄又翹，讓雙腳看起來更小。然而，這些早期的鞋款並沒有考量到足部的各種複雜結構，也沒有顧及到雙腳在日常生活中所需承擔的多種功能性需求，反而是將雙腳固定在單一形狀上，使其只適合在平坦且距離短的路面上行走。

長期以來，這些設計帶來了不良的影響。每增加 1 英吋的鞋跟高度，就會導致骨盆前傾 15 度。過窄的鞋頭則會改變足部骨骼結構，造成拇趾外翻等問題。而缺乏足部活動更使腳部肌肉逐漸萎縮，進一步影響全身健康。當肌肉萎縮時，骨密度隨之下降、關節變形、韌帶過度拉伸、足部的本體感覺（proprioception）減弱，神經訊號傳遞變得遲緩，甚至連大腦的神經網路也因缺乏刺激而逐漸退化。還是那句老話「不用就會失去」是百分之百的真實寫照，而且這種現象不僅在瑜伽愛好者中常見，更普遍存在於整個社會中。

問題不僅止於此。現代社會為了追求便利與安全，將我們行走的路面設計得越來越平坦、無挑戰性。隨著時間推移，雙腳（及對應的腦部組織）逐漸失去適應能力，導致跌倒意外在老年人中尤為常見。面對這種情況，社會的回應是提供更多輔助工具來協助平衡，如手杖、助行器等。住宅內裝設無障礙淋浴間和扶手，幫助年長者保持穩定。我們甚至配備了電動椅升降機來協助上下樓梯，還有只需按一個按鈕就能自動幫助人站起來的沙發，完全不需動用肌肉力量，這些措施都是為了所謂的「延長壽命」。

然而，這些策略其實只是權宜之計，因為它們只是在治標不治本，並且繼續惡化造成問題的根本原因，進一步剝奪我們的生活品質。但為什麼要解決問題的根源呢？畢竟，這些輔助工具可以為製造商帶來龐大的經濟利益。

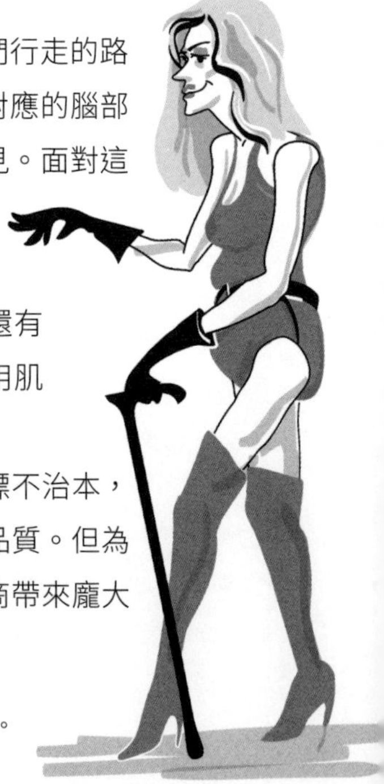

現代生活並不是罪魁禍首，而是人類為了追求便利所共同創造的結果。
然而，在這個過程中，我們卻忽視了多樣性的重要。

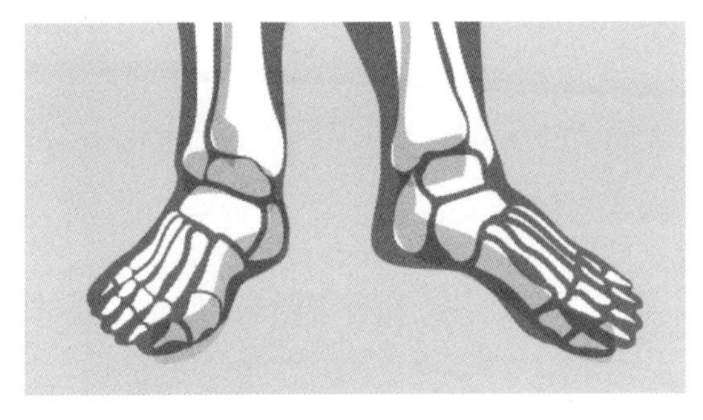

我們的雙腳擁有 26 根骨頭、30 個關節以及超過 100 條肌肉、肌腱和韌帶。這些錯綜複雜的連結使我們能夠適應自然界中的無盡變化。然而，如果不讓雙腳接觸到這些壓力，它們適應多樣性的能力將會逐漸減弱。

柔軟的雙腳

過度柔軟靈活的人形形色色，但我們的雙腳通常會養成一種習慣性策略，就是依賴韌帶來進行支撐。最常見的就是平足，即稱為過度內翻的旋前足（在街頭俚語中也被稱為「扁平足」）。另一種較少見也在避免使用肌肉參與的習慣性策略是高弓足，這種情況是使腳的外側韌帶承受過大壓力，稱為旋後足或外翻。這兩種腳掌的習慣性策略都避免使用肌筋膜系統，而是依賴韌帶結構來提供支撐。雖然旋前和旋後是健康足部所需的正常姿勢，但我們需要反射性的在兩者之間進行交替，以發揮它們強大的減震能力。

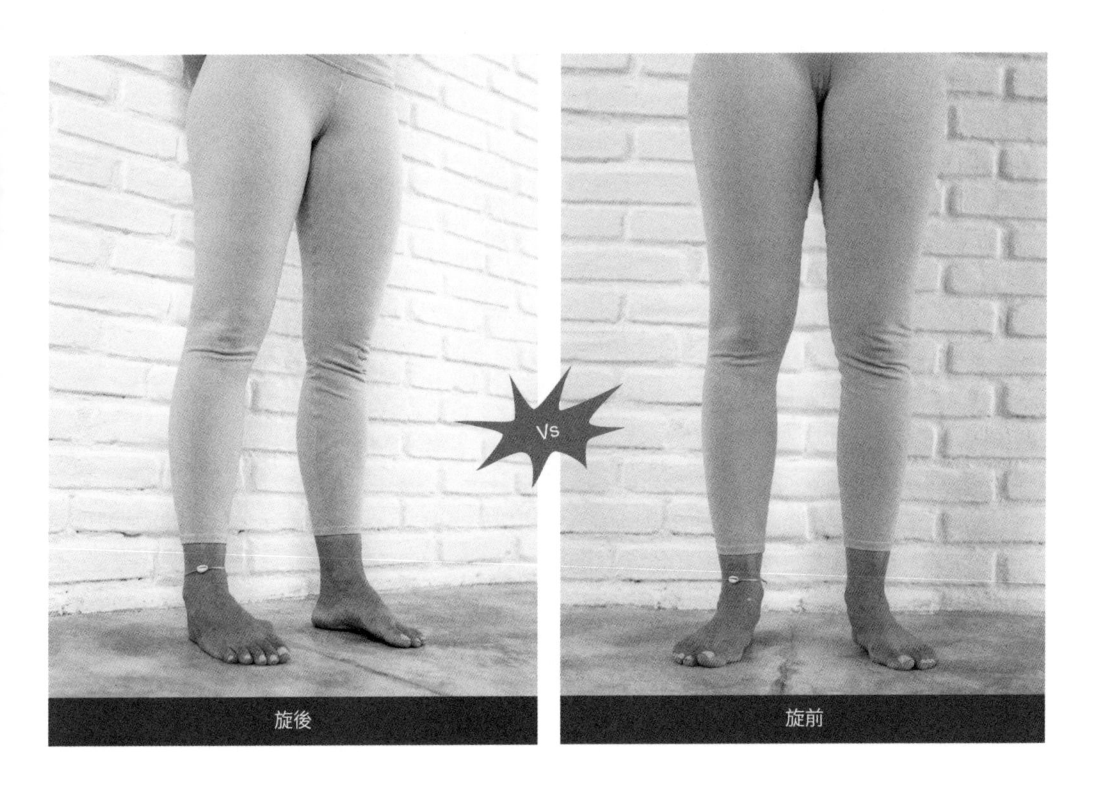

旋後

旋前

極簡鞋

極簡鞋可以改善髖部伸展的能力。

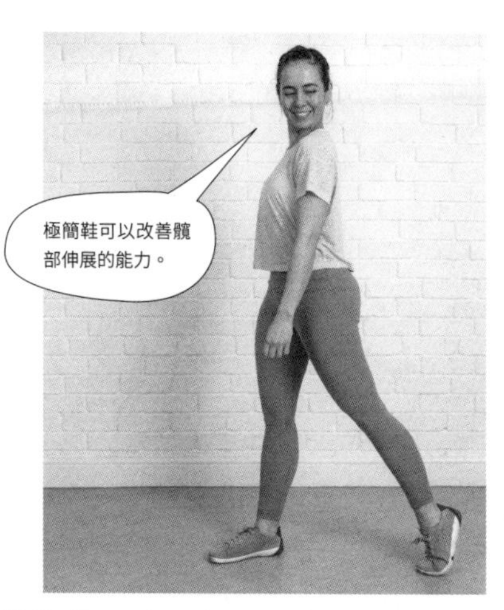

通常在了解到鞋子對足部的危害後，許多過度柔軟的人會在心中燃起一把火，希望立刻摧毀所有舊鞋，因為他們渴望用一雙極簡鞋（也稱赤足鞋）來取代這些折磨足部的工具。這是一個值得追求的目標，但要小心，如果在沒有適當基礎的情況下突然換掉所有的鞋款，那可能會造成足部傷害。我們通常建議逐步來適應這類的鞋款，這個過程需要三到六個月，以確保這個過程可持續進行，並讓你的身體組織有時間適應負荷的變化。我們還建議在換穿鞋款的同時，進行以下運動，以加強足部的力量，使其成為能量充沛的身體基礎。

按摩球滾動

如果我們擁有一根魔法棒，我們會希望每個人都能在戶外赤腳走路。雖然這個趨勢還需要一段時間才能實現，但我們建議大家使用按摩球或尖刺球來喚醒大腦的感覺地圖。每天花 20 到 30 秒（如果你願意的話，可以更長）來滾動雙腳，特別是在運動前，這將有助於提升足部的感覺敏銳度和靈活性。

腳踩按摩球
按摩球非常有效，但在戶外赤腳行走效益更大。

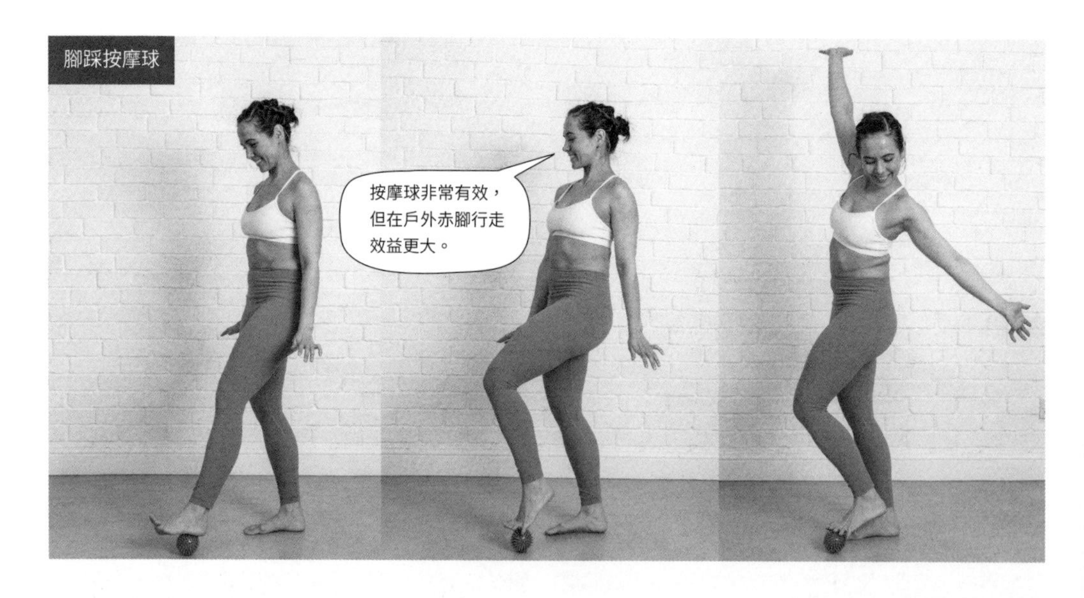

踝關節傾斜與外側運動

將彈力帶套住腳掌，然後用對側的手拉緊帶子。將套住的腳稍微向前斜踩，並將腳內轉。反覆練習在外側腳部的滾動。你也可以將腳轉向外側或指向前方。此外，練習將腿從前方斜位移動到前方、側面和後方的斜位，以挑戰腳部感受不同方向的力量。

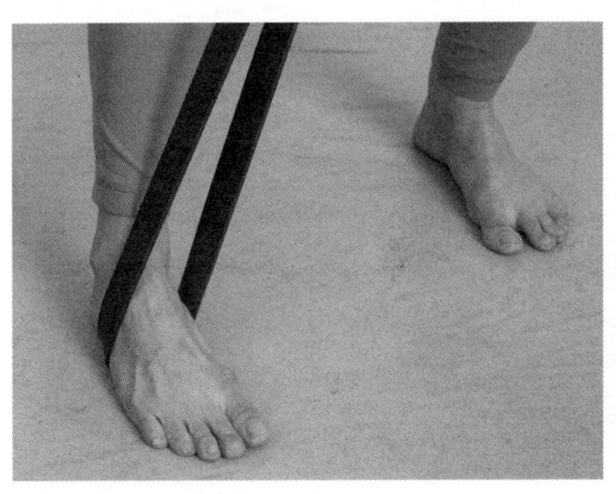
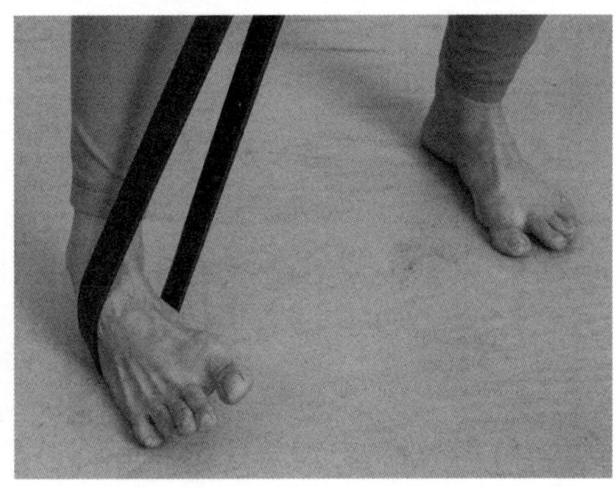

踝關節傾斜與內側運動

將腳套入彈力帶，雙手各握住一側帶子。用自由移動的腳做一個大側步，並彎曲那隻腳的膝蓋。用同側的手用力拉緊彈力帶，為內側腳部創造抵抗力。將套住帶子的腳反覆內轉，並進行滾動訓練。

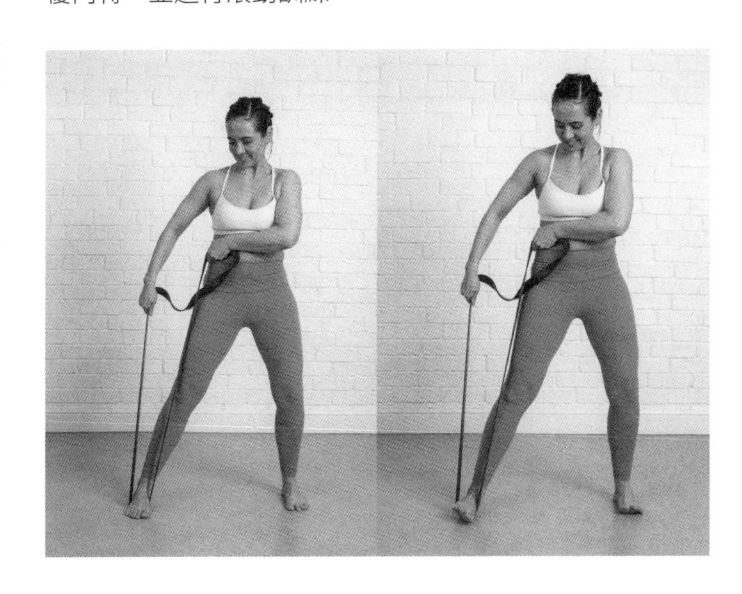

踝關節傾斜：內外側運動

將一隻腳的內側足弓套入彈力帶，雙手拉住帶子的兩端以增加阻力。接著，讓腳從內側傾斜到外側，反覆進行這個左右擺動的動作。

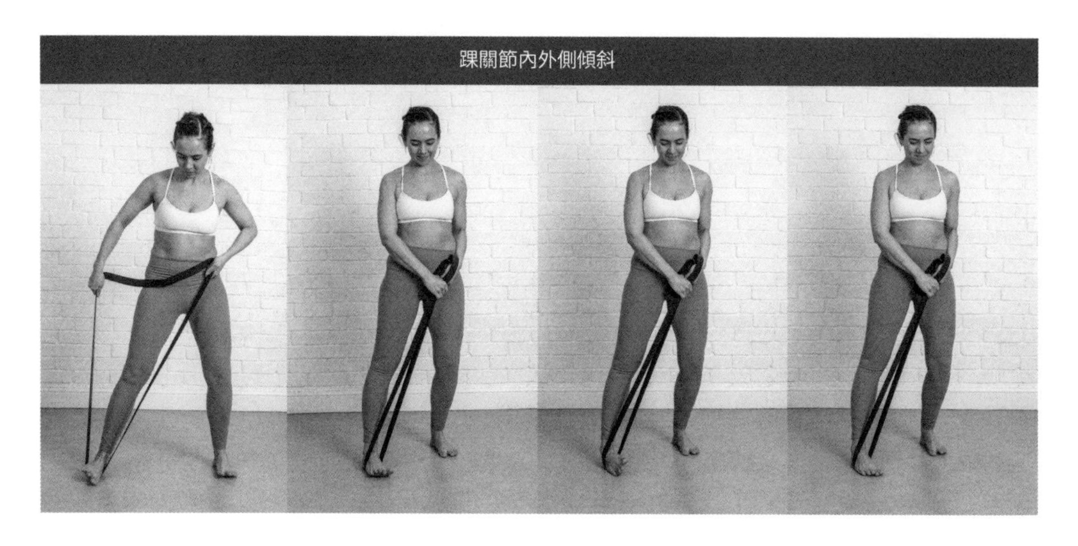
踝關節內外側傾斜

腳踝繞圈

將彈力帶套在腳掌前端，像騎馬一樣雙手握住帶子。利用阻力，練習讓腳踝進行繞圈運動。

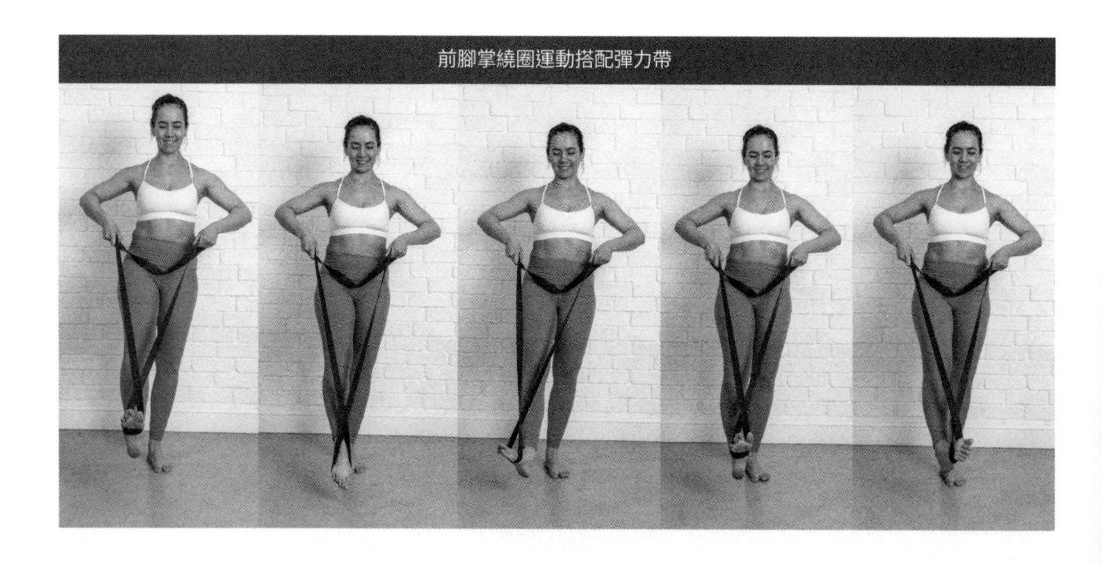
前腳掌繞圈運動搭配彈力帶

腳掌彎曲運動

將腳彎曲，然後將彈力帶繞在前腳掌（腳趾下方）。先將腳趾向下彎曲，讓整個腳掌逐漸跟隨著向下彎曲。當腳完全伸展後，抬起腳趾，然後逐漸將腳以波浪狀的方式回到彎曲的位置。

腳掌彎曲運動搭配彈力帶

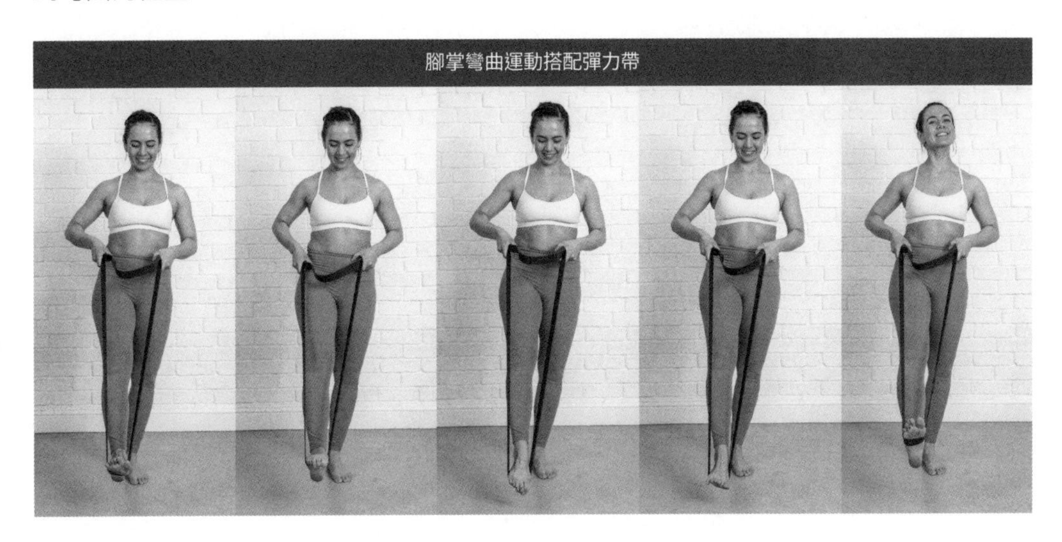

腳尖向下的下犬式

跪坐在地面，腳趾尖平貼地面。雙手放在地上，慢慢推起身體，進入腳尖向下的下犬式，保持片刻後再慢慢降低回到原位。讓腳趾用力推入地面。如果這個姿勢讓你感到不適，可以在腳下放一條捲起來的毛巾以增加舒適度。

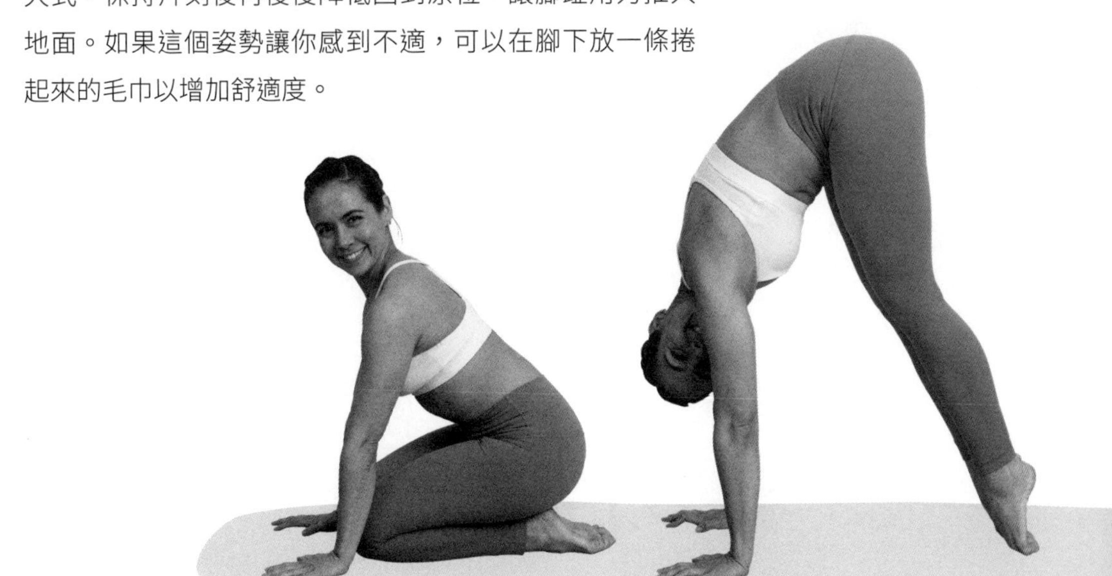

第九章：

為何瑜伽對於超柔軟的身體可能是一個問題

首先，我們必須指出，本章的標題可能會讓人誤解，這在本書中算是相當特殊的一次。我們可以保證，瑜伽對任何人來說都不是問題。

瑜伽的定義是「一體」、「連結」，也就是說，它擁有一種超能力，讓我們意識到一切事物之間的聯繫。因此，瑜伽通常以身體練習一些華麗的姿勢開始，但最終，隨著緩慢的呼吸進行這些動作，將教會你更大的包容、更深的覺察，並且可能會（如果你運氣好）達到啟蒙的境界。

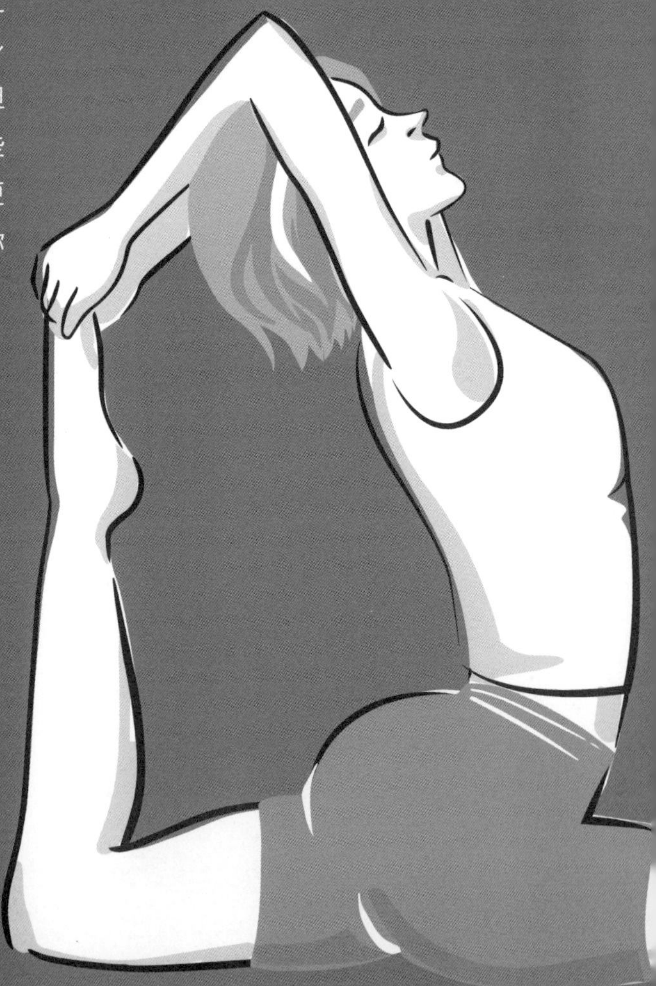

從外觀上來看，瑜伽可能看起來只是某個人靜坐閉眼，吟唱著外語，並以看似過度呼吸的方式進行呼吸。對更多人來說，瑜伽則是要在一塊長方形的橡膠墊上展現他們內心的扭曲形狀。的確，對於旁觀者而言，很難知道一個內心的旅程是否正在進行，只有修練者自己才能確定。

在本書中，每當我們提到瑜伽時，所指的是那些具有扭曲或變形特徵的體位或姿勢。我們將深入探討這些姿勢對一般人體的影響，並分析它們對過度柔軟體質的身體所產生的不同效果。

在開始探討之前，我們想強調的是，生活中的一切都可以展開更深層的內心探索，不僅限於冥想、吟唱、呼吸或在橡膠墊上展現各種姿勢。閱讀一本書也可以是你的瑜伽（svadhyaya）。同樣地，衝浪、園藝、舉重，或者慢慢品嚐一顆多汁的梨子，充滿感激的每一口，都可以成為瑜伽。如果修練者在身心、呼吸與自我之間感受到某種聯結，並在這次體驗中獲得對於自己在更大存在時間線中，微不足道卻同時永恆的意義及更深的認識，那麼可以說，這就是瑜伽的本質。

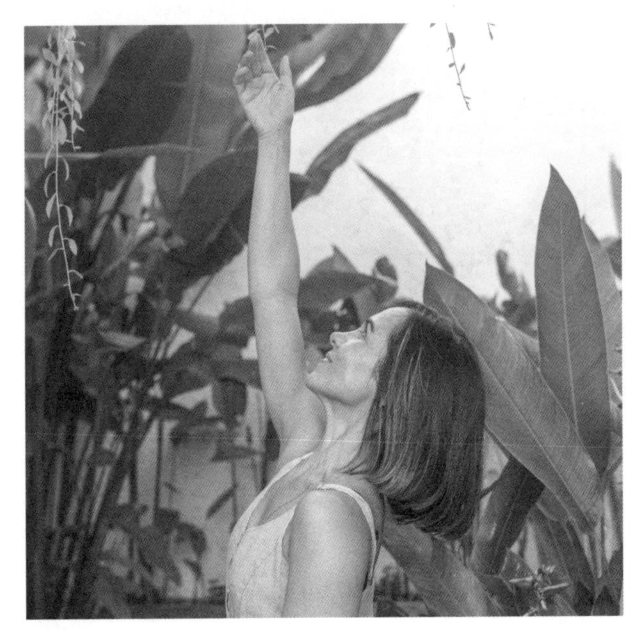

有人可能會抱持不同意見，但即便存在這樣的分歧，卻也證明了瑜伽這段旅程的深奧和個人性。

因此，透過這本書獲取的資訊，不僅會改變你在瑜伽墊上的動作方式和日常生活中的身體姿勢（希望如此，並且所有穩定性肌肉都能充分啟動。事實上，或許已經改變了！），還會讓你更深入地理解你運動背後的意圖和原因。這才是真正的瑜伽！

你的自我意識是否過度柔軟？

我們常常談論要克制自己的柔軟度，那麼，何不也克制一下你的自我意識呢？

我們相信，希望到現在你也能相信，過度柔軟基本上使你擁有超人的能力！因為，我們相信人需要柔軟，許多事情對我們來說才能輕而易舉，而那些身體不太柔軟的朋友則需要花費幾個月甚至幾年的時間來努力。

然而，能用身體做出各種動作並不真正讓一個人成為超人。也許在體育界，無論運動員的態度如何，都需要運動表現才會受到獎勵，但在現實世界，尤其是在瑜伽界，真正的重點從來不是你能用身體塑造出什麼樣的姿勢。我們所有喜愛的超級英雄都不僅僅是他們的超能力，真正重要的是他們如何使用這些超能力。

沒錯，我們需要在柔軟的身體中建立力量。此外，我們可能面臨的謙卑課題會比許多不那麼柔軟的朋友更為艱難，至少在強行嘗試某些體位時也學會控制自己，即使這會帶來一些疼痛。

我們談論的是自我意識、過度柔軟性，以及學習超人般的謙卑。過去常有人指出，瑜伽練習時受傷的主要原因，不論是對於過度柔軟者還是對於不太柔軟者來說，都是自我意識。我們也要向讀者們先承認，自我意識是調整自己的練習以照顧過度活動關節時所面對的最大障礙。

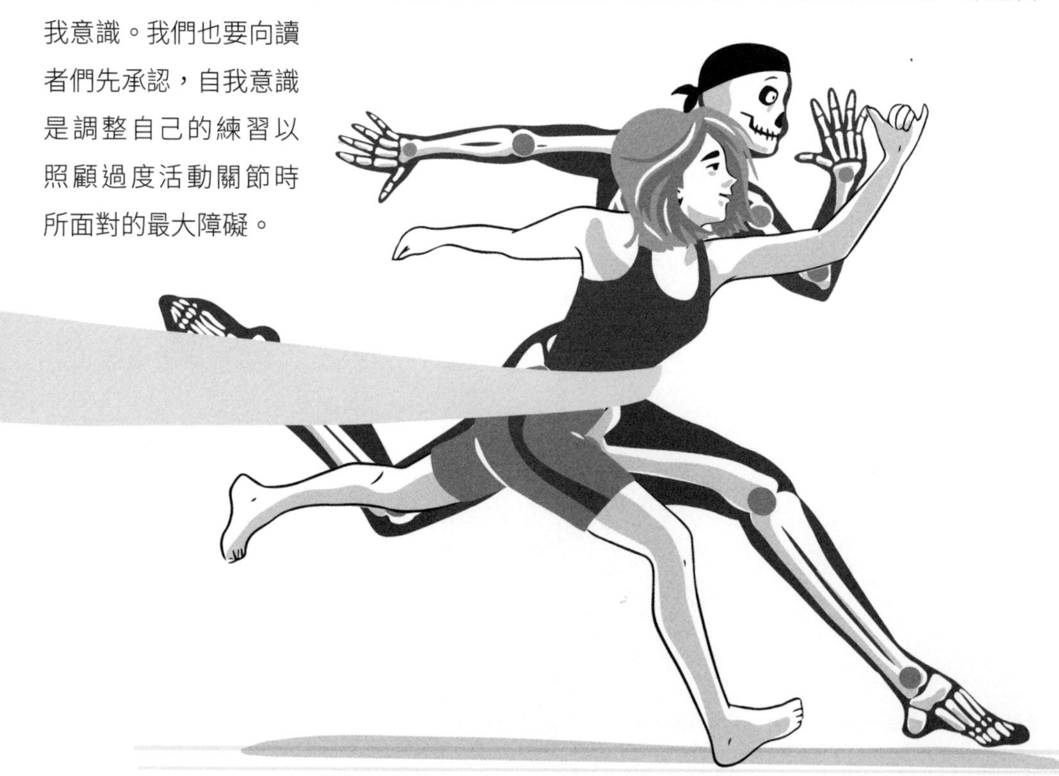

Adell 的故事

我住的地方附近有一堂瑜伽課，我以前非常喜歡上，因為它非常具有挑戰性，而我正是一位喜歡挑戰的人。在課程中，我能在視野餘光看到續許多同學們成功完成大多數瑜伽老師都不敢嘗試的姿勢。這些姿勢我也能做到，但它們會讓我的肩膀和下背部感到疼痛，所以我會選擇做一些調整。

我幾乎能聽到自己的自我意識在不安地嗚咽，因為我在克制自己，盡量不深入地進入每個動作，而是運用力量，而非重力將我拉入這種姿勢。但接下來就會發生，當老師引導我們進入高峰姿勢時，我的自我意識因為整堂課的克制而受了傷，周圍的同學們都在努力完成這項挑戰。我知道這個姿勢我可以輕鬆做到，只要我讓自己的下背部下沉，但這樣會讓我背痛一整天，甚至可能對長期健康造成更大的損害。

我的自我意識曾經告訴我：「現在不做就永遠無法做了！」在我意識到之前，我已經驕傲地進入一個毫無意義的過度後仰。哦！那種感覺真好，當你知道自己是唯一能做到某件事的人時，當老師說：「幹得好，Adell！」甚至還會說：「大家來看看 Adell 是怎麼做的。」

如今，我都會就像在試鏡一個止痛藥的廣告一般，用手掌貼著自己的背部。告訴自己「你得更明智，Adell。為什麼要這樣做？」而其它同學正朝著他們的目標邁進，想要做到劈腿或在舞姿中抓住自己的腳時，我則慢慢朝著自我目標努力，就是把身體的需求放在自我意識的慾望之上。在每一堂課中，我都漸漸靠近那個目標，直到有一天，我走出那間教室時，沒有因為避免過度伸展而感到筋疲力盡，同時也完全沒有那種對他人表現顯露出的羨慕感。

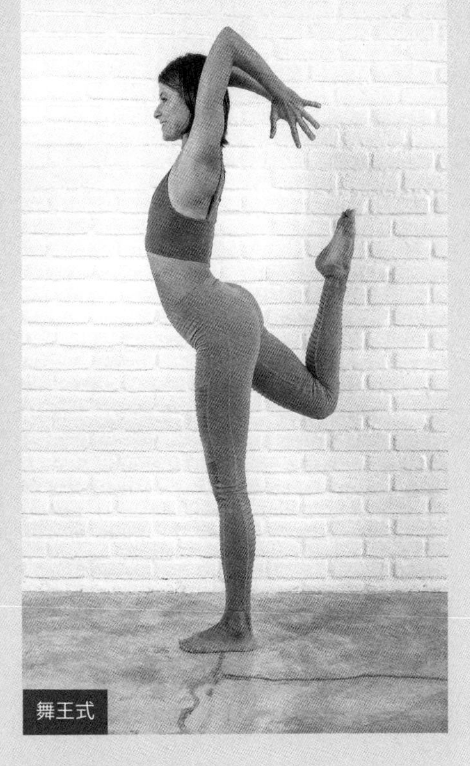

舞王式

Celest 的故事

最初在我成為瑜伽老師的時候，因教授過多的課程而感到身心俱疲。於是，我便決定要擴展個人品牌與知名度，以爭取到更好的薪水待遇，最終達成減少繁重的工作時間。因此，為了達到這個目標，我將注意力轉向 Instagram 上，並迫切希望能快速增加粉絲人數，藉此擺脫這種過度忙碌的生活模式。

從以前我一直是個喜歡做功課的人，所以開始研究如何能有效增長粉絲人數，後來發現關鍵在於展示一些少數人才能做到的高難度彎曲姿勢。我記得在那個寒冷的十二月，我穿著瑜伽緊身褲和短袖上衣，與攝影師一同外出拍攝那些過度向後彎曲的獨特姿勢，當時的我不顧外頭的寒冷與關節的不適感，一心只希望這樣的照片能快速增加粉絲人數。最後，才意識到驅使我做出這些行為的原因，應該是出自於希望被他人認可的渴望。

直到我的身體再也承受不住，且無法繼續承擔過於頻繁的物理治療過程，才決定改變策略。這次，我便不再將 Instagram 當作單純讓自己獲得他人認可的工具，而是轉向將其作為教育的平台，用來分享我的專業知識與教學經驗。

因此，我開始更加精進自己的專業知識，並應用最新學到的技巧來改善我的身體狀況。隨著身體的變化，我也看到了學生們的改變，這讓我覺得遠比增加社交平台的粉絲人數來得更有價值。如今，我更加感謝當時身體給我的警訊，讓我及時擺脫了自我創造出的困境。

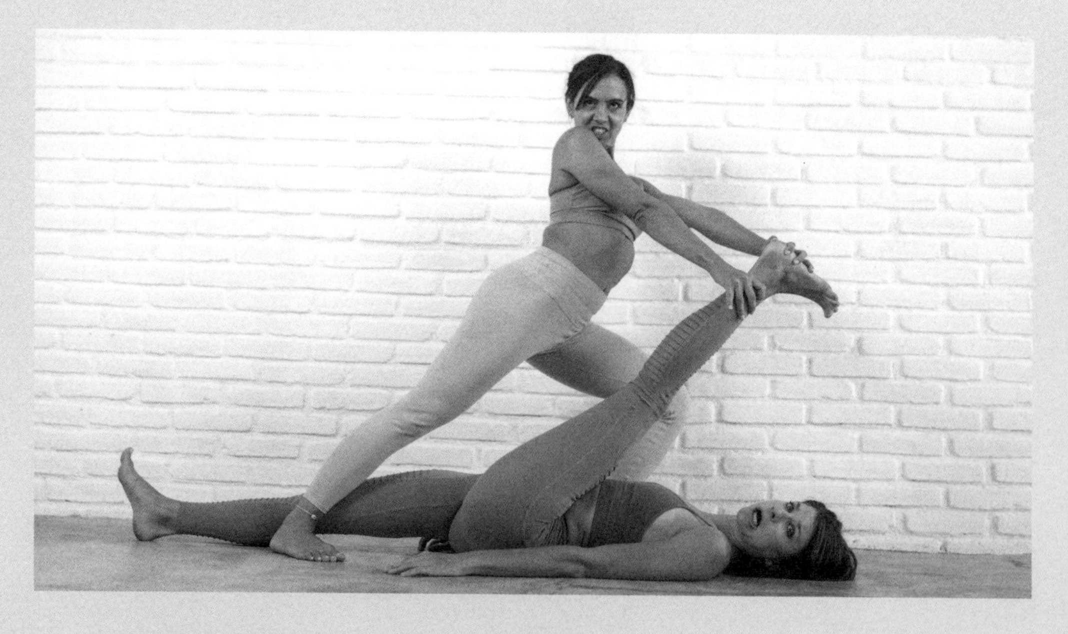

這就像一種毒品

你知道這對你不好，但就是無法停止自己。而當那種快感消退後，你才會想起自己曾經說過不會再這樣做的原因。謙卑，才是真正的瑜伽。

其實，有一件事！如果你在學習謙卑方面所需的努力超過一般人，那麼最終你將得到的是，比不需要的人經歷更長、更深、更強大的課程。因此，我們這些擁有過度柔軟性的人，或許不需要太多的柔軟性訓練，因為我們已經達到了其它人所追求的柔軟性目標。但或許我們可以在成為謙卑的瑜伽修練者過程中，更精進我們的超能力。

請把這本書視為一場關於解剖學和生物力學的知識大爆發，同時也是一個精進你注意、傾聽和接受能力的指南。讓書中所有提出的問題和疑問提升你對世界的主觀感知。打開心靈的窗戶，接受每一分鐘的生活都可以用無限種方式來理解的可能性，然而決定如何看待這一切的唯一責任在於你自己。

因此，這一章的標題也可以是「為什麼現代瑜伽體位在許多（但絕對不是全部）瑜伽工作室的教學方式，對於過度柔軟性的身體來說是一個問題」。

無論你對瑜伽的看法是什麼，通常大家都同意，傳統瑜伽課程中所做的許多體位起源於印度，儘管大多數體位的誕生時間並不久遠。在古老的《哈達瑜伽之光》（Hatha Yoga Pradipika）中列出了十五個體位，但被認為是「傳統」且以梵語命名的大部分體位，其實是受到瑞典體操和印度健美運動的混合影響，並於二十世紀初至中期進入瑜伽的練習之中。

表面上看，瑜伽似乎古老，因此必定是自從切片麵包以來最棒的發明，對吧？長久就等於更好嗎？值得一提的是，在這些體位進入瑜伽練習的同一時期，許多知名的西方醫生認為，腦葉切除術是治療心理健康問題的最佳方法。此外，實踐這些體位的印度先驅與二十一世紀的西方人（以及許多東方人）生活方式相差甚遠，而不幸的是，我們在現代瑜伽體位中所繼承的許多內容，其實是適合創造它們的人，對我們來說卻不那麼合適。然而，瑜伽迅速流行，逐漸從印度的海岸傳播到西方，最終擴展到全世界。基於這些背景，我們應該將焦點從大師們認為超酷的姿勢，轉向成為我們進化的需求。

就像瑜伽體位（Asana）自克里希那瑪查雅（Krishnamacharya）時代以來不斷演變，催生出艾揚格（Iyengar）和阿斯坦加（Ashtanga）等其它派別的瑜伽，後來進一步衍生出火箭瑜伽（Rocket）、達摩瑜伽（Dharma Yoga）、流動瑜珈（Vinyasa）以及眾多其它風格一樣，體位將繼續演變。我們希望這本書能成為瑜伽體位演變的一部分，推動其發展成為一種完全（而非偶爾）智慧化的運動練習，確保各種體質的人長期的健康。

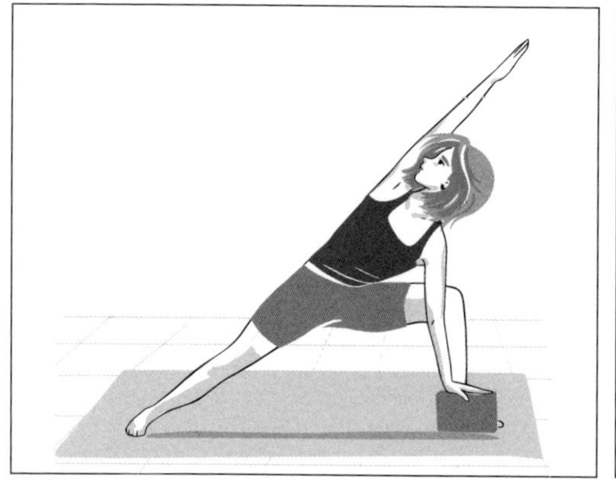

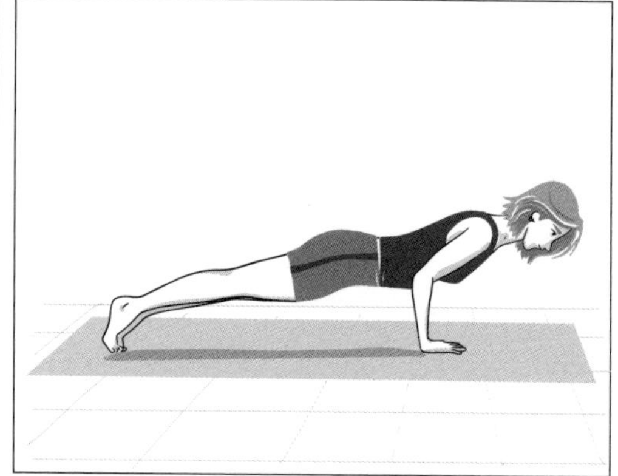

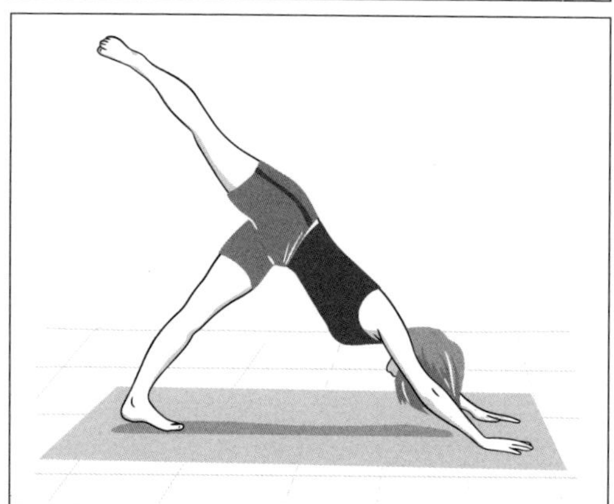

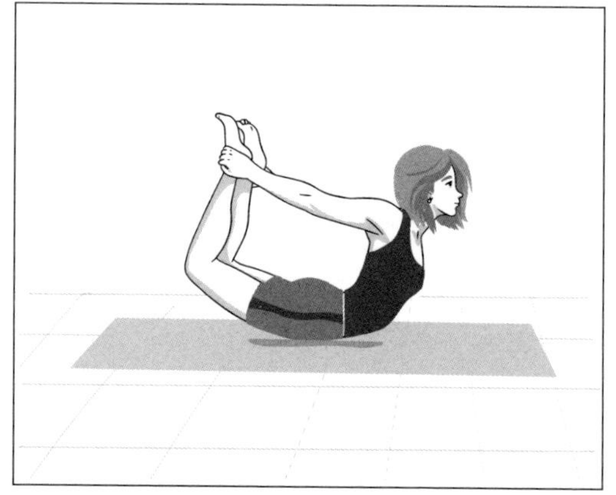

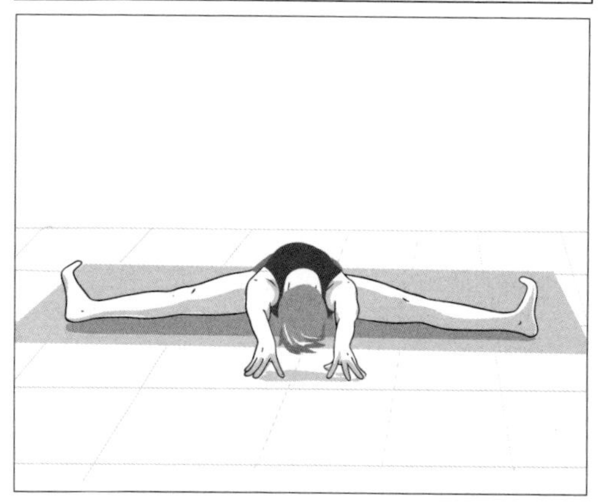

因為現在，瑜伽不幸地並不是這樣。瑜伽可能會以多種方式導致嚴重的傷害，超越自然活動範圍、反覆練習造成不平衡的動作順序*，以及忽略由現代生活方式（如長時間坐在椅子上或依賴手機處理一切）所造成的姿勢弱點，這三種情況都是瑜伽對我們身體健康造成危害的原因之一。其中一些傷害甚至以最常見的受害部位命名，如「瑜伽臀」（yoga butt）、「瑜伽肩」（yoga shoulder）和「阿斯坦加膝」（Ashtangi knees）。

* 我們是否提到過，大多數傳統瑜伽課程偏好進行腿後側肌肉的伸展而非增強訓練，並且在肩膀的旋轉動作上更重視內旋而非外旋，同時課程中只有推的動作而沒有拉的動作？

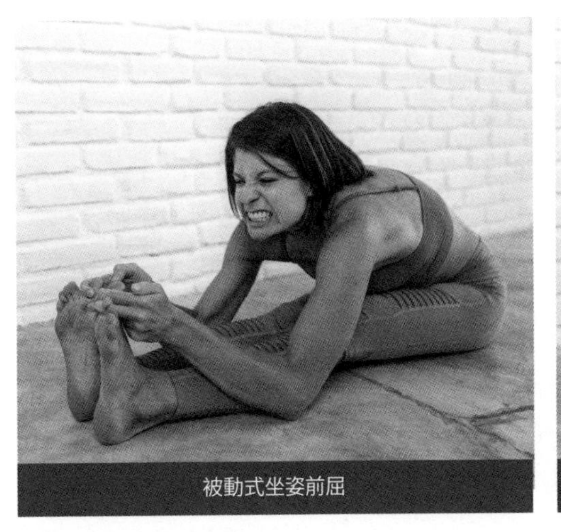
被動式坐姿前屈

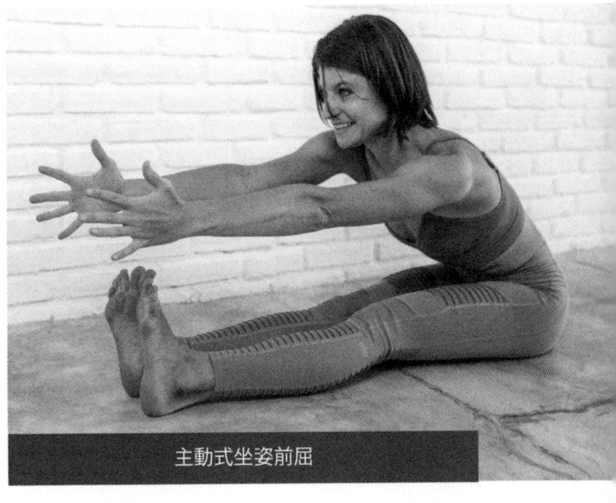
主動式坐姿前屈

好吧，也許我們剛剛編造了「阿斯坦加膝」這個名稱，但這是因為 Adell 曾參加了一個著名阿斯坦加瑜伽老師的週末工作坊。在工作坊後方有販售一些像捲起的毛巾那麼大的小墊子。當她詢問這些小墊子的用途時，得到的答案是這些墊子應該放在膝蓋後方，用於那些因膝蓋彎曲而到感到疼痛的體位，並可以幫助減輕疼痛。

那為什麼不直接避免那些會引發疼痛的體位，這樣就不需要買這些小墊子了？這樣不是更有道理嗎？

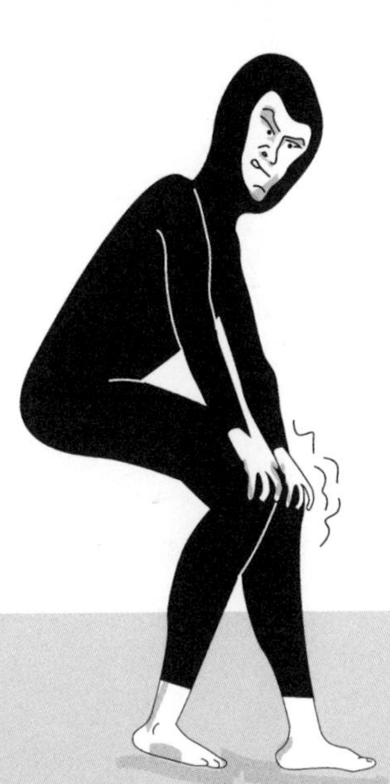

關於傷害的提醒

我們對待受傷的方式，其實和對待傷心有些相似；它們帶來的痛楚讓人難以忍受，因此我們會盡全力去避免。然而，生活中總會有一些時刻，傷害無法避免地發生。但受傷也能讓我們更深入了解自己，並激發我們更多的同理心與慈悲心。同時，受傷也是一個珍貴的訊號，提醒我們曾經嘗試、經歷並活在當下，即使結果不如預期。

將傷痛視為你瑜伽修練的一部分，將它當作自我學習的機會，並將這些經驗應用到未來，幫助你避免再次受傷。特別是在瑜伽中，很多傷害是可以預防的。所以，讓我們把受傷這件事留給極限運動愛好者和意外事件吧！

第十章：

柔軟體質的瑜伽生存指南

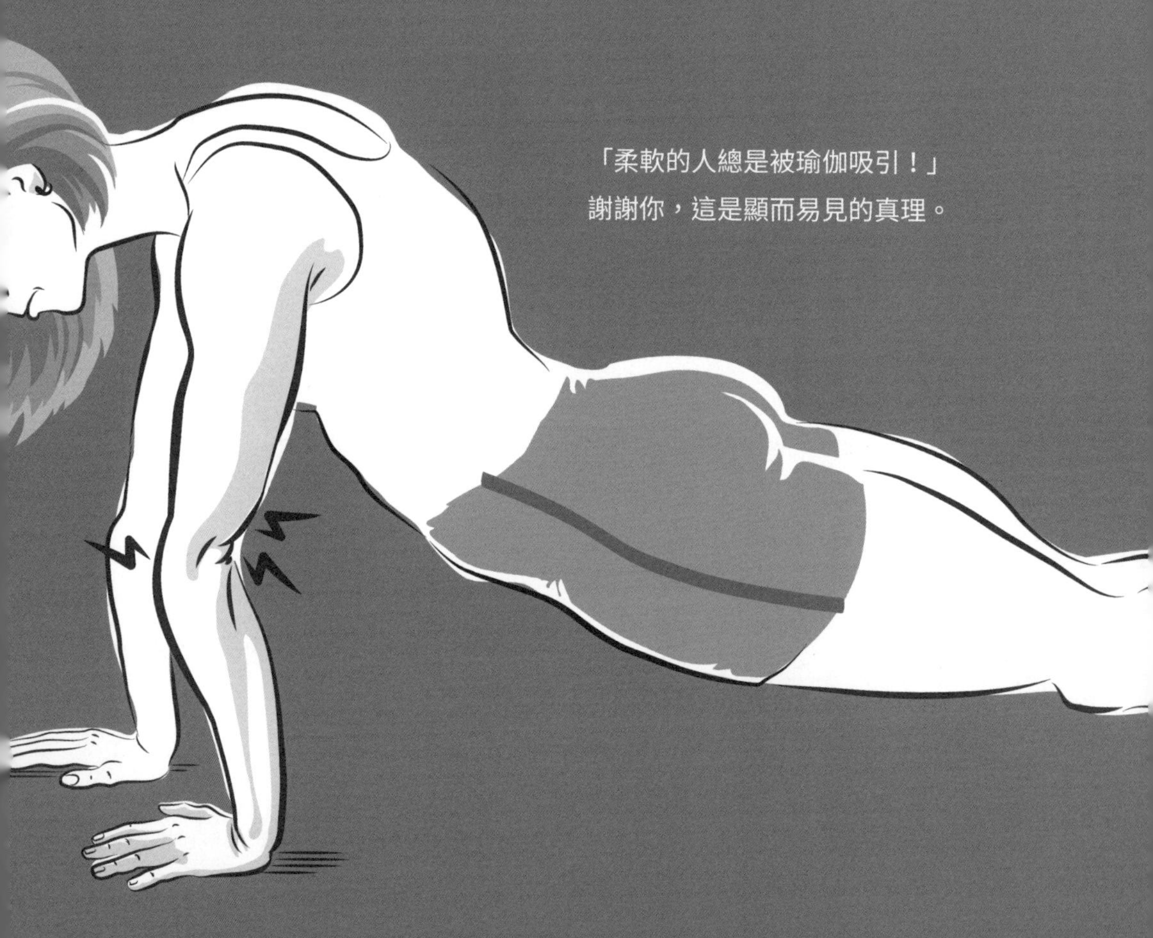

「柔軟的人總是被瑜伽吸引！」
謝謝你，這是顯而易見的真理。

不過，雖然過度柔軟體質影響了 15% 到 20% 的普通人群，但在瑜伽界，這個比例很可能更高。如前所述，過度柔軟的人像蜜蜂一樣被瑜伽吸引，是因為我們在柔軟性方面受到讚譽，能夠以難以形容的方式彎曲身體。

然而，我們這些擁有過度柔軟體質的人，之所以不論風雨都像魔術師胡迪尼般重返瑜伽墊上的另一個原因，是因為瑜伽提供的焦慮緩解工具，是其它運動方式所無法比擬的。最棒的是，當我們說「我只是個高度敏感的人，能感受到一切。」時，並不會遭到奇怪和困惑的目光。(順帶一提，這不是超能力，而是關節過度活動譜系障礙（JHSD）。)

我們希望到目前為止，這些觀點已經在你的心中扎下了根，因此接下來的話，你會深有共鳴。傳統瑜伽的體位訓練在柔軟性和力量訓練之間存在不平衡的比例。大家都推崇拉伸，卻鮮少提到力量訓練，除了某些如喉式呼吸法中所感受到的力量。因此，許多骨科醫生、物理治療師、整骨師及其他醫療專業人士，常建議過度柔軟的患者避免練習瑜伽，甚至有時會建議完全避開瑜伽。

這讓我們面臨一個尖銳的兩難問題：我們該繼續上瑜伽課，冒著可能傷害我們這副如「濕麵條」般的身體的風險，還是放棄瑜伽轉而練習舉重，卻可能犧牲我們的心理健康呢？

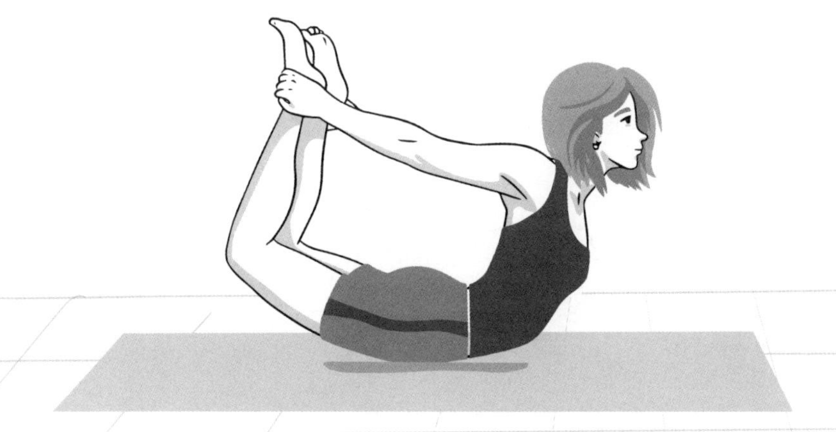

知識炸彈

再次強調這個重要的知識！即使你是過度柔軟體質，但仍然可以繼續練習瑜伽；只要正確地調整動作即可。

BOOM

瑜伽、舞蹈、體操、皮拉提斯、CrossFit、水下曲棍球、掰腳趾腕以及彈奏班卓琴等活動，對於過度柔軟的人來說，都是可以持續進行或重新開始的選擇。然而，如果不注重穩定性的基礎，這些活動也可能成為潛在的傷害隱患。我們建議你定期深入研究本書中關於生物力學和訓練技巧的部分，以幫助自己保持正確的練習方向。

在本章中，讓我們專注於瑜伽及如何調整你的練習，以確保能安全地進行。

需謹慎的瑜伽提示！

以下是一些我們在相關生物力學章節中已經討論過的瑜伽動作提示索引。如果想了解這些提示的更多細節，請回到那些章節。

在第七章討論到「肘部劃圓圈運動」時，我們提到日常生活中往往會過度使用內旋，而非外旋。這樣的比例在日常生活中沒問題，但在瑜伽練習中進行手臂纏繞時，卻容易讓肩關節進入所謂的「被動不適範圍」。因此，在進行手臂纏繞時，儘量避免雙手緊握或手臂接觸其它身體部位。

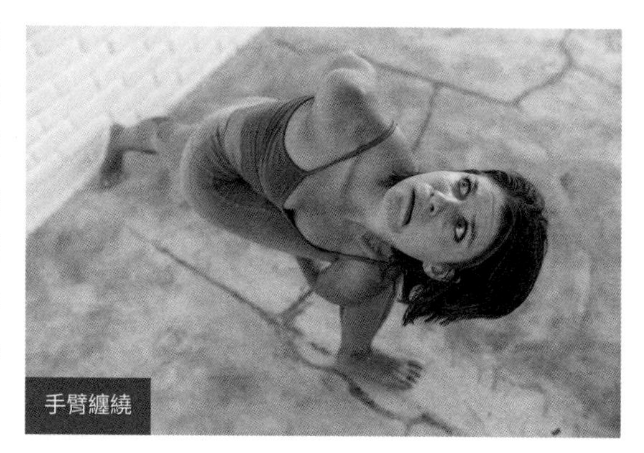
手臂纏繞

在第六章討論到在後彎中放鬆臀部時，有詳細解釋為什麼「放鬆臀部」並不應該是任何後彎動作中的提示。

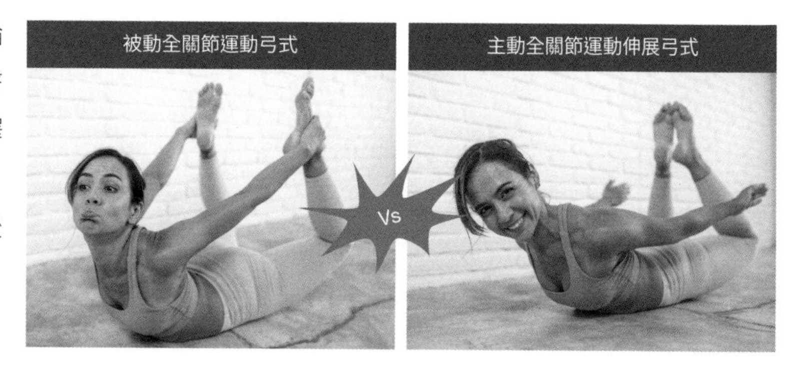

被動全關節運動弓式　主動全關節運動伸展弓式

至於下犬式：

- 當雙臂舉起過頭時，瑜伽練習者應該忽略「將肩膀從耳朵拉開」的提示，並且瑜伽老師不應再使用這個指導詞。更多詳情請參考第七章。

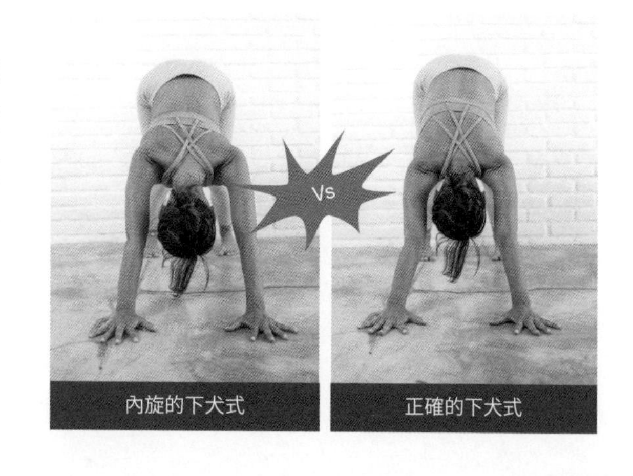

內旋的下犬式　正確的下犬式

- 在第八章的「如何運用力矩」部分，我們提到要將腳跟壓入地面，是雙腳與腳踝之間理想的運動方式。你需要在足部保持穩定，同時讓腳踝保持靈活。然而，許多柔軟過度的人有著塌陷的足弓，當瑜伽老師在下犬式中鼓勵壓下腳跟時，足弓反而做了所有的動作（而非腳踝）。鼓勵足底從地面抬起，形成良好的足弓，可能有助於避免出現可憐又塌陷的足部問題。

英雄坐式和蓮花坐式這兩個姿勢對膝蓋而言是極具風險的。還記得第二章中的身體地圖先生（Body Map Man）嗎？他告訴我們膝蓋應該要穩定，而活動範圍的保護者（AROM）則會要求你在進入這些姿勢時，透過關節的肌肉控制來保持膝蓋穩定。如果仔細觀察這些姿勢，你就會明白為什麼我們認為這些是屬於被動痛苦範圍（Passive Range of Misery Man）的領域。

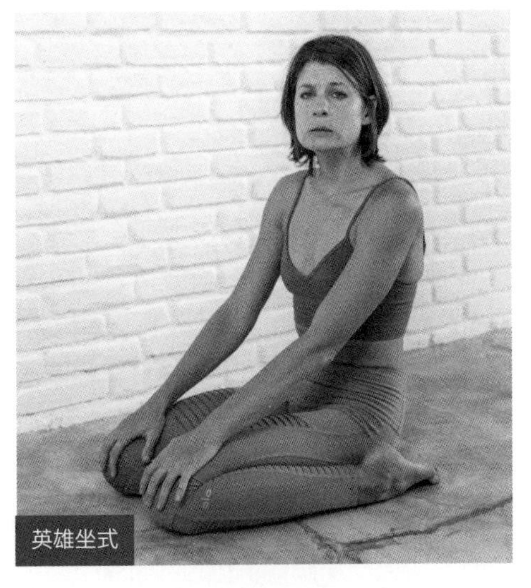
英雄坐式

- 英雄坐式利用重力被動地將膝蓋拉入極端屈曲。我們建議用迷你「娘娘蹲」來取代這個姿勢，以增強你的股四頭肌和臀部肌肉。在進行迷你「娘娘蹲」時，僅需彎曲膝蓋和腳踝，並在向後傾斜時抬起腳跟，膝蓋彎曲，保持臀部直立。

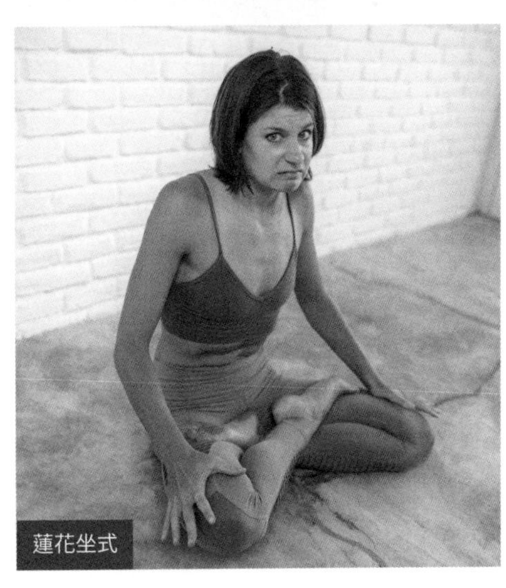
蓮花坐式

- 在進行蓮花坐式時，通常會用手將腳踝拉過大腿。這樣一來，當你的雙腿形成結時，便不需要任何力量來維持這個姿勢。這意味著你的膝蓋韌帶可能會面臨過度伸展的風險。我們建議你用束角式來取代蓮花式，並將雙腳外側緊貼瑜伽墊，以保持雙腿的活躍。

額外挑戰：試著將雙腳掌合在一起，並在不向後傾胸的情況下將雙腳抬離瑜伽墊！

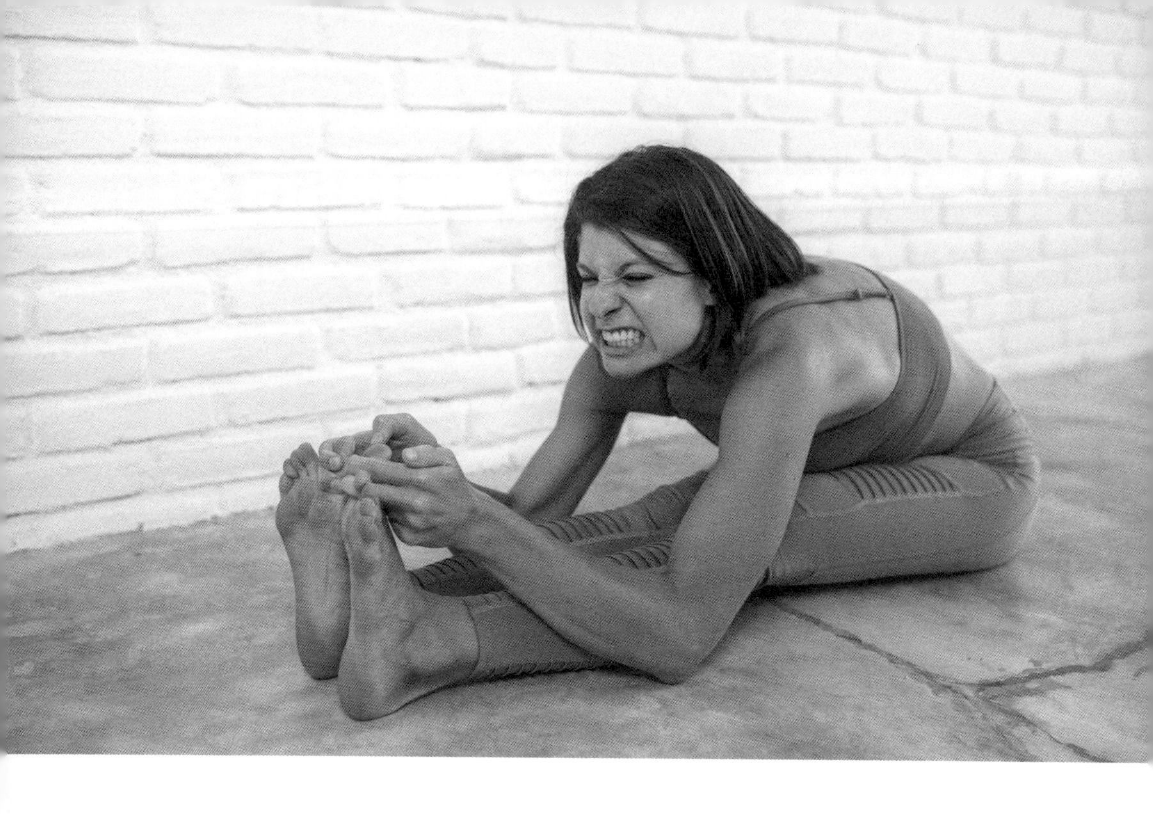

不要去達到運動的極限範圍

你可能還記得在第一章中提到，我們的身體擁有不同的運動範圍，並受到神經系統設置的障礙來保護我們的安全。簡單回顧一下，這些障礙主要是神經性的，但也包括肌筋膜（肌肉和筋膜中的限制）和骨骼（骨頭中的限制）等因素。

- 主動運動範圍（AROM）通常是安全的，這要歸功於我們體內強大的活動範圍保護者。讓我們可以在意識清醒且能掌控的情況下，將身體置於這個範圍內，並保持不動，甚至抵抗重力或負重等阻力。

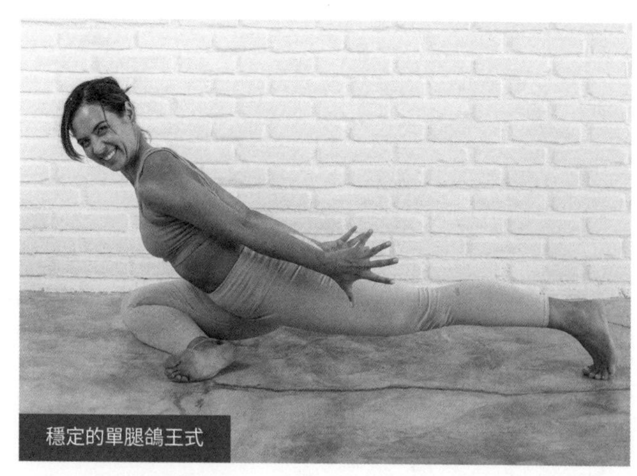

穩定的單腿鴿王式

- 我們的被動運動範圍開始於當我們需要某種外力來使身體部位超過主動運動範圍所能達到的程度。
- 而極限運動範圍（也稱為解剖障礙）則是指身體在不受傷的情況下無法超越的邊界。

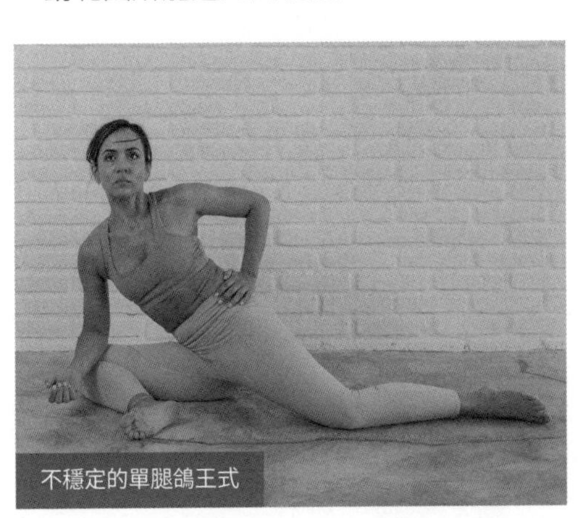
不穩定的單腿鴿王式

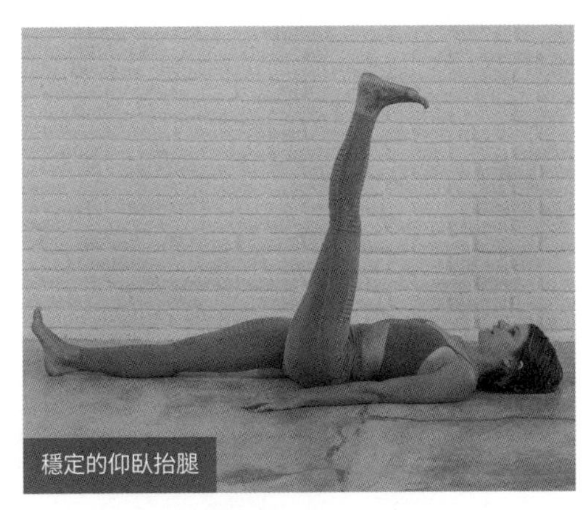
穩定的仰臥抬腿

猜猜超柔軟的人在拉伸時通常會去到哪裡？答案是極限運動範圍。再猜猜許多瑜伽的指導提示，無論是有意或無意，經常鼓勵什麼？走到極限運動範圍。而在極限運動範圍會發生什麼呢？拉伸那些不應該被拉伸的韌帶，這將會導致嚴重甚至無法恢復的傷害。（想想第二章提到的海報黏膠例子。）

理解「主動運動範圍」（AROM）和「被動運動範圍」（PROM）的區別，能夠讓你在所有運動中保持安全。如果你想挑戰「極限」，請先確保那是你主動運動範圍的極限，而不是達到解剖學上的極限。或許更重要的是理解外力如何誘導我們進入被動運動範圍，並進一步危及韌帶的安全。

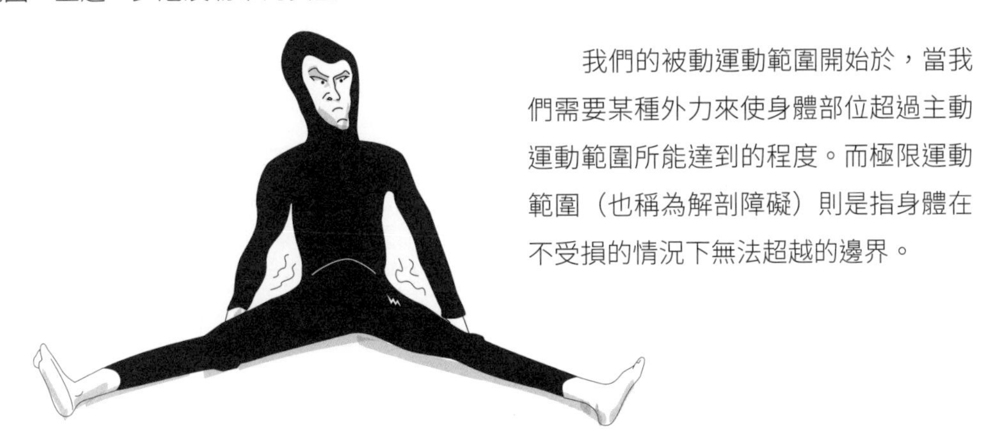

我們的被動運動範圍開始於，當我們需要某種外力來使身體部位超過主動運動範圍所能達到的程度。而極限運動範圍（也稱為解剖障礙）則是指身體在不受損的情況下無法超越的邊界。

雙手及其它身體部位

這些可能是你自己的手，也可能是幫助你拉伸或「加深動作」的人的手，例如瑜伽老師。還有可能是身體的其它部位，例如用肘部抵在另一側膝蓋外側進行扭轉弓步或扭轉椅式。第三個例子是當瑜伽練習者做蓮花座式時，腳與大腿的接觸。這種鼓勵被動動作的指導提示，應該是我們首先要小心的。在許多瑜伽課程中，你可能會聽到以下類似的說法：

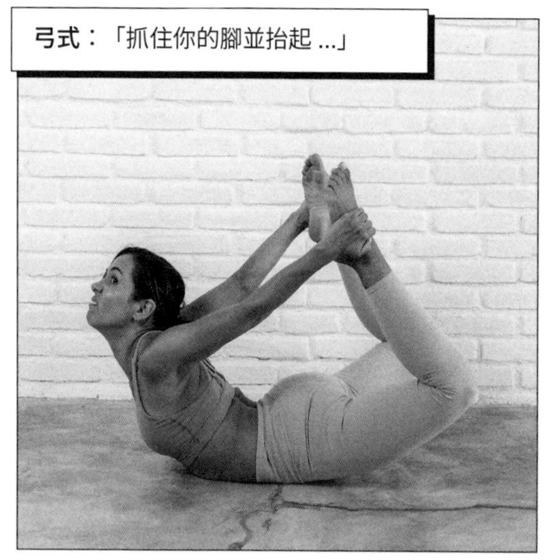

弓式：「抓住你的腳並抬起 ...」

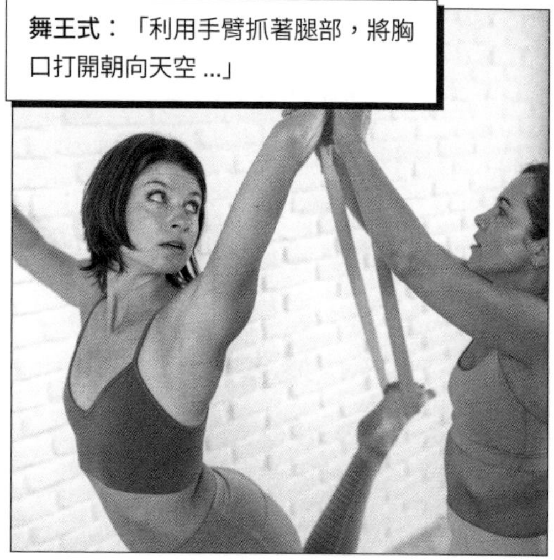

舞王式：「利用手臂抓著腿部，將胸口打開朝向天空 ...」

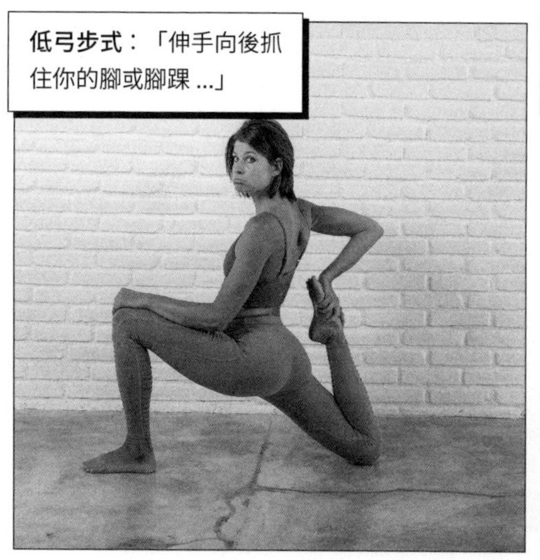

低弓步式：「伸手向後抓住你的腳或腳踝 ...」

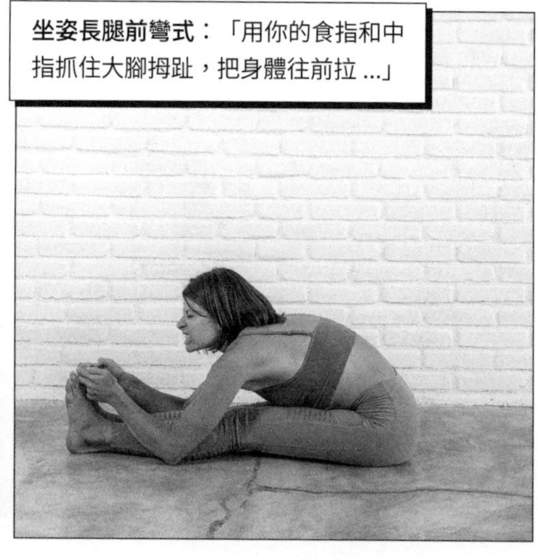

坐姿長腿前彎式：「用你的食指和中指抓住大腳拇趾，把身體往前拉 ...」

當進行拉或推的身體部位是活躍的（太好了！），但其它部位則是完全被動的。例如：

扭轉弓步：「用手肘抵住膝蓋，讓扭轉更深入 ...」

弓式：當雙手抓住腳時，後鏈肌群可能會失去作用，導致下背部受到擠壓。

低弓步：當手拉住腳踝靠向臀部時，腿後肌群和臀大肌錯失了絕佳的鍛鍊機會。

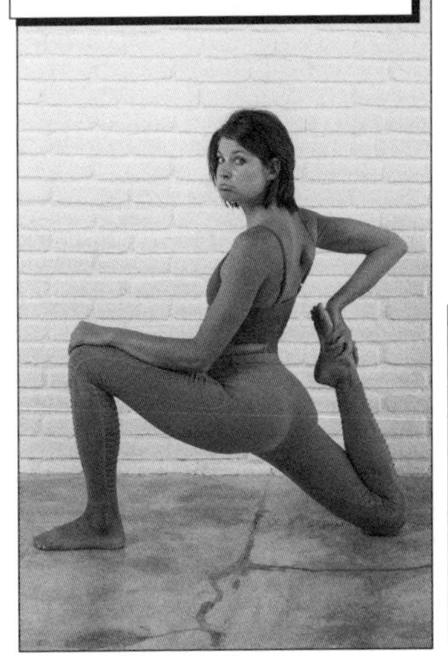

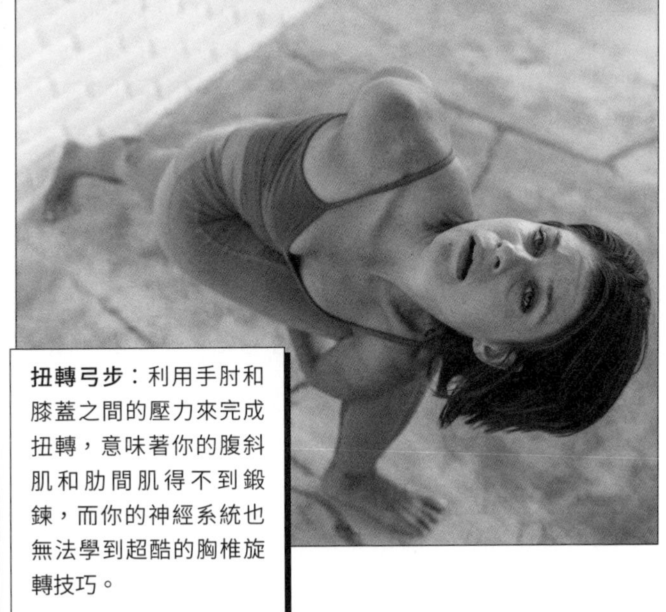

扭轉弓步：利用手肘和膝蓋之間的壓力來完成扭轉，意味著你的腹斜肌和肋間肌得不到鍛鍊，而你的神經系統也無法學到超酷的胸椎旋轉技巧。

想像一下，如果在進行上述體位時，不讓手或手臂接觸到腿或腳，會是什麼樣的體驗呢？或者，你也可以放下這本書，立刻試試看！接下來，請嘗試以下這些建議來進行這類體位：

- 在進行動作時，盡量避免身體的兩個部位之間直接接觸。（如果你不想成為課堂上的焦點，可以假裝自己有接觸，或者大膽地成為那個特立獨行的人，我們完全支持你！）
- 如果必須接觸，盡量在你的主動運動範圍內進行，保持所有相關肌肉的參與，而不是讓拉伸、推動或施壓的動作帶動你進入放鬆的狀態。
- 如果有人強迫你進入更深的體位，請他們稍微後退，並告訴他們你希望專注於增強力量，而不是透過這種方式來達成目標。

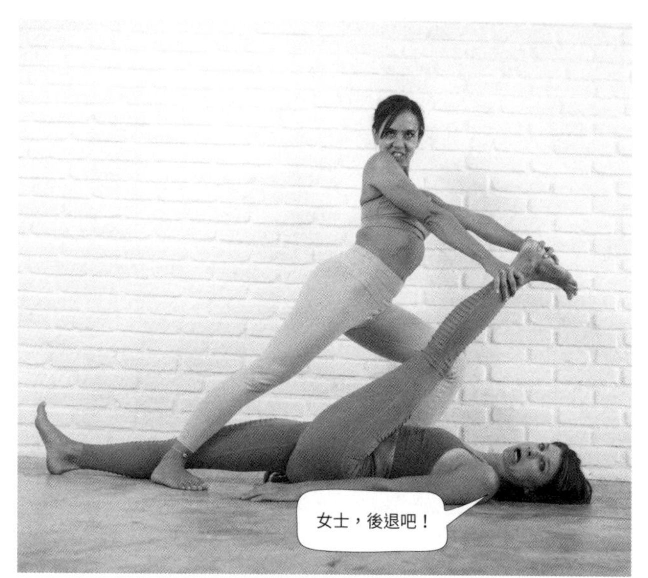

重力

根據你在特定瑜伽體位中的身體表現，重力可能是你需要對抗的阻力，或是促使你深入活動範圍的力量。

請記住，無論你擺出什麼體位，身處何地，重力始終朝向同一方向施力，也就是地球的中心。這正是為什麼保持平板支撐或將腿抬起來如此困難的原因。因此，對抗重力是一個很好的增強力量的方式。然而，在某些體位中，重力可能會成為被動運動範圍的隱患，除非你能抵抗地球的引力。

請注意這些常見體位，因為重力會使你很容易掉入痛苦的境地：

- **低弓箭步**：當你的臀部下沉，可能會讓前腳的足弓塌陷，導致前膝向內倒，這也是災難的開始。

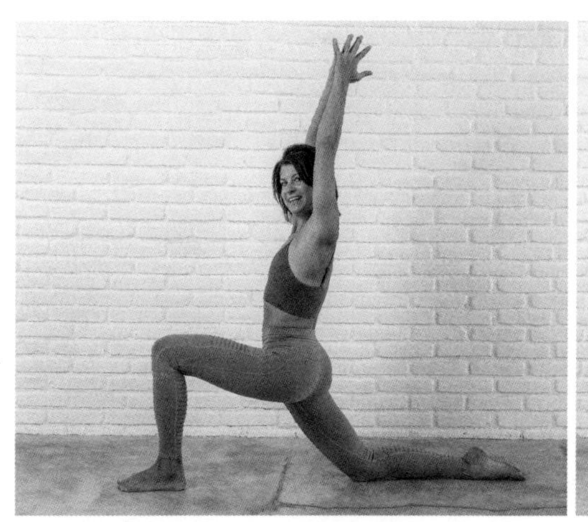

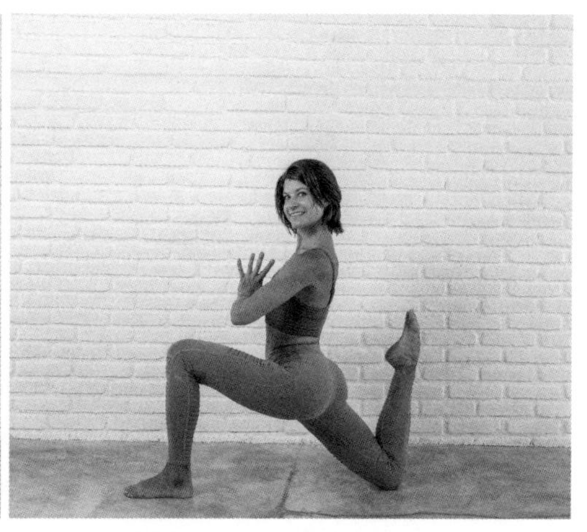

- **取代動作**：將你的臀部抬高，抵抗重力的影響，保持在活動範圍的邊緣，通過夾緊大腿、保持足弓的穩定，以及確保前膝與腳踝在一條直線上來達成訓練目的。而前膝不必完全一定要在腳踝正上方。

- **選擇性動作**：僅使用腿後側肌肉和臀部的力量，將後腳跟拉向臀部。

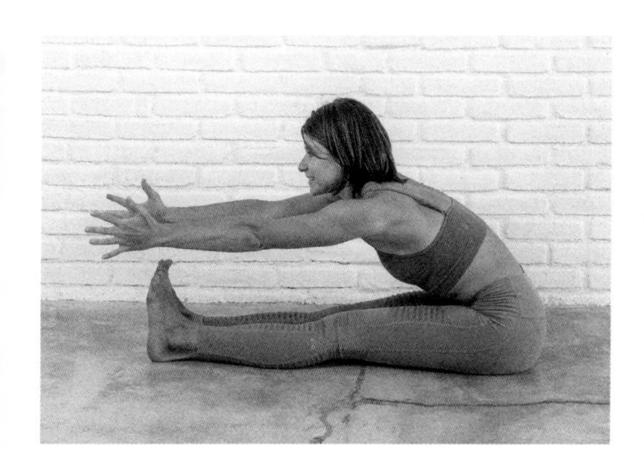

- **坐姿前彎**：當你的腿部和核心肌肉放鬆時，將胸部下降至大腿上，可能會導致腿後側肌肉過度拉伸。
  - **取代動作**：將腳跟用力按壓地面，並將腳趾朝向面部拉回，這樣可以啟動腿部肌肉，並保持上半身和腿部之間有些空間。

- **駱駝式**：隨意地向後彎曲，通常會影響到下背部，讓你面臨重力的挑戰，甚至可能造成受傷的風險。

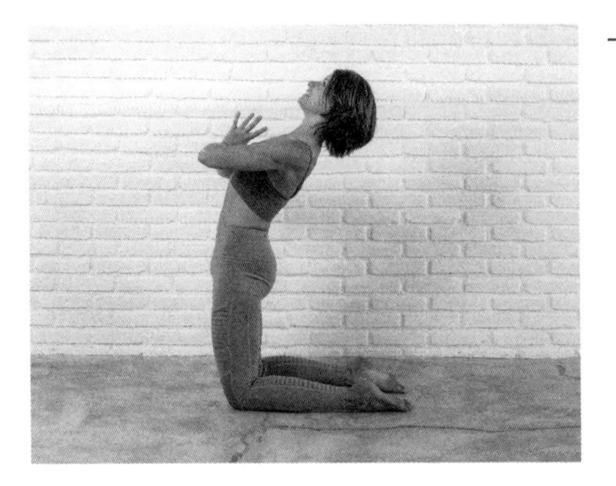

- **取代動作**：了解你的主動運動範圍以及重力何時開始掌控身體的好方法是，僅僅下滑到你能夠再次抬起自己的位置。然而，請記住我們在前方章節提到的身體地圖先生，以及如何保持腰椎的穩定。因此，請透過擴展髖部和胸椎來分散彎曲，避免僅僅從下背部進行彎曲。

動量

在本章中，將「以動量移動」視為與「以控制移動」相對的概念。當我們跳躍、奔跑、拋擲或踢出一個動作或過渡時，就會使用到動量。以控制的方式移動時，你可以在從一個姿勢到另一個姿勢的過程中，隨時暫停並靜態保持身體。如果去除控制，取而代之的是動量，那麼這列失控的火車就無法停止。在許多情況下，以動量移動意味著動作所需的努力，比減慢速度以控制的方式移動來得要少。

讓我們以一個常見的瑜伽過渡動作作為例子，從單腿下犬式（One-legged Downward-Facing Dog），將抬起的腳向前跨步，置於雙手之間，然後抬起胸部進入弓步（Lunge）。這看似簡單，但實際上卻非常困難。會讓瑜伽新手驚訝地說：「我沒想到瑜伽會這麼辛苦！」的過渡動作之一。要降低這個動作難度的一種方法，是利用動量將腿向前甩。但請別那麼作！而是嘗試以極慢的速度完成這個過渡動作，確保在每一個過程中都能暫停並保持腿部抬起在空中。你可能會說：「好吧，好吧，我明白了！我現在知道控制與動量之間的區別了！」

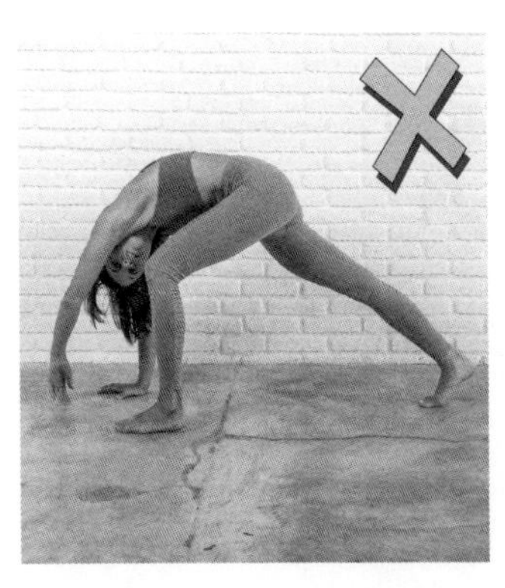

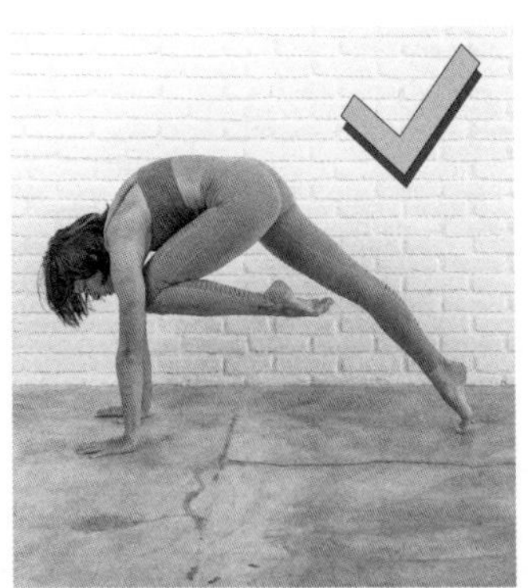

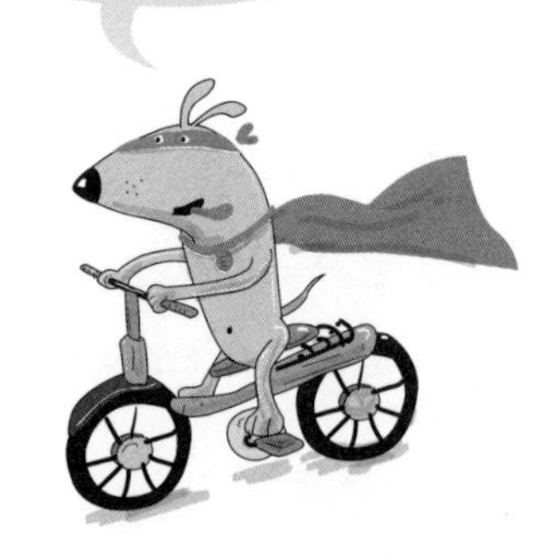

柔軟的人特別擅長利用動量來彌補力量不足，從一個點移動到另一個點。另一個常見的控制移動容易出現問題的地方是，當需要保持腿部抬起的姿勢時的移動。例如，如果你在低弓步中用手抓住腳踝，當你放開時，能否慢慢將腿放回瑜伽墊上？你能否抵抗那種重力下墜的感覺？

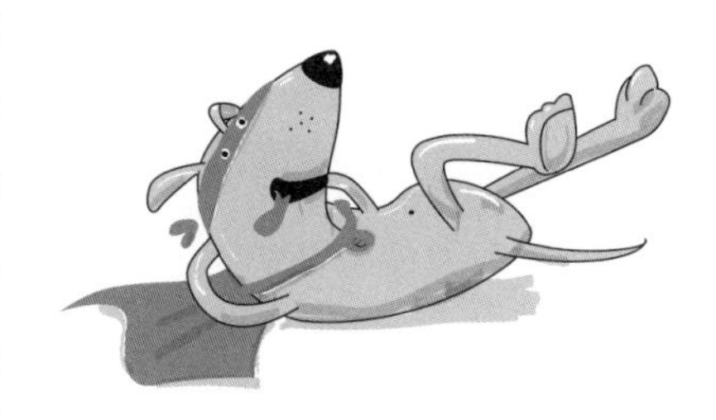

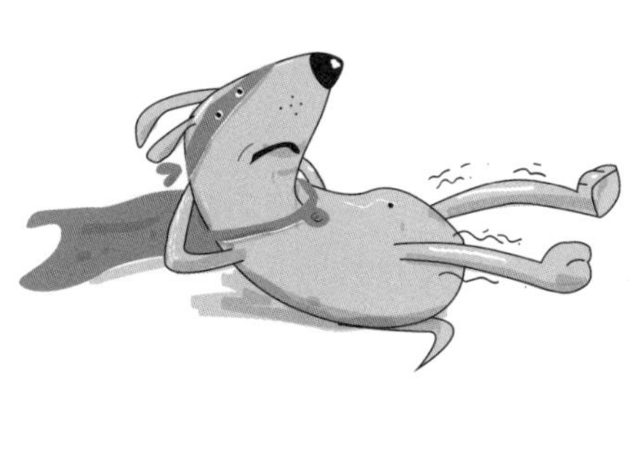

以下是一些針對動量的建議，能幫助你進行更穩定的運動：

- 專注於緩慢而有意識地移動，不斷地問自己：「如果我想停下來，我可以在這裡暫停嗎？」
- 自我檢視，問自己：「我是在這裡用力推進，還是我有意識讓自己移到這裡？」
- 記住，透過在姿勢之間以一種可以隨時暫停並保持穩定的方式移動，你將獲得大量的力量。

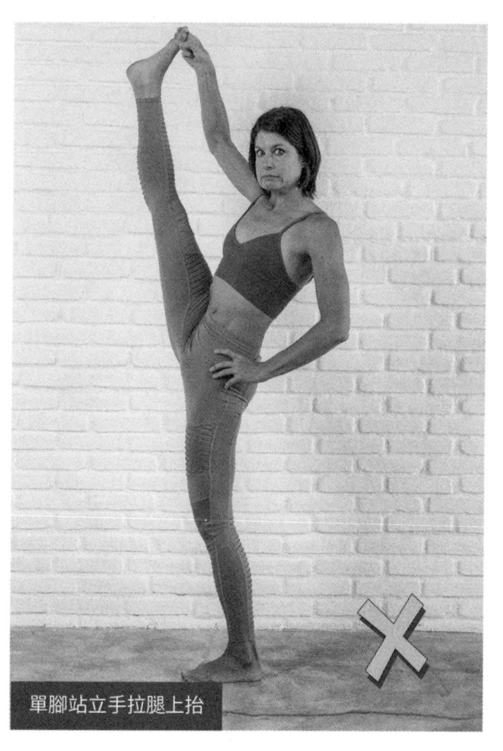

單腳站立手拉腿上抬

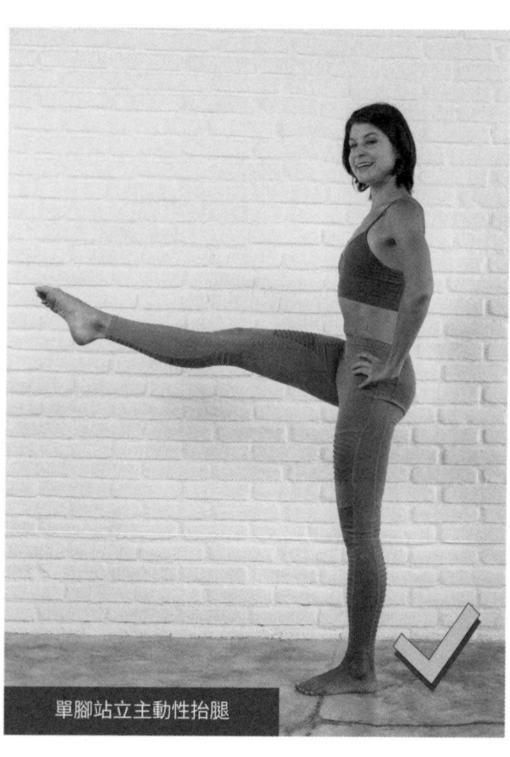

單腳站立主動性抬腿

輔具

或許你上瑜伽課時會自信地說：「我不需要輔具。」但其實，即使是一張瑜伽墊，尤其是防滑效果好的瑜伽墊，也是一種輔具，它可以讓某些姿勢在被動狀態下更容易完成，而不需要肌肉的啟動。

關於使用輔具（如瑜伽帶或瑜伽磚），有幾個常見的誤解。看看這些情境是否熟悉，並對任何鼓勵這些行為的指導提示保持謹慎：

- 使用瑜伽帶套住手肘來做手臂平衡或用前臂倒立：你可能還記得在第八章提到的，我們可以透過強化肩膀外旋肌來獲得好處。但如果使用瑜伽帶套住手肘，反而會讓我們過度依賴帶子的支撐，無法真正訓練我們所需的肩膀外旋力量，使得最終難以在不使用輔具的情況下練習。

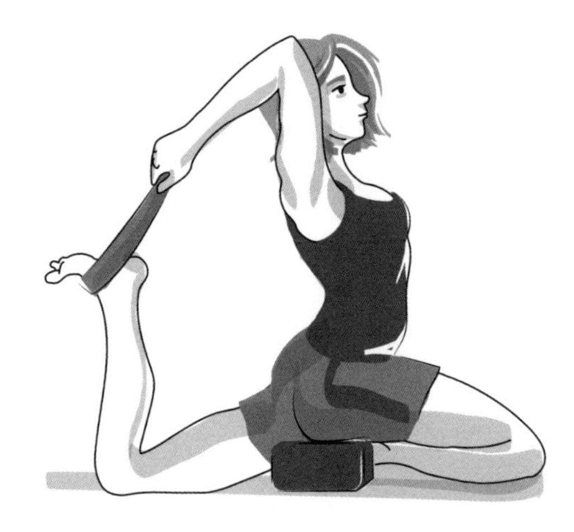

相反地，你可以選擇壓在一個瑜伽磚上，或者在地板上保持雙腳著地，逐步鍛鍊力量，再挑戰完整的手臂平衡姿勢。

- 使用瑜伽帶將動作拉得更深，這和用手將自己強行拉進更深的姿勢是一樣的。千萬別這麼做！記住，要保持肌肉的啟動和參與。

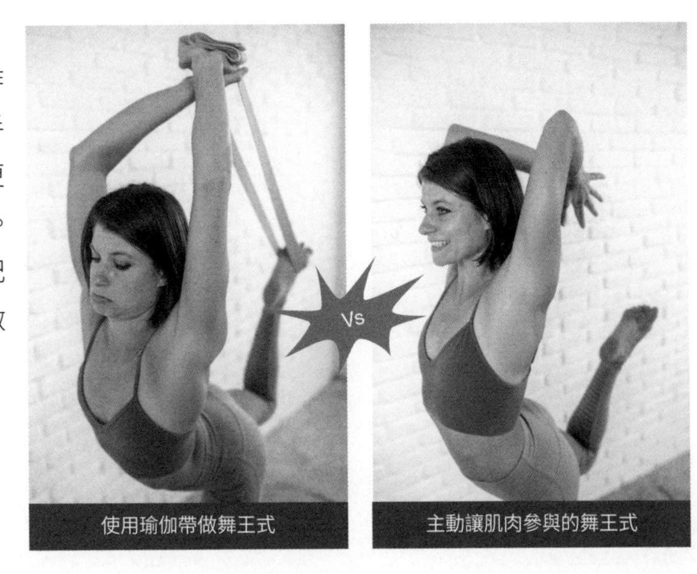

使用瑜伽帶做舞王式　主動讓肌肉參與的舞王式

- 依賴瑜伽磚來支撐自己：不要讓瑜伽磚替你做所有的工作！把它當作兼職助手，而不是全職僕人。

一個好的原則是，輔具的存在是為了讓姿勢更容易達成，但你不希望輔具成為你的拐杖。始終問問自己：「這個輔具是否在做所有的工作，還是我在做大部分的工作？」

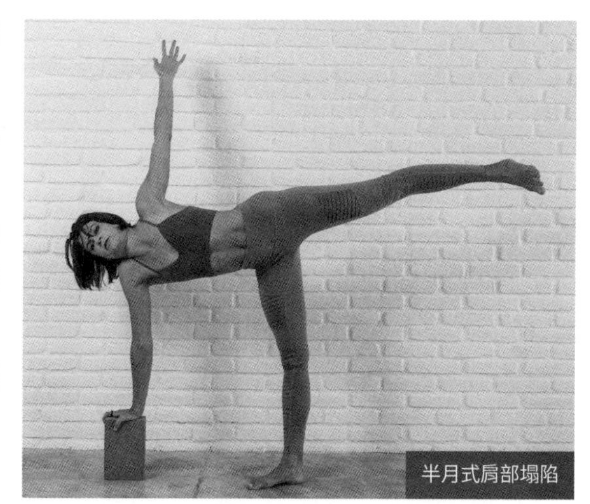
半月式肩部塌陷

瑜伽墊外的實踐

現在，你可能會想：「哇，這完全改變了我練習瑜伽的方式！」這正是我們希望達成的目標，讓你更有意識地去思考如何移動。但別只在瑜伽課上注意自己的動作，離開瑜伽課後也要繼續自我觀察在日常生活中的姿勢，例如你會被動地癱坐在沙發上嗎？能否更有意識地控制自己緩緩坐下？

我們並不是要你覺得自己每天必須像個機器人一樣，讓所有肌肉都時刻保持啟動狀態，完全無法放鬆。如果你在想「那我就不能再進入被動的活動範圍了嗎？我還能放鬆嗎？」那麼，親愛的身體柔軟者，請繼續讀下去！

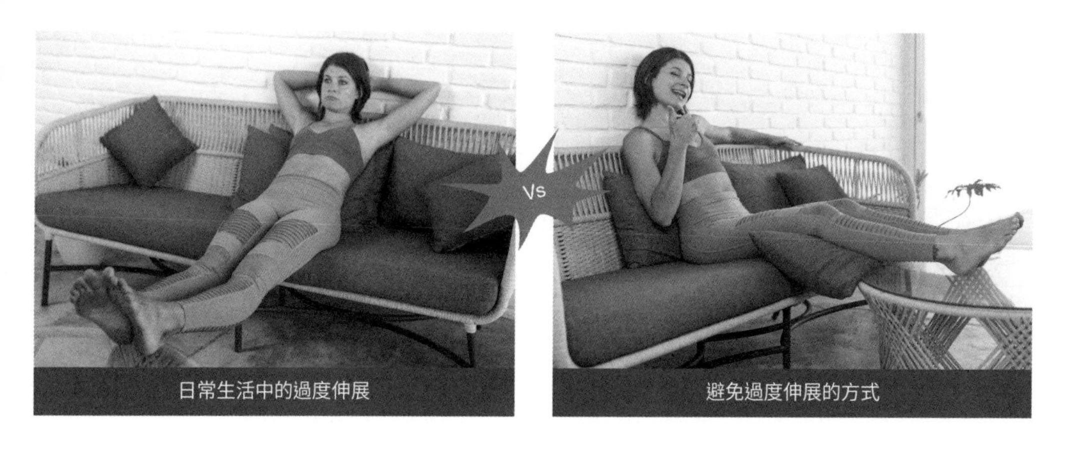

日常生活中的過度伸展
避免過度伸展的方式

請記住，極限活動範圍是一個可怕的地方，在這裡，主動活動範圍保護者（AROM the Protector）無法發揮作用。如果你的肌肉放鬆而正處於關節的極限範圍，則很有可能你的韌帶正在被過度拉伸，最終關節會出現磨損和受傷的情況。

知識炸彈

請牢記我們的首要超能力秘訣，這適用於生活中的所有活動，如果你的姿勢正確，S 型曲線和垂直線都保持良好，還能夠充分地呼吸讓空氣進肺部，那麼一切都很好！你的姿勢都不應離開本書所謂的超級英雄，穩定性肌肉的啟動。它們不必始終保持 100% 的緊繃和收縮才能發揮作用；只要是健康的姿勢就足以適當程度啟動這些肌肉。

BOOM

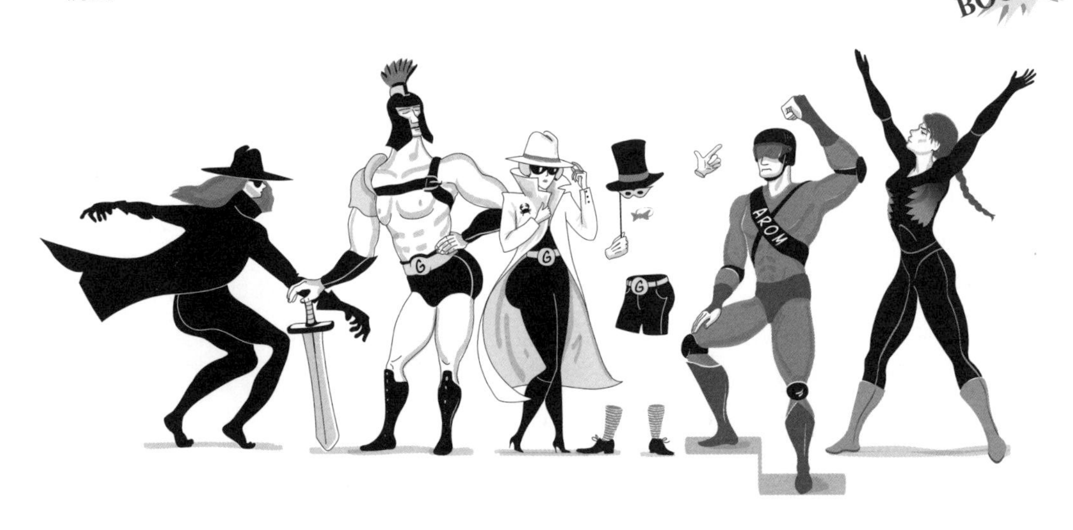

不要在同一個姿勢中停留太久

「我們在這裡保持三分鐘不動。」

在陰瑜伽課程中，特別需要注意你如何保持身體姿勢，以及重力如何影響你的關節。老師通常集中在讓身體靜止數分鐘，並在放鬆時「深呼吸」以舒緩身體某些部位的緊張。雖然這種練習可以非常放鬆，並且是一個絕佳舒緩身心的機會，但目前並沒有科學證據表明，持續保持一個姿勢超過約 60 秒（根據某些研究，甚至僅 30 秒）會帶來柔軟度的提升。

因此，雖然陰瑜伽有其存在的價值，但它並不是訓練柔軟度的有效方式，更不是增強力量和穩定性的好方法，而這些卻是我們作為「柔軟一族」正常運作所需的。

在保持姿勢時，使用必要的輔助器具以確保你的關節不處於活動範圍的極限是非常重要的。問問自己「如果我的墊子不在這裡，是否還有空間可以更深入地移動？」如果答案是「有」，那麼很好，這表示你已經提供了足夠的支撐。

我們也鼓勵你聆聽身體發出的任何移動的需求，即使你的老師指示你要保持靜止。從進化的角度來看，這些移動的信號是為了保護我們的身體而發展出來的。你的關節或肌肉感到不適時，就反應了你的身體渴望並需要運動。

即使你在良好的姿勢中，當身體發出移動的信號時，也應該換個姿勢，特別是因為開始啟動穩定性肌肉來支撐自己，可能會讓人感到疲憊。如果你發現身體裡的「懶惰先生」開始找上你時，那就換個姿勢吧。移動是一個明智的選擇！

前屈時，可以在膝蓋下方放置毛巾以防止過度伸展

當你長時間保持某個姿勢後，移動時要特別注意自己的感受。你不應該感到任何「被拉扯」的感覺，或是肌肉的無力感。如果發生這種情況，請記住，也許你坐得太久了，下一次要儘量避免這樣。這也是一種學習！

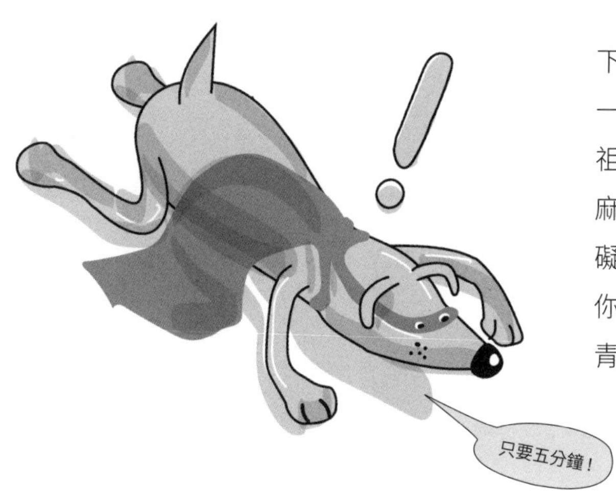

想像一下你的祖先，他可能在樹下蹲著躲避午後的陽光，突然遇到了一隻尋找下一餐的饑餓母老虎。你的祖先可不會希望自己處於一個讓雙腿麻木和不穩的姿勢上，因為這樣會妨礙他們迅速逃到安全的地方！不知道你怎麼想，但我們無法想像他們會以青蛙式的姿勢蹲五分鐘。

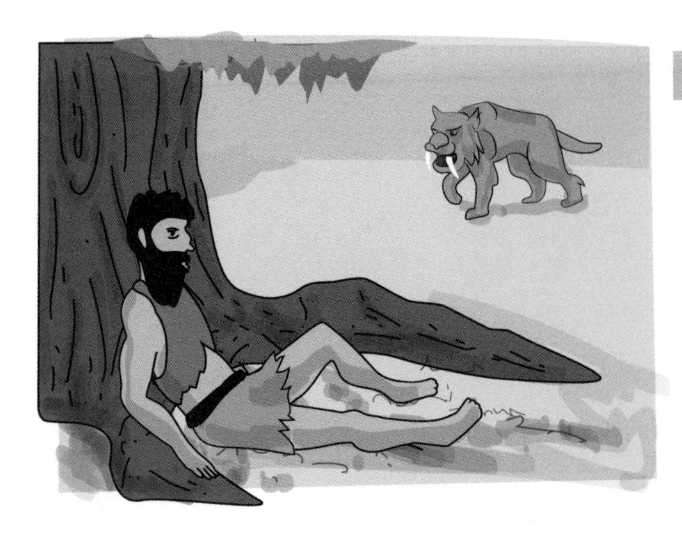

知識炸彈

儘管現今的生活與過去大不相同，曾經對人類生存至關重要的事物，如今對我們來說不再那麼重要，但我們的生物本能依舊如昔。因此，不管我們是否願意，我們都必須尊重這樣的生理本質。

BOOM

縮短主動活動範圍與被動活動範圍之間的差距

如果你的主動活動範圍（AROM）和被動活動範圍（PROM）之間存在很大的差距，那該怎麼辦呢？其實，你的神經系統控制著這一切，這個神經系統就像是一隻渴望學習新技巧的小狗，期待著你的指導。

你可以訓練你的神經和組織，使它們在被動活動範圍（PROM）內變得更加靈活，從而將其轉化為你能夠主動使用的活動範圍。現在，讓我們來看看這是如何運作的。以低弓箭步（low lunge）為例，在這個姿勢中，你向後伸出一隻手，抓住後腳，並將它拉向臀部。如果你的手臂在把腳跟拉近臀部的過程中承擔了所有的工作，而你的臀大肌和其它後側肌群卻像在沙發上看《六人行》一樣放鬆，那麼這就是被動的動作。但如果你完全不使用手臂，而僅僅依靠後腿的力量；特別是臀部和腿後肌肉來將腳跟拉向臀部，那麼這就是主動的動作！

當你向大腦發出信號，肌肉在整個活動範圍內發揮作用時，就會獲益匪淺。你可能無法不借助手的幫助將腳跟抬到臀部。所以一個很好的訓練方法是，首先靠著手的幫助把腳放在正確的位置，然後慢慢移開手，同時嘗試保持這個姿勢。

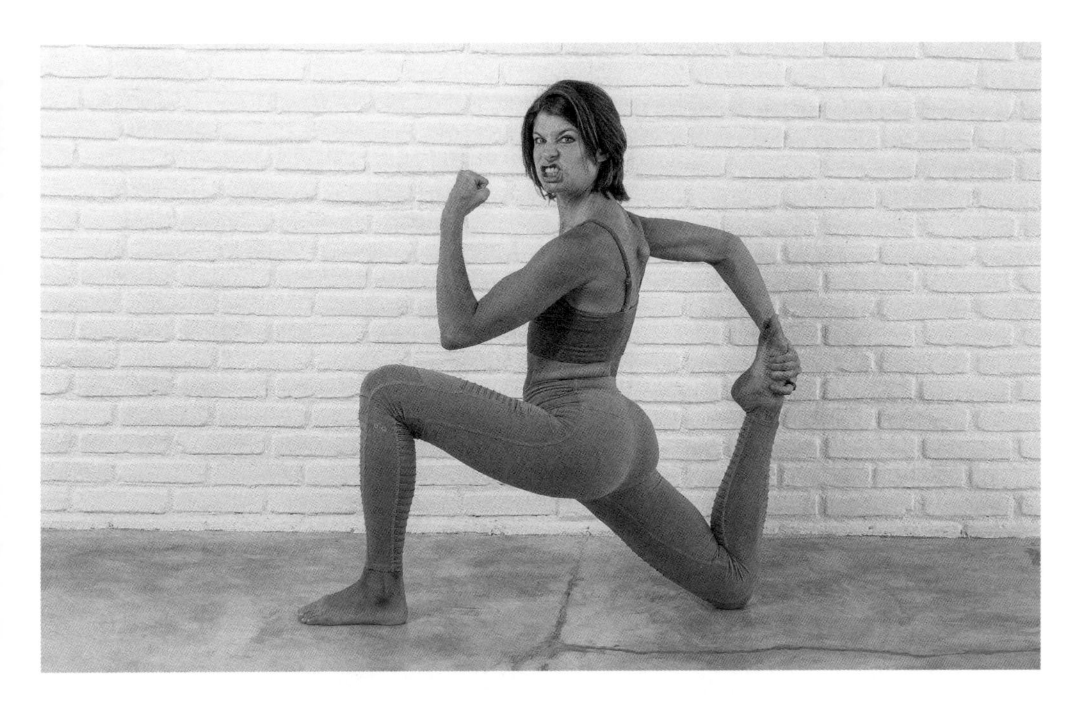

這就像老闆（你的大腦）發送給你的一封備忘錄，內容寫著：「我們發現了未知的領域。請求批准進行挑戰。」你的大腦會回應：「批准！開始挑戰吧！」若你感覺到肌肉真的在運作（也就是所謂的啟動），這就太棒了！

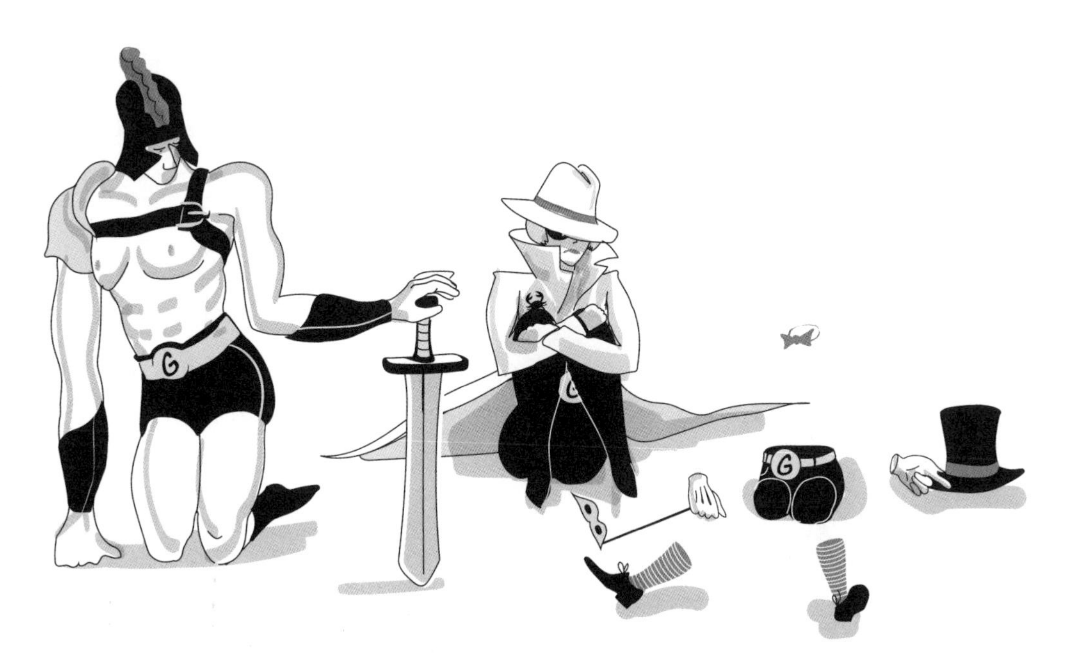

隨著時間和練習（以及使用漸進式超負荷訓練），你的肌肉將能獲得更強烈、更清晰的信號，讓你在不依賴雙手的情況下進入那個運動範圍。這真的很神奇！一旦你在這方面變得很厲害，我們建議你可以增加一些腳踝重量，讓你的力量達到新的高度。

以下是這個動作的詳細步驟：

- 在不使用雙手的情況下，儘量將你的腳跟拉向臀部。（哈，腿後腱，你好！）
- 然後，保持所有正在努力工作的肌肉處於活躍狀態，當你用手將腳拉得更近時，這樣你就同時運用了內在的力量和外在的力量。
- 當你無法再繼續拉動時，保持肌肉活躍，慢慢放開手。

隨著你不斷練習，這個動作會變得越來越容易。你可以在每次上瑜伽課，當老師提醒你伸手去抓腳時，都可以這樣做。這個方法也適用於許多其它動作中，像是坐姿前彎和駱駝式等需要用外力來加深姿勢的動作。

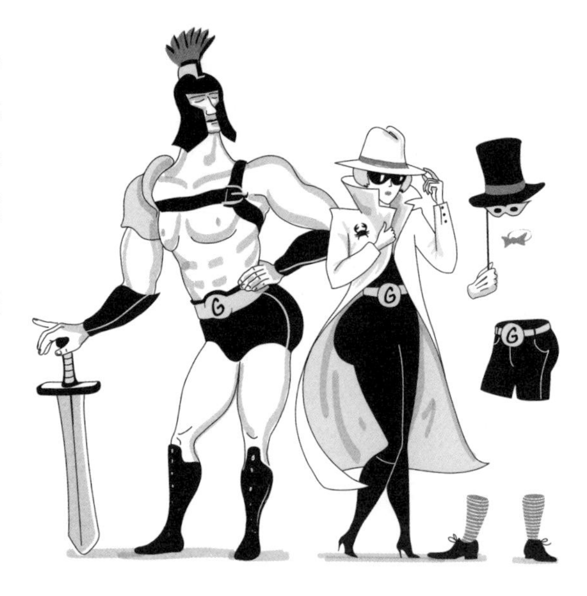

親愛的柔軟超人，相信我們，如果你開始注意那些被動進行的動作，並在其中啟動肌肉的主動運動，不久之後，你就會感受到自己不只是個平凡人。

知道何時該或不該微彎

「如果你過度伸展，就把膝蓋 / 手肘微彎一下。」這樣的提示雖然不錯，但其實有更好的選擇。你會從很多用心良苦的瑜伽老師那裡聽到這句話，他們明白過度伸展關節對健康不利。或許他們是因為看到你這位柔軟的朋友在做戰士三式時，站立的腿正與過度伸展作抗爭，才會這樣說。

在容易過度伸展的關節上加入微彎，確實能保護關節不受損傷，但這只是權宜之計，並不能解決根本問題。關節過度伸展的原因在於你的穩定肌肉未能啟動。

膝蓋常常過度伸展是因為臀部肌肉不活躍。此外，還有其它肌肉，如闊筋膜張肌和內收肌會幫助膝蓋保持在正確的位置。這時，懶惰的姿勢和久坐的習慣就會潛伏進來，關掉那些保護膝蓋的肌肉，讓韌帶隨之伸展。

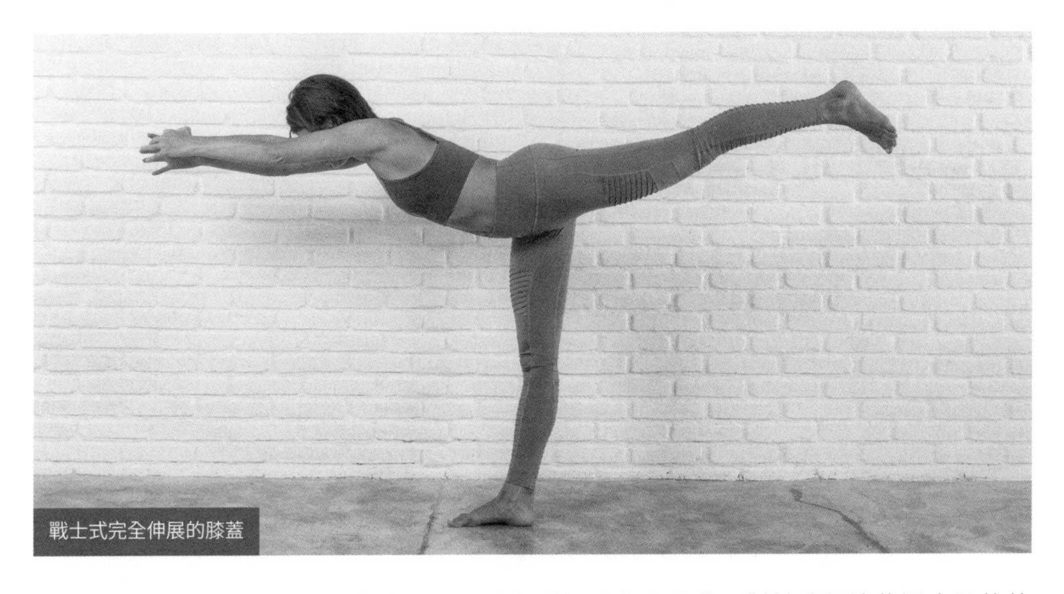
戰士式完全伸展的膝蓋

同樣地，手肘通常會過度伸展，是因為肩部肌肉未啟動。對於我們這些過度柔軟的人來說，訓練關節在肌肉啟動的情況下達到完全伸展（而不是過度伸展）對我們來說是非常有益的。不過，請記住，一開始訓練時，你的肌肉可能在完全伸展的時候會感到疲勞。疲勞的肌肉會自動關閉，它們會說：「哇，夠了，我要去休息了，再見！」因此，當你感到過度伸展時，應該先轉換到微彎，然後再慢慢移回完全伸展的狀態，這時請注意你的關節如何「懸掛」在那裡，以及你實際上有多少控制力。如果你無法再維持這個狀態，那就回到你的微彎姿勢。

同樣要記得漸進式超負荷訓練的原則。你可以從肌肉啟動的時間開始，先試著維持 0.1 秒，然後逐漸增加持續時間。

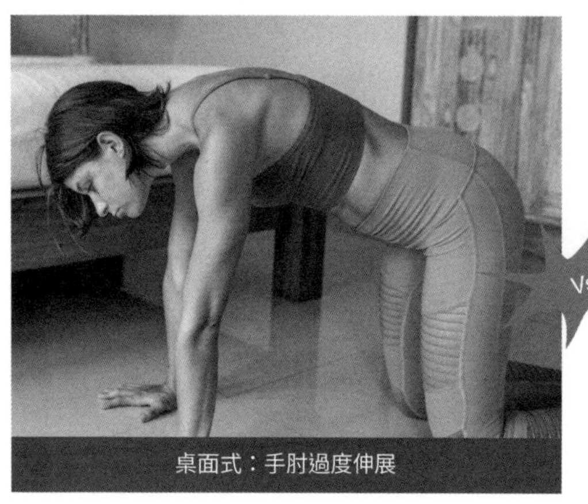
桌面式：手肘過度伸展

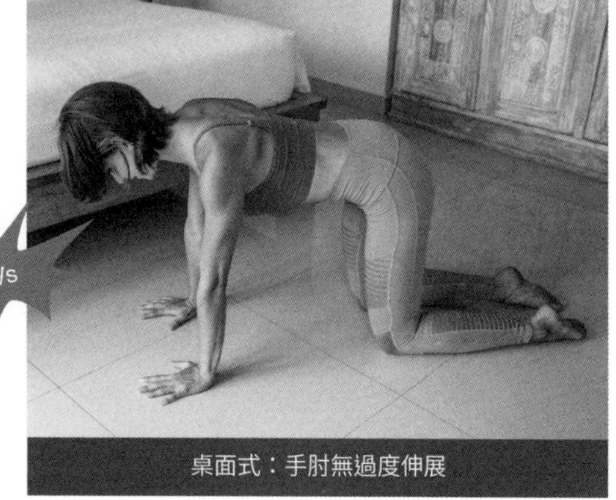
桌面式：手肘無過度伸展

重複動作與多樣性

你的肌肉是 3D 的，你的身體也是 3D 的；事實上，整個生活都是 3D 的！因此，應該很明顯，盡可能以多種方式活動將使你成為更自信的運動者。在這本書中，我們一直強調希望你保持活動，避免長時間靜止在某一個姿勢。這同樣適用於姿勢之間的動作！許多瑜伽風格都涉及重複同一套姿勢序列。你現在應該明白，這種方法在建立技能方面非常有效，因為每次進行該序列時，都能加強使動作得以完成的神經網路。

這就是身體和大腦的運作方式。神經系統的適應能力被稱為「神經可塑性」，這真的非常酷！有個有趣的事實：在為這本書拍攝所有照片時，我們必須示範膝關節過度伸展、下背部過度彎曲以及不良的姿勢，結果發現這件事其實非常困難！這些「錯誤姿勢」過去對我們來說輕而易舉且感覺舒適，但現在，由於我們刻意訓練自己的身體不再過度伸展、懶散倚靠、依賴韌帶支撐，再做這些動作時反而覺得不自在且不自然。

知識炸彈

一直重複相同的姿勢序列，
會削弱其它動作的神經路徑。

BOOM

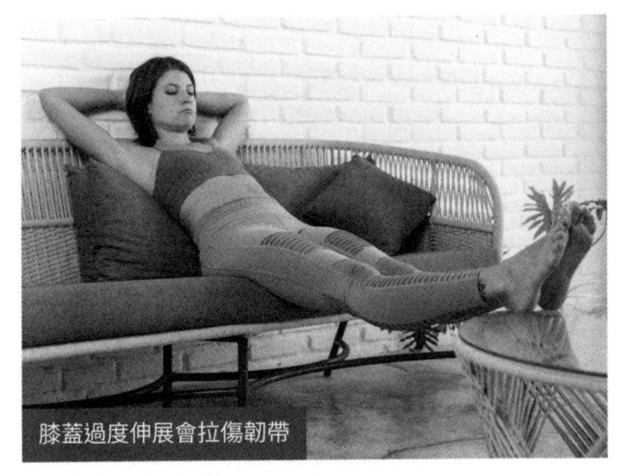
膝蓋過度伸展會拉傷韌帶

神經可塑性可以是好、壞或中性的。但當你不斷重複相同的動作序列時，你是在強化這個序列，並將其它動作的優先順序降低，這會讓你的動作變得越來越單一。我們非常鼓勵你適時變換動作。

例如：伏地挺身對肩膀的負擔很大。在一次瑜伽課程中，它經常會被做上好幾十次。因此，每次做的時候都可以嘗試變換一下。可以讓手掌外旋、將手臂擴展到比肩膀更寬的距離，或者將膝蓋靠在地上。你也可以只下降十分之一或三分之二，甚至超過瑜伽老師經常提到的手肘彎曲成九十度。

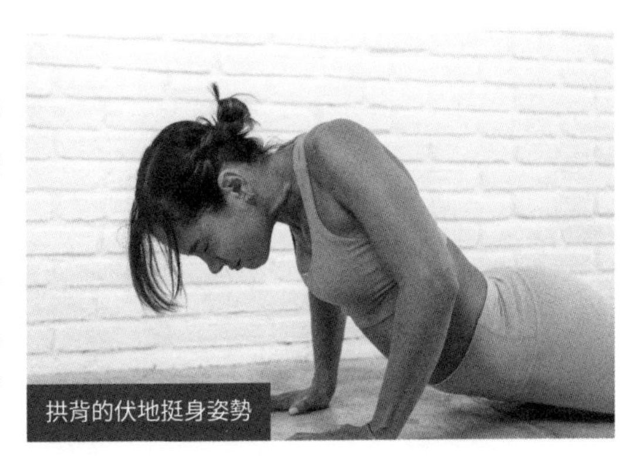
拱背的伏地挺身姿勢

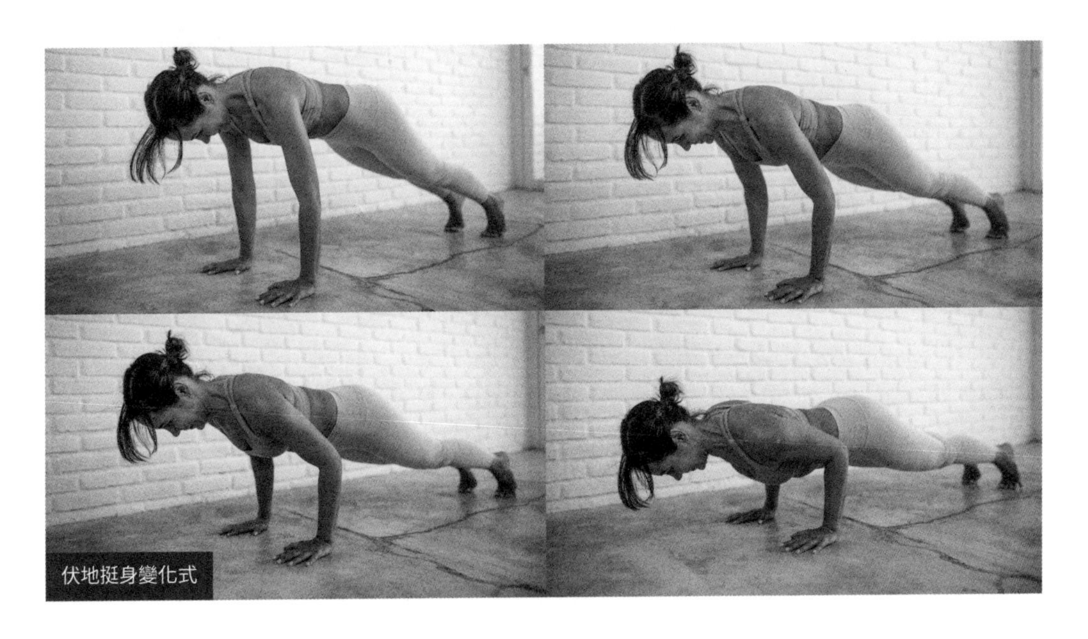
伏地挺身變化式

- 拜日式可以有無數種變化，給身體更多新的選擇。以下是三個建議：將雙腳一前一後踩向瑜伽墊的邊緣、單腿進行，或是將姿勢組合倒著做。你能想到其餘的999,997 種變化嗎？

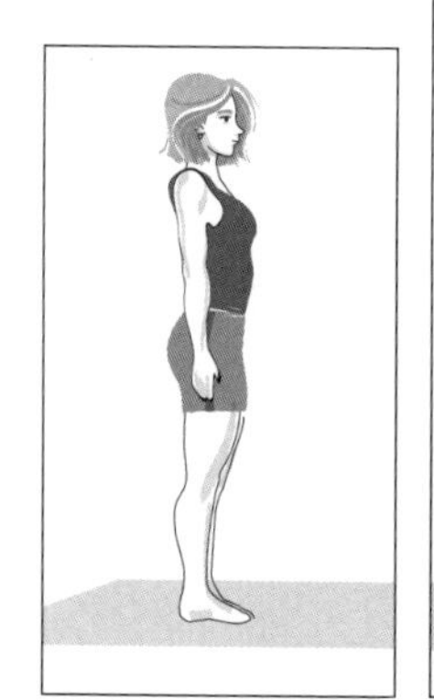
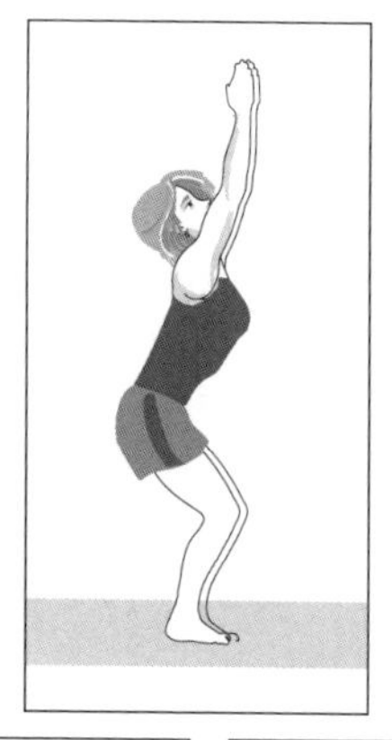
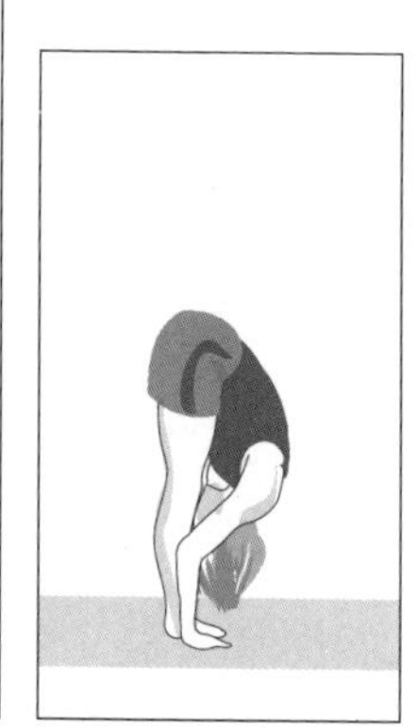
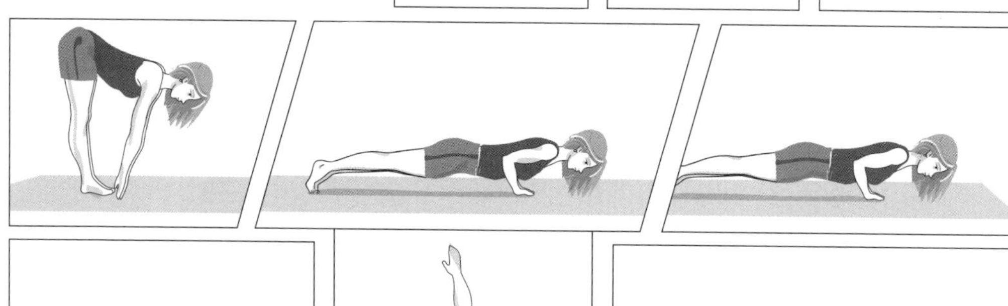
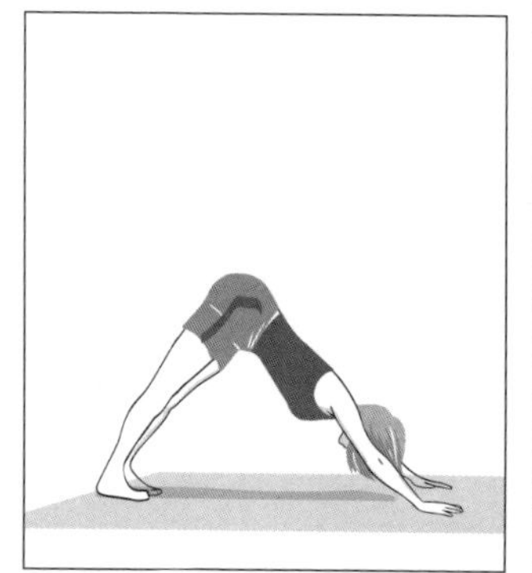
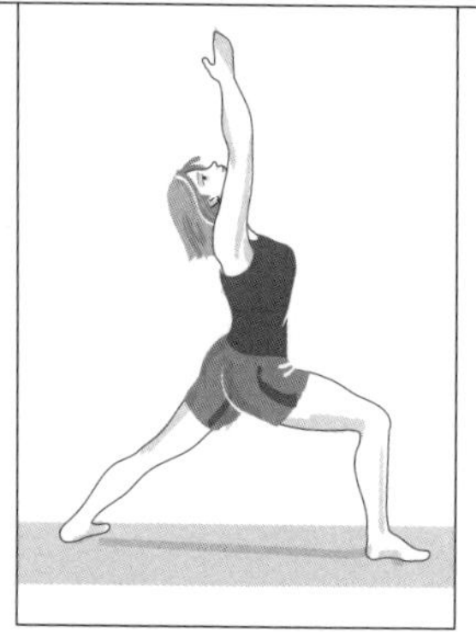
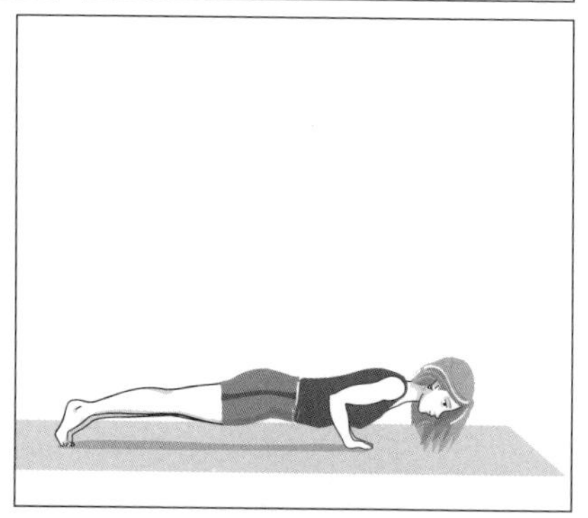

生物力學家凱蒂·鮑曼（Katy Bowman）曾說，運動就像食物一樣，是一種營養。因此，確保你的運動菜單多樣化！

改變運動的方式不僅包含活動範圍、運動方向和形狀，還包括你移動的速度和所承載的負荷。

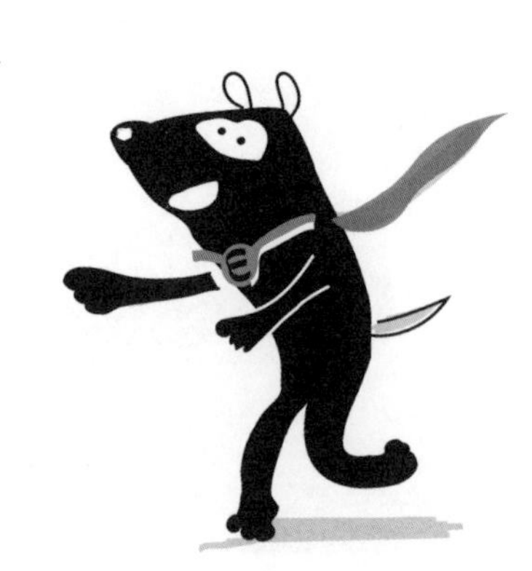

我們喜歡想像忍者的各種動作，例如：跑步、跳躍、踢腿、揮舞和旋轉，同時也包括在陰影中悄悄移動、緩慢爬行，以及保持靜止以避免被發現。忍者之所以能夠執行如此多樣化的動作，是因為身體裡有不同的纖維、細胞和結構，支持這些不同類型的運動。所有人類都具備以多種方式運動的能力，因為運動是我們與生俱來的能力！但如果我們不加以訓練，這些組織和細胞可能會萎縮，忘記它們存在的意義，導致逐漸虛弱。

作為瑜伽愛好者，我們經常練習緩慢的動作和靜態的姿勢，但很少會使用到那些需要爆發力和快速反應的肌肉纖維。如果你平時有參與其它類型的運動，例如跑步、跳躍或踢腿，那麼你在這方面應該相對全面。然而，許多瑜伽愛好者除了瑜伽之外不會做其它運動，如果你屬於這一類，那麼在練習中加入彈跳和跳躍等爆發性動作，會大幅加速你的「超人」訓練。

這些動作能夠激發我們軟組織（包括肌肉、肌腱及其它軟組織）的彈性特質。

有趣的訊息

彈性：

人體之所以能夠跑步、跳躍、彈跳、快速變換方向，甚至躍起，都是因為我們組織具有彈性。這都得益於我們組織的彈性。

彈性並不完全等同於柔軟度或力量，而是指在被變形（拉伸）後，能夠恢復原狀的能力。這種特性使我們具備恢復能力和持久性。增強彈性的其中一個因素是肌肉張力，而這恰恰是許多過度柔軟的人所缺乏的。

想像一下，一條 8 英寸長的橡皮筋和一條 8 英寸長的彈力繩。橡皮筋柔韌而鬆弛，雙手握住橡皮筋並拉伸幾乎不需要什麼力氣。然而，彈力繩卻需要更多的力量去拉伸，因為它的張力要高得多！

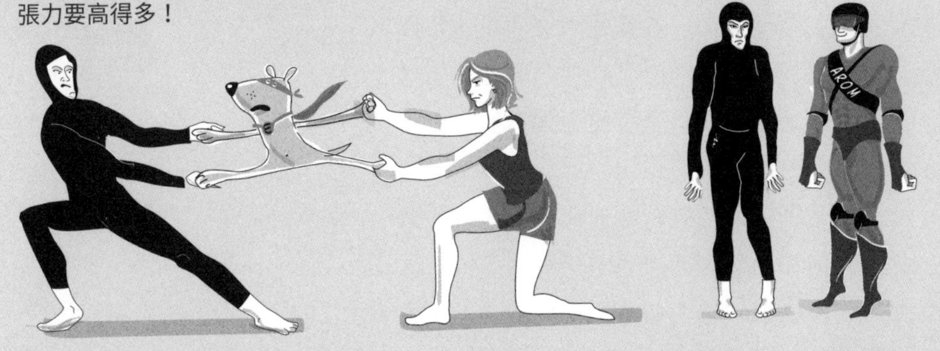

再想想你的阿基里斯腱（位於腳跟上方的大條肌腱），它在跑步和跳躍中扮演著重要角色。如果你的阿基里斯腱像橡皮筋那樣柔軟，你能跳得多高或跑得多輕鬆嗎？答案是否定的！你會希望你的阿基里斯腱更像彈力繩。

也就是說，肌腱的肌肉張力越大，反彈的能力就越強。

柔軟體質的人通常在彈跳或跳躍時會遇到困難，而且他們的跑步比許多柔軟度較差的朋友來得費力，因為柔軟度往往造成支持我們彈跳的組織鬆弛。如果阿基里斯腱缺乏必要的張力而無法迅速反彈，肌肉就必須付出更多的努力，結果是疲憊感的產生！

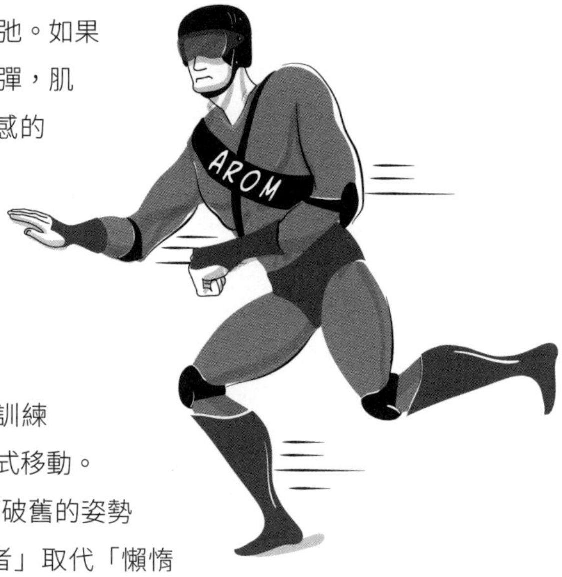

但沒有什麼是不變的，我們不必因那些無法迅速反彈的身體所束縛。就像就像面對任何事情一樣，我們可以訓練自己的彈跳能力。

我們想要強調的是，無論如何，要訓練大腦感到你所做的一切都以「安全」的方式移動。於是，如果你正在努力建立新的習慣，打破舊的姿勢習慣，或者試圖用「主動活動範圍保護者」取代「懶惰先生」，並利用關節以更穩定的方式移動。然而，在學習任何新的移動方式時，動作依據你的能力慢慢的做。

為了讓你的大腦完全投入，記住你需要透過漸進式負荷訓練來增加強度。我們建議一開始保持動作緩慢，同時添加一些重量。然而，一旦你的身體和大腦說「哦…明白了，我們現在是這樣做的」，那麼增加速度將是發展更大力量和協調性的好方法。

考慮一下你在瑜伽練習中進行的一些緩慢動作，並想想如何讓這些動作變得更快，以挑戰你的協調性、平衡感和超人般的肌肉力量。以下是我們喜愛的一些例子：

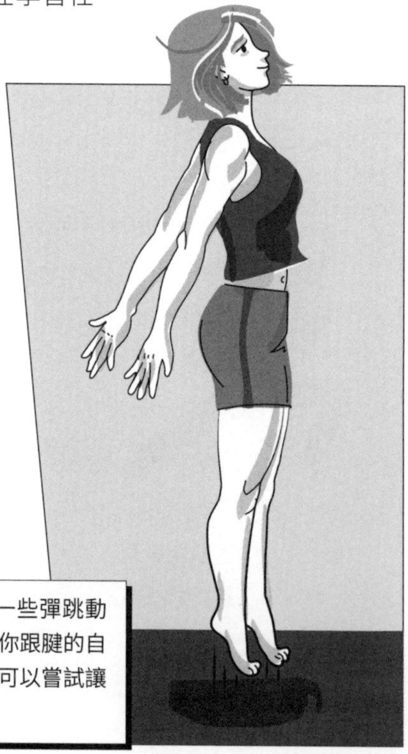

做拜日式時，呈現站立姿勢並完全站直時添加一些彈跳動作。將重心轉移到腳尖，讓腳跟輕盈起來。利用你跟腱的自然反彈，讓腳跟上下彈跳。如果這樣感覺不錯，可以嘗試讓自己往上跳，將彈跳變成小跳躍甚至是大跳躍。

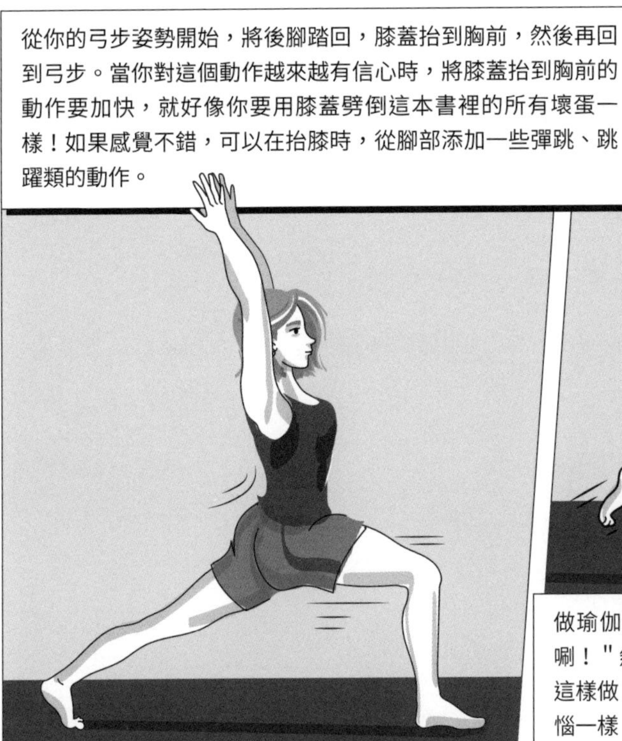

做瑜伽椅子式時，試著將一條腿向後踢出"唰！"然後再回到椅子式。重複幾次，雙腿都這樣做，就像在踢走生活中那些你不想要的煩惱一樣。

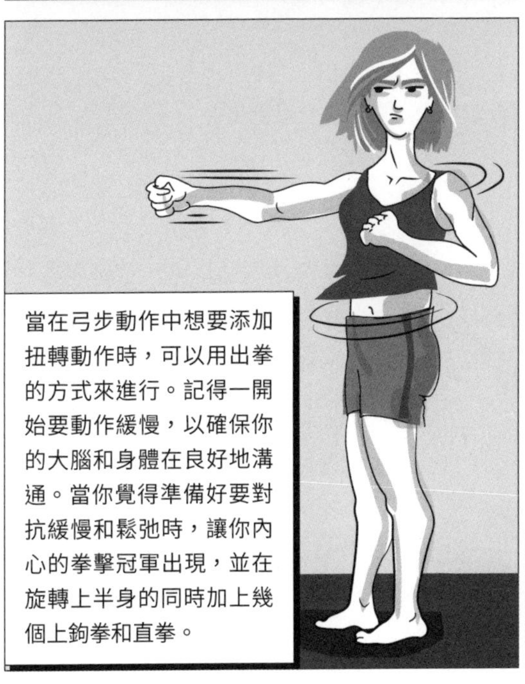

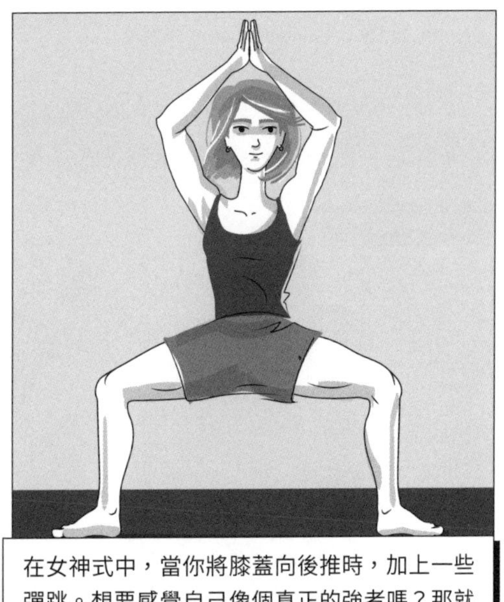

告別不好的動作指示

最後，我們想重新討論兩個不好的動作指示。這些動作指示在之前的章節中已經提過，但因為它們普遍充斥在瑜伽界，所以值得在此重覆提及。

「把肩膀向下和向後拉……」

這句話用在「上犬式」或「引體向上」時是個很好的指示，一旦你的手臂抬高過頭，就必須忽略這個指示。

當你的手臂抬高時，例如在以下姿勢中：

- 椅子式
- 弓步式
- 樹式

或者在需要承重的倒立姿勢中，例如：

- 海豚式
- 下犬式
- 手倒立

肩關節自然運動會導致你的肩膀上抬朝向耳朵！想想看，當你要抬手換燈泡或從高架上拿盤子時，你不會試圖讓肩膀遠離耳朵。

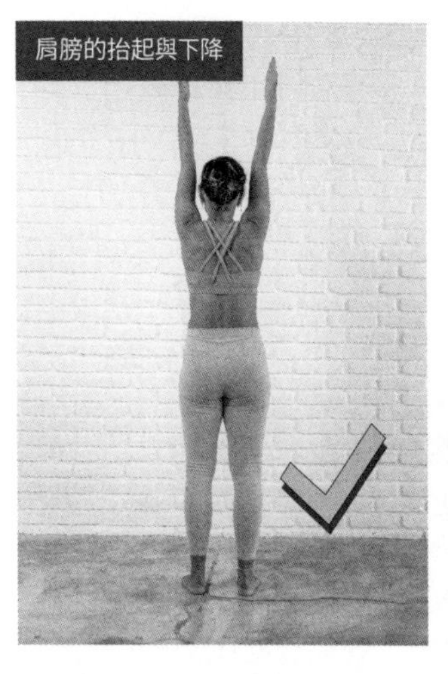

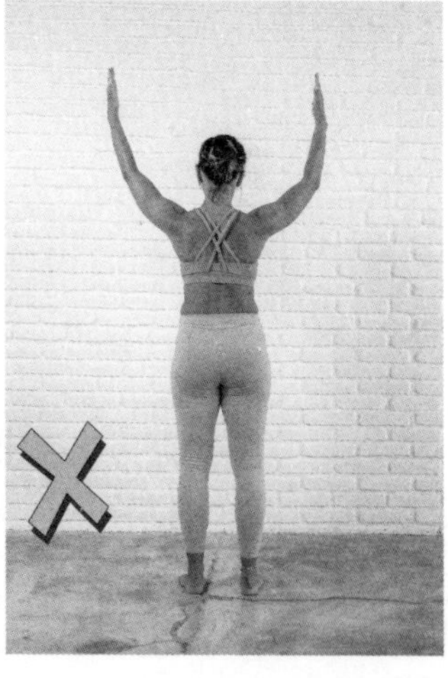

此外，當你做下犬式等支撐體式的動作時，會使用到你負責推力的肌肉群。然而，當你將肩膀拉離耳朵時，其實是在進行拉動的動作！因此，這個動作留給引體向上使用即可。

如果你還不清楚，可以回去查看第七章有關肩部穩定性的資訊。

放鬆你的臀部？

我們已經討論過這個問題，但無論我們告訴大家「在後彎時臀部施力」多少次，他們仍然會問：「那在某一種後彎姿勢呢？」我們也在想，還要再說多少次才能讓這個觀念深入人心。

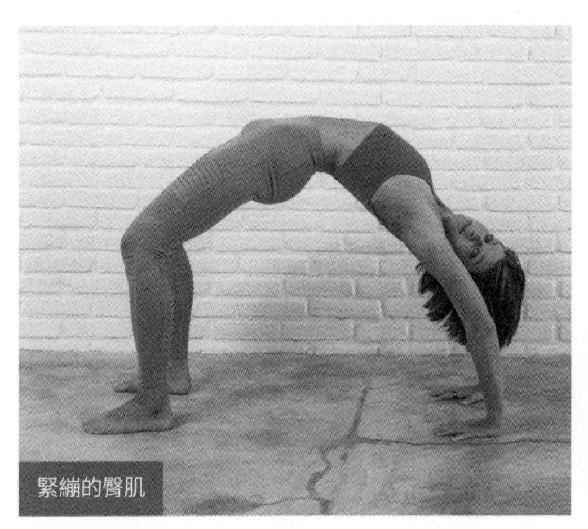
緊繃的臀肌

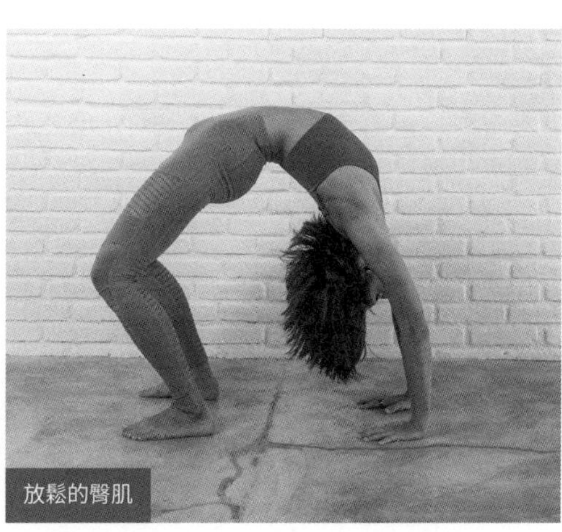
放鬆的臀肌

老實說，我們不清楚什麼時候刻意放鬆臀部是件好事，除了在攤屍式或是在按摩台上接受按摩師用手肘按摩你臀部的時候。

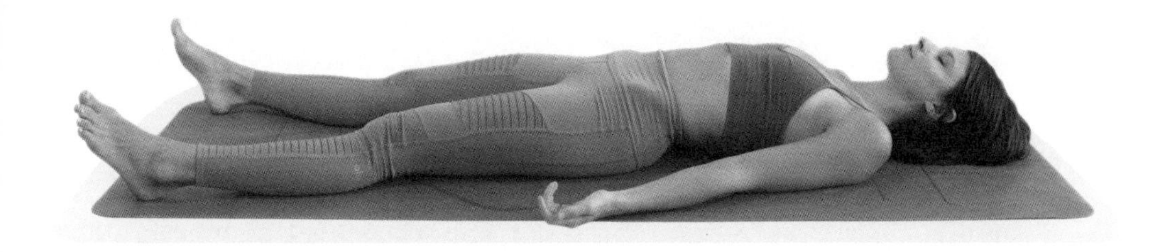

臀部是身體中最大的肌肉，其作用是穩定骨盆。別忘了，骨盆正好位於身體的中間，因此骨盆的位置會影響你的下背部和膝蓋，還會涉及肩膀、雙腳甚至下巴的對齊！因此，當你進入任何後彎動作時，你實際上是在伸展你的臀部，這意味著你正將腿向臀部後方移動。這一動作是透過臀部肌肉完成的，或者至少需要臀部肌肉的介入。所以，一旦後彎時放鬆臀部，可能會對你的下背部造成傷害。

但當我在後彎擠壓臀部時，反而讓背部更痛

如果這句話聽起來很熟悉，建議你檢查一下自己是否正確啟動了臀部肌肉。當臀部肌肉變得虛弱時，通常會出現的情況是，即使我們告訴它們要啟動，它們仍然無法發力。我們心中想著「擠壓那個水蜜桃！」但由於多年來臀部肌肉啟動不當，實際上我們是在讓下背部肌肉代替臀部發力。你可以摸摸自己的臀部，確認一下是否能讓真正的臀部肌肉啟動。利用這種啟動來保持骨盆在後彎和弓步姿勢中維持穩定性。

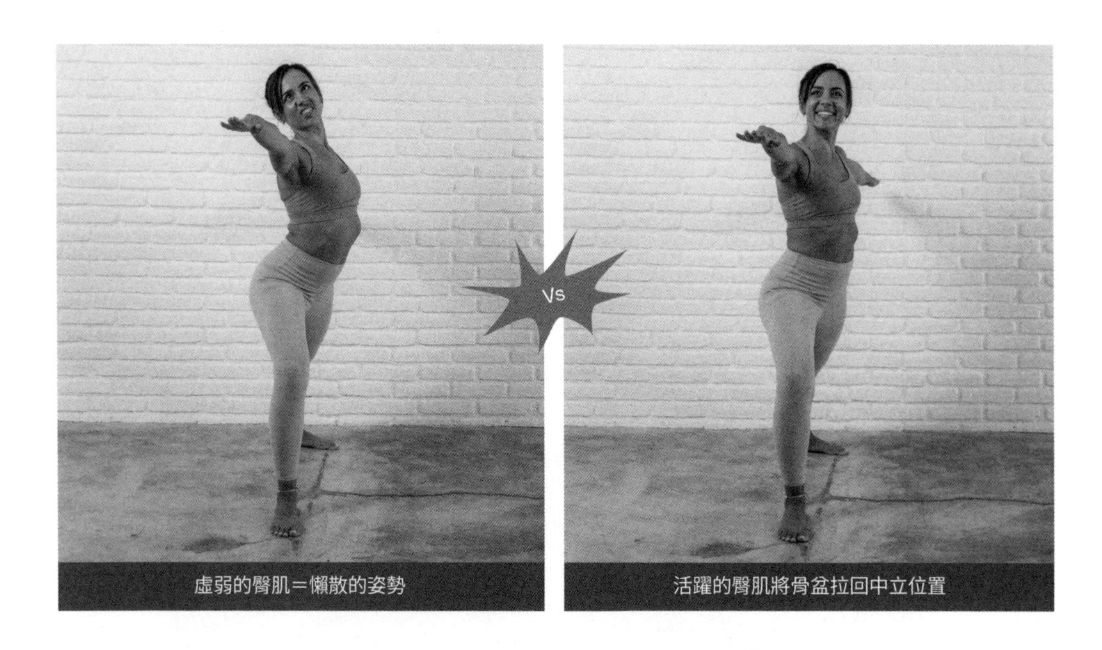

虛弱的臀肌＝懶散的姿勢

活躍的臀肌將骨盆拉回中立位置

那我是不是應該像個機器人一樣，隨時都緊繃著臀部？

不！想想看，當你走路時，你的大腿前側肌肉和小腿肌肉會啟動嗎？當然會！否則你就無法站立起來。但是，除非你在模仿機器人，否則走路的時候你不會有意識地擠壓或緊繃大腿或小腿肌肉，讓它們根據需要而啟動，支持你的每一步行走。如果在爬坡路段，你的大腿肌肉會自然而然地更努力工作，而你根本不需要多加思考就能做出這件事。

理想情況下，臀部肌肉也應該如此。不過，如果你的臀部肌肉像懶洋洋的沙發馬鈴薯一樣，整天只想懶懶的，那麼一開始你可能需要更有意識地喚醒它們，而後彎姿勢就是一個很好的起點。

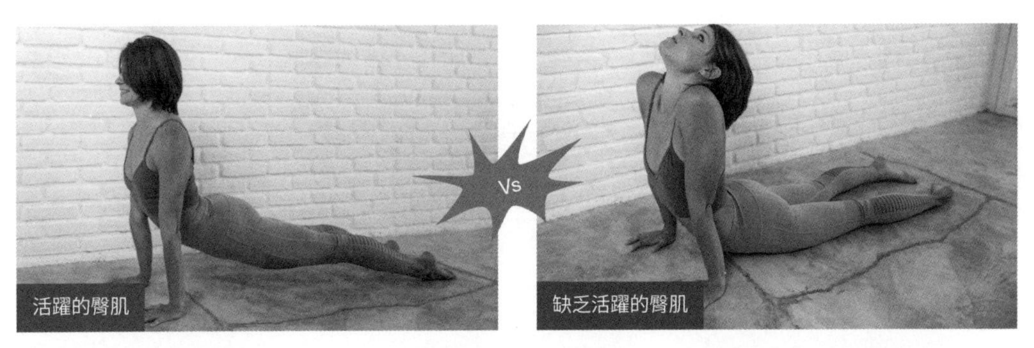

對於那些努力付出的瑜伽老師，我們充滿敬意

只要你保持渴望和好奇心，你就是一位英雄。

你可能已經知道，對於任何過度柔軟體質的人來說，我們希望他能思考、專注並致力於在關節周圍建立起力量。但力量的增長需要時間、耐心和不斷的練習。而且，沒錯！你的瑜伽練習可以是建立力量的最佳方式。

從今以後，讓我們把受傷的風險留給極限運動愛好者和意外事故吧！

瑜伽老師的工作是非常重要的，而教瑜伽實在不容易。所有的瑜伽老師肯定會點頭同意，對吧？

組織一堂課的努力、記住你的動作序列、在一個身體狀況各異的群體中引導這些動作、吸引所有人的注意、聆聽播放的音樂、掌握時間和教室的溫度，還要為學生提供一步步的指導；同時努力讓每個人都能享受這個過程，這一切都是相當不容易的。

然而，我們這些瑜伽老師有時也會犯錯，說出錯誤的話，或給出對每個人都不太有幫助的提示。

但最重要的是，瑜伽是一段內心的旅程，用意在理解自己，這也是為什麼能夠聆聽某些提示，並知道如何根據自己身體的需求進行調整，這是練習中不可或缺的一部分！

正如 Adell 常告訴她的學生：「聆聽你的身體，讓你身體的聲音大於我的聲音。」瑜伽老師只是引導者，真正的導師是你自己的身體。

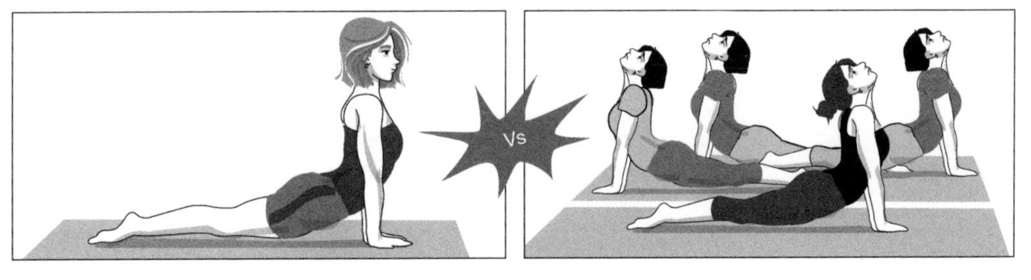

第十一章：

對於柔軟體質感到焦慮嗎？

你的柔軟體質可能會讓你感到不安。

事實是，我們對於人體仍有許多未知之處。所謂的「我們」指的是人類，這本書的作者也在其中。即使是頂尖的醫學專家和知名的生化學家，對於一些看似簡單的問題，也無法隨意的給出確切的答案。

如果你屬於「這是二十一世紀，我們已經知道一切」的那一派，我們敢打賭你找不到為什麼我們的手指在水中會皺起來，或為什麼我們有指紋的明確解答。至於為什麼男性會有乳頭、為什麼有時候皮膚會無故感到癢，或者為什麼右腦控制身體的左側，反之亦然，這些問題也只是理論而已。「未知」的清單還在不斷延伸！

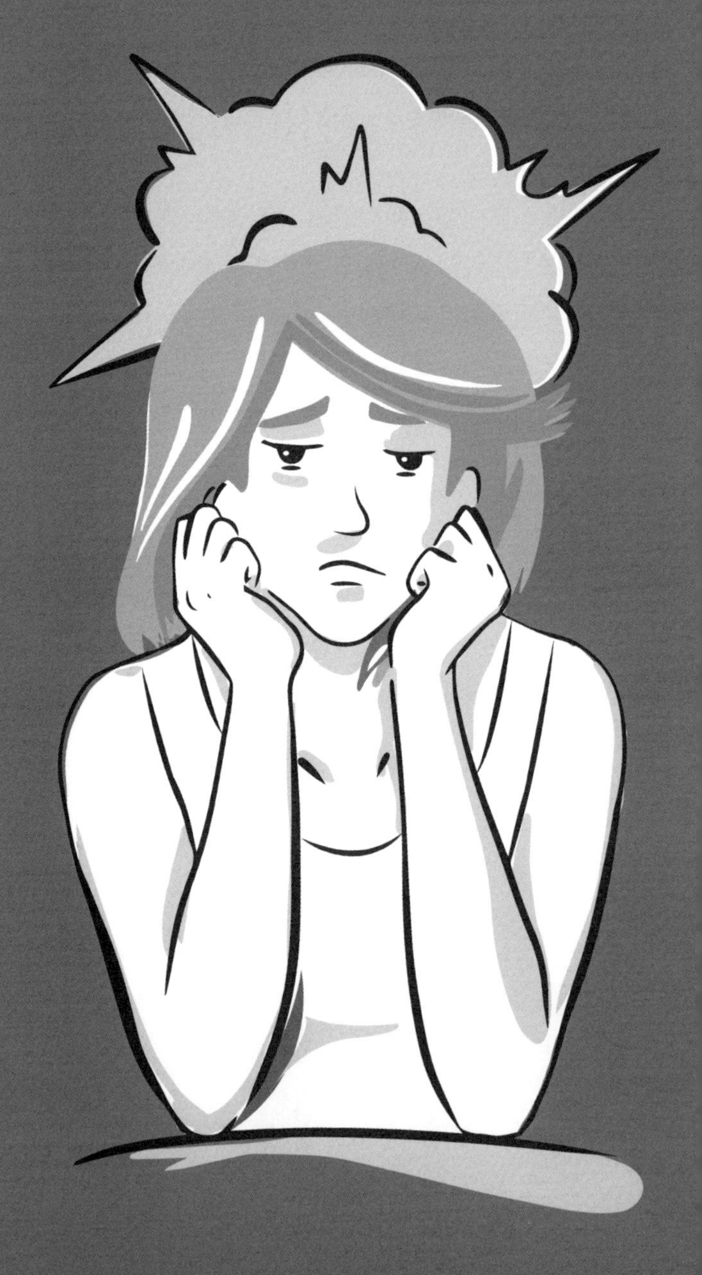

為什麼我們有時會無故感到癢？
為什麼男性會有乳頭？
為什麼我們的手指在水中會皺起來？
為什麼右腦會控制身體的左側？
為什麼我們有指紋？

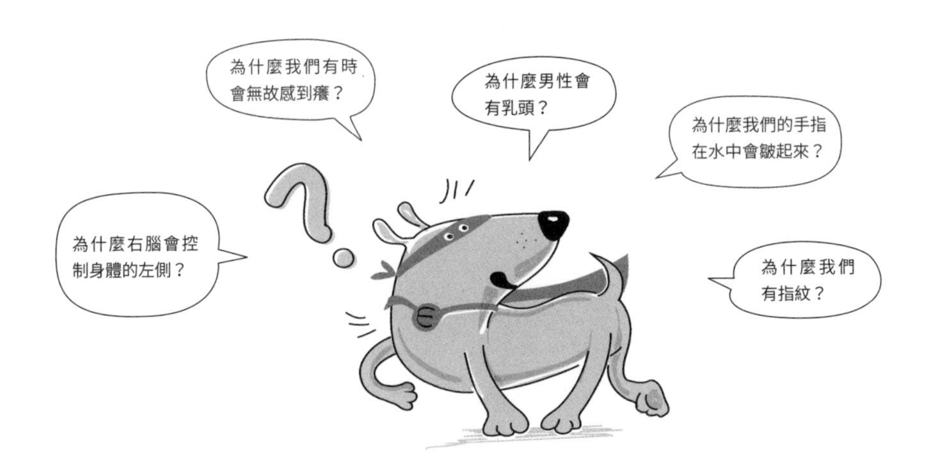

只要深入生物學的世界幾分鐘，你就會發現，我們對許多事物的無知，以及我們善於臆測的程度。所以，我們認為，值得花一點時間去讚嘆你的身體，即便它有時會帶來痛苦和焦慮，因為它是如此精美而複雜。尊重細胞、荷爾蒙、細菌，以及所有已知和未知物質間微妙的平衡與糾纏。敬畏這樣的事實；經過無數世代，我們仍無法完全理解我們的身體，更遑論製造出任何機器能夠接近且複製它每天的運作。

那麼，柔軟體質如何導致焦慮呢？

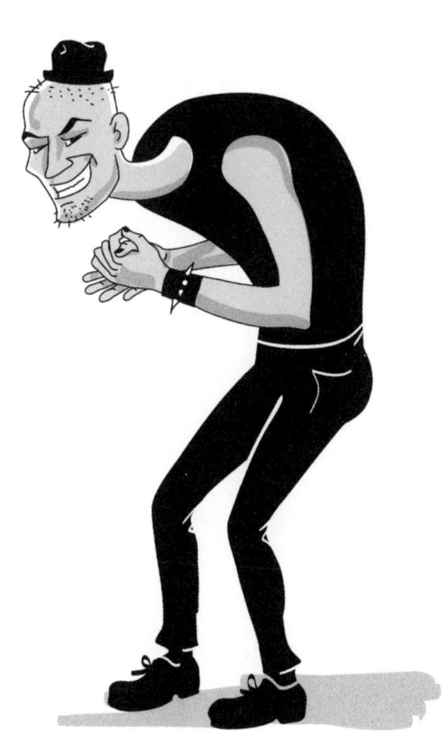

這可以歸類為「我們也不確定」的範疇。我們稱之為「恐慌機制」，又是一個我們這些柔軟體質必須對抗的可怕敵人。

然而，有一些人致力於尋找答案。多項研究顯示，焦慮在過度柔軟體質的人群中更為普遍，我們也知道這類焦慮是生理性的。也就是說，問題不在你的心裡，而是在你的身體裡。

過度柔軟族群焦慮的可能原因

解釋「過度柔軟」體質為何會與較高的焦慮相關，其中一個說法是，由於血管的彈性較大，血液會積聚在血管內；也就是說，血管壁缺乏足夠的張力來承受血液流動的壓力，導致血液流動的速度不如預期。要記住，過度柔軟不僅使你的肌肉、肌腱和韌帶變得更有彈性，還會影響所有的軟組織，包括血管。

想像一下，牙膏不是放在普通的牙膏管裡，而是裝在氣球裡。當你試圖將牙膏從氣球中擠出來到牙刷上時，氣球的彈性會讓牙膏擴散開來，向外壓迫氣球的側邊，而不是被迫朝著單一方向擠出。缺乏正常張力的血管情況也類似。

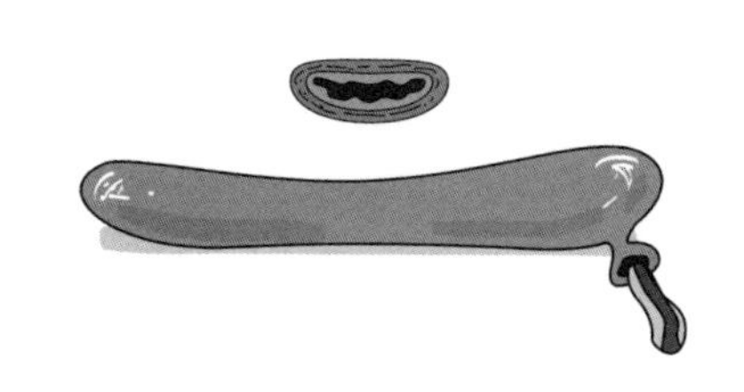

因此，當血液開始積聚時，我們的身體會反應出大量的的腎上腺素！這種化學物質通常在高強度情境中才會釋放，比如說，快要死掉的時候，我們的身體利用腎上腺素幫助血液在有彈性的靜脈和動脈中加速流動。結果就是，我們會在毫無理由的情況下，感到如同瀕臨死亡的體驗。所以一些無聊又不至於致命的活動，像是走路上班或在餐廳點餐，都可能讓我們感到全身發抖、心慌。

這種持續不斷的腎上腺素流動，難道不正是為「恐慌機制」鋪路的大好機會嗎？如果你現在覺得腦洞大開，別急，還有更有趣的說法。

另一個解釋為什麼過度靈活的人群更容易焦慮，是因為過度的柔軟度會導致感官更敏感。這或許可以看作是一種偽裝的超能力！一些研究顯示，筋骨過度柔軟的人對外界環境以及體內變化的感知更敏銳，包括對痛覺的敏感度，這也就是所謂的「痛覺威脅感知」，這會引發痛感。所以，如果你曾被人說「太敏感」或被形容為「高度敏感的人」，現在可能會恍然大悟。再說一次，這不是你的心理問題，而是你的身體問題！確切來說，就是你那些有彈性的組織。

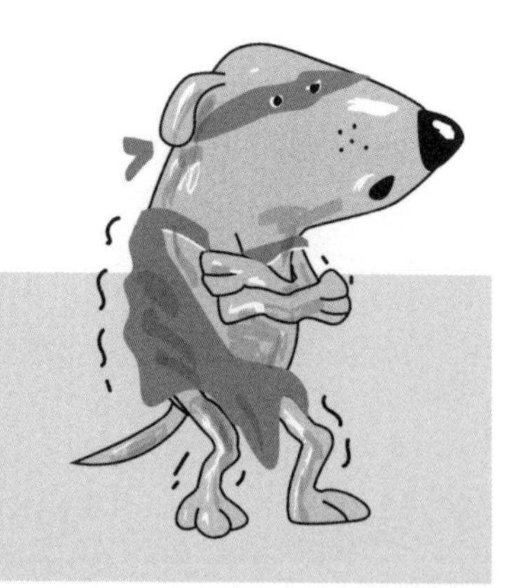

關於疼痛和疼痛的感知，是個相當值得深入探討的主題。如果你感興趣，可以到 www.greglehman.ca/pain-science-workbooks 下載免費的 PDF《恢復策略：你的疼痛指南》（附有中文版）來進一步了解。

在提供柔軟體質的超人訓練者中，也有因為頸椎不穩而壓迫迷走神經的情況。基本上，頸部的穩定性不足，也意指脊椎的骨頭會壓迫到身體中最重要的神經之一。迷走神經可以被視為副交感神經系統的母神經，這部分神經系統使我們能夠休息、消化和修復。因此，迷走神經的刺激會帶來平靜感，但如果一個人的迷走神經無法將這些平靜的訊息傳遞到身體的其他部分，就很容易理解為什麼他會持續處於焦慮和壓力的狀態。

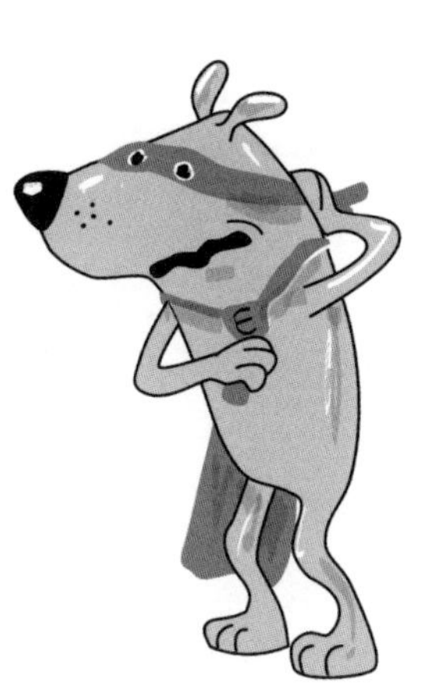

我們認為，假設你所感受到的焦慮是由這些因素及其它未知因素（例如外部環境和你可能面臨的壓力情況）所組成，這樣的想法是合理的。

或許有一天，我們人類能夠準確找到每個人焦慮的具體來源，但在撰寫這本書的時候，這仍然是一個令人困惑的問題。因此，焦慮與柔軟體質之間的聯繫，當然也令人費解。

從某種角度來看，焦慮的成因並不是最重要的；更重要的是理解該如何處理它。

雖然我們確實希望減少因焦慮帶來的痛苦，但要記住，痛苦和感覺是兩回事。你可以感到焦慮，也可以察覺焦慮對你的身體、心理和情緒的影響，但你不必忍受痛苦。當然，這並不容易，需要持續的努力，每天的努力。而或許最難的事在於，我們所生活的世界並不適合管理焦慮。這個世界和我們被鼓勵過上的生活方式，在大多數方面都與生活在焦慮中的人所需要的環境不一致，以致於常常感覺不被理解或聽見，並讓人感到沮喪，但即使如此，你依然不必忍受痛苦。

你在生命的每一秒內，擁有一個驚人且強大的工具：你的呼吸

有時，我們把人體看作是一台由不同零件和齒輪組成的複雜機器，這樣的比喻在許多方面是正確的，但我們更願意把身體中的每個細胞（無論是人類細胞還是其它細胞）比喻成一家大型物流公司的個別員工。在這家公司中，有各種專門處理不同業務領域的團隊，還有不同層級的上司。神經系統就像這家公司的電子郵件網路，從剛入職的實習生負責文件整理和補充印表機的墨水，到做出所有關鍵決策的 CEO，每位員工都有自己的電子郵件地址，能夠發送和接收訊息。這樣有助於確保重要訊息能夠傳遞給正確的人。

---

* 當你計算所有維持身體功能運作的微生物群中的細菌時，你會發現你體內大多數的菌種並非屬於人類。

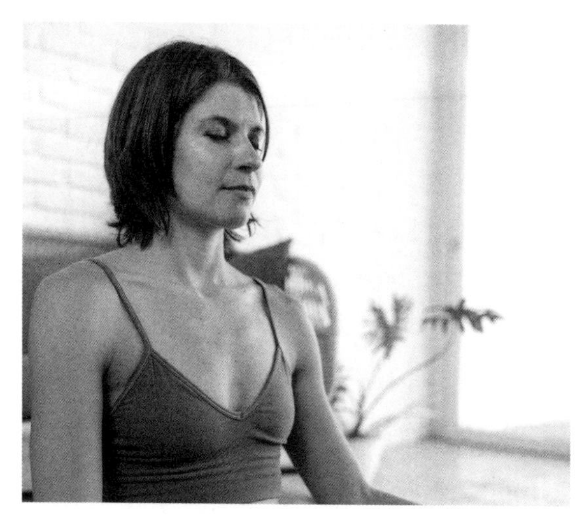

焦慮就像是「公司財務出現問題、董事會將裁員」的謠言，而這個謠言其實是虛假的。

你的呼吸就像是發送一封電子郵件給公司所有員工，內容是：「放鬆！一切都很好，你們的工作都很安全！並且，你們都將獲得加薪！」。這是因為呼吸是最簡單的方式來刺激迷走神經，進而啟動副交感神經系統，幫助你達到冷靜和放鬆的狀態。

用呼吸舒緩焦慮

接下來的十次呼吸中，你只需要張開嘴巴，快速且淺薄地吸入短促的空氣，同時將腹部肌肉緊緊收縮，讓自己只能用肺部的上部進行呼吸。

現在你感覺怎麼樣？

接著，改成只用鼻子呼吸，慢慢吸氣，數到六，讓你的肺部向下充滿空氣，擴展到肋骨的兩側，並向前、向後以及向上充滿整個胸腔。接著，再慢慢透過鼻子吐氣，同樣數到六。

有感受到不同的感覺嗎？

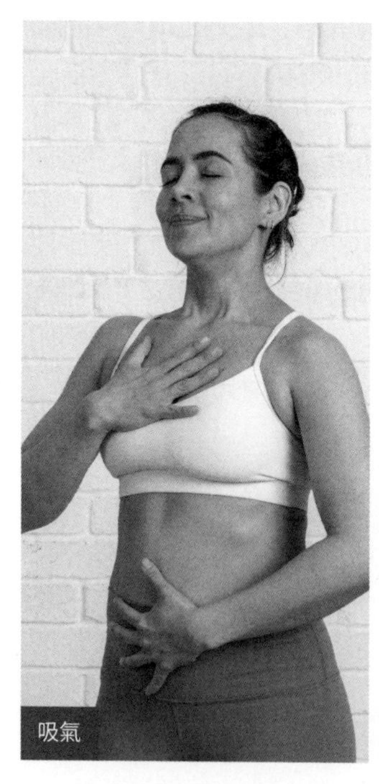
吸氣

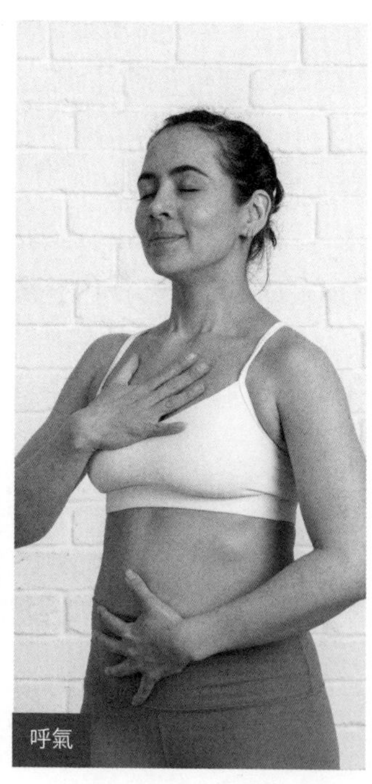
呼氣

呼吸是強大的！但我們常常忽視它的力量，因為它一直存在，甚至在我們睡覺時也不例外。老實說，沒有奧林匹克獎牌是頒發給優秀的呼吸者，也沒有雜誌封面展示我們的肺部被最佳化利用的照片。

但想像一下，如果我們生活在一個有數百萬追隨者在 Instagram 上追隨著厲害的呼吸法網紅的世界，你或許會聽到有人在健身房說：「嘿，兄弟，你的呼吸方式真令人印象深刻！」假想一下，在這樣的世界裡，人們會更加快樂和健康。然而在真實的世界裡，大多數人並不怎麼懂得正確的呼吸技巧。正如你在之前的短暫呼吸練習中體會到的，呼吸方式會影響你的感受。

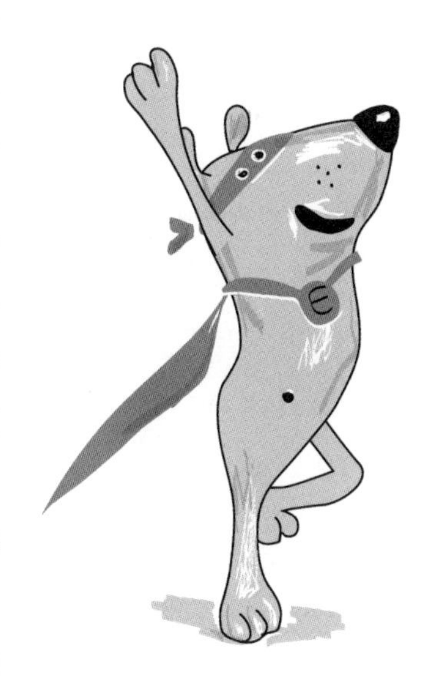

我們剛剛描述的 360 度鼻呼吸在瑜伽課上受到鼓勵，許多人可能在這時，第一次無意中學會了正確的呼吸技巧。即使面對挑戰，我們瑜伽練習者也知道要保持鼻呼吸。首次參加瑜伽課程的人，常常在高強度的連貫動作中，將嘴巴噘成 O 型，氣喘吁吁。

其實，我們的嘴巴並不適合用來呼吸。當我們透過鼻子呼吸時，會發生幾件事：

- 鼻孔和鼻腔會在空氣進入肺部之前過濾、潤濕和加熱我們吸入的空氣。
- 較小且迂迴的鼻腔通道會迫使我們呼吸得更慢，這有助於防止二氧化碳（CO2）的流失。二氧化碳是促使氧氣釋放到我們細胞中的關鍵。雖然我們的細胞依賴氧氣生存，但它們需要二氧化碳來幫助血液傳遞氧氣！如果我們呼吸過快，就會呼出細胞所需的二氧化碳。
- 我們鼻竇中的一種酶會產生一氧化氮，這種物質會被送到肺部並進入血液循環。一氧化氮對細胞的最佳功能至關重要，因為它促進血管擴張（稱為血管舒張）。

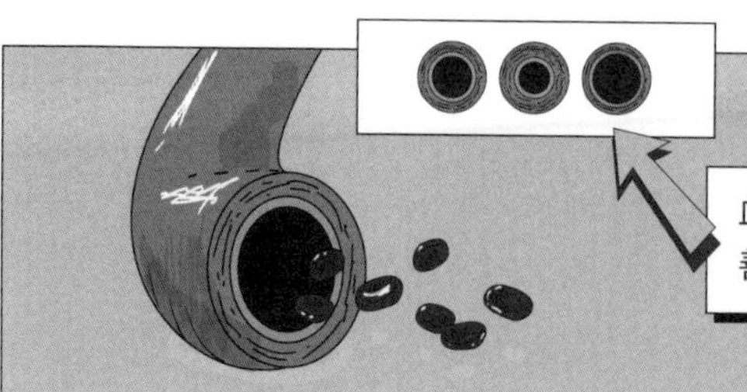

血管擴張＝更好的血液流動至器官 = 改善器官和肌肉的功能。

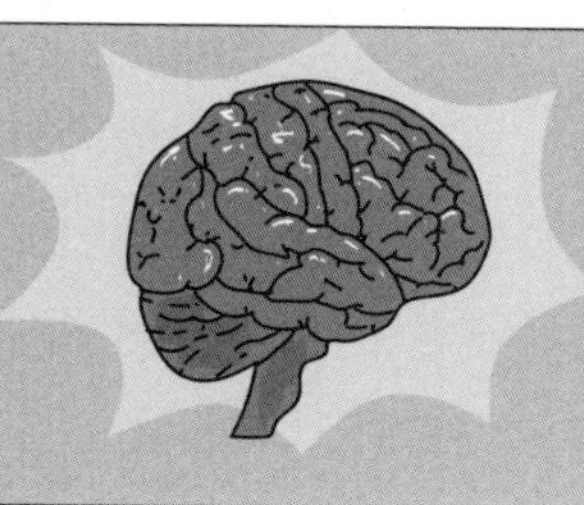

更好的大腦功能＝提升記憶力和專注力，例如能記住一切好事，並專注於生活中的美好事物 = 減少焦慮感。

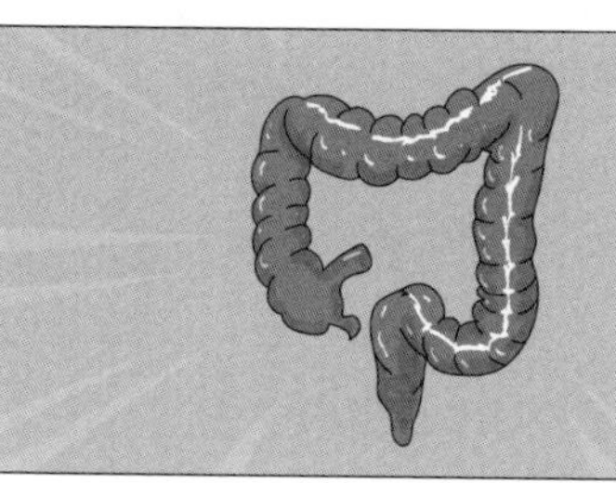

更好的腸胃功能＝更好的營養吸收和荷爾蒙調節＝全身平衡更好。

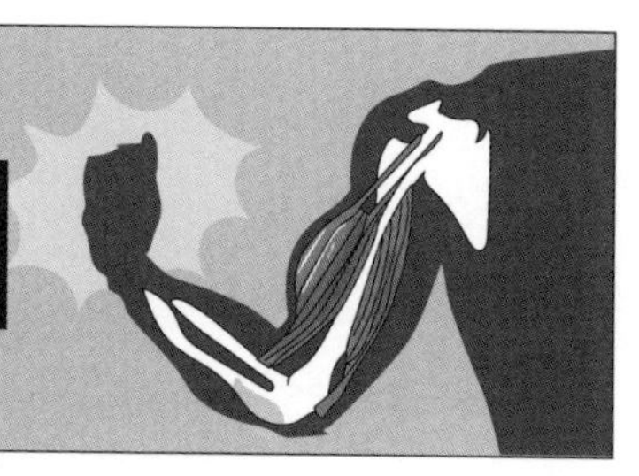

更好的肌肉功能＝提升運動表現＝減少疼痛和受傷風險。

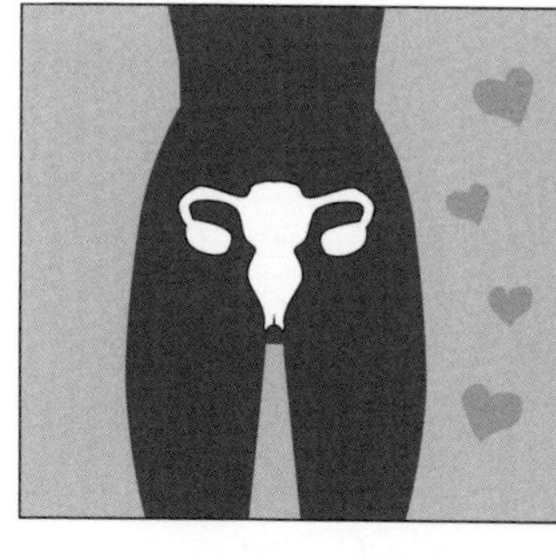

更好的性器官功能＝更好的勃起和高潮體驗＝人人滿意。

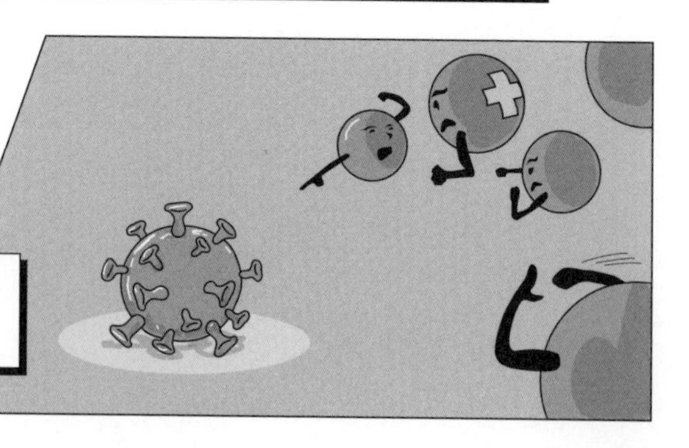

更好的免疫功能＝更強的抵禦有害入侵者的能力＝更健康的體魄

我們希望此刻你已經開始用鼻子呼吸，並在每次吸氣時讓腹部隨之擴展！你能將這種呼吸方式帶入生活中的各個層面嗎？

即使在心跳加速、因為醫生沒認真看待你的焦慮與關節過度活動的關聯而感到挫折時，我們仍鼓勵你盡量透過鼻子呼吸，就像任何習慣一樣，隨著練習會變得更容易。

當你開始受到「驚恐機制」的影響時，尤其要注意自己的呼吸。處於壓力情境或感到挫敗時，更要養成聚焦於呼吸的習慣，慢慢地、緩緩地用鼻子吸氣和呼氣，並讓這些深長而舒展的呼吸帶來內心的平靜。

進一步的呼吸資源

當我們以不同的方式呼吸時，體內會發生各種有趣的化學反應。儘管我們很想深入探討這些內容，但本書希望保持簡單。如果你對呼吸及其運作方式感興趣，可以參考以下資源：

- 《氧氣優勢：簡單、科學證明的呼吸技巧，讓你更健康、更苗條、更快速、更健壯》(The Oxygen Advantage: The Simple, Scientifically Proven Breathing Techniques for a Healthier, Slimmer, Faster, and Fitter You) 帕特里克·麥基翁（Patrick McKeown）著
- 《啟動迷走神經：釋放身體自我療癒的自然能力》(Activate Your Vagus Nerve: Unleash Your Body's Natural Ability to Heal) 由納瓦茲·哈比博士（Dr. Navaz Habib）著
- 《呼氣：40 種呼吸練習，幫助你找到平靜、提升健康、發揮最佳表現》(Exhale: 40 Breathwork Exercises to Help You Find Your Calm, Supercharge Your Health, and Perform at Your Best) 瑞奇·博斯托克（Richie Bostock）著

焦慮與神經的可塑性

讓我們回顧一下。超柔軟體質的人更容易感到焦慮，因為：

- 我們的血管彈性過高，導致腎上腺素過多分泌。
- 我們對疼痛和那些難以解釋的「直覺感受」更加敏感。
- 我們的姿勢可能會抑制某些神經的正常信號傳遞。

就我們所知，沒有辦法使你的血管或韌帶變得更緊實。但當你理解到「神經可塑性」的力量時，這些都變得不再重要。神經可塑性正是我們在整本書中討論的主題：改變習慣和模式。

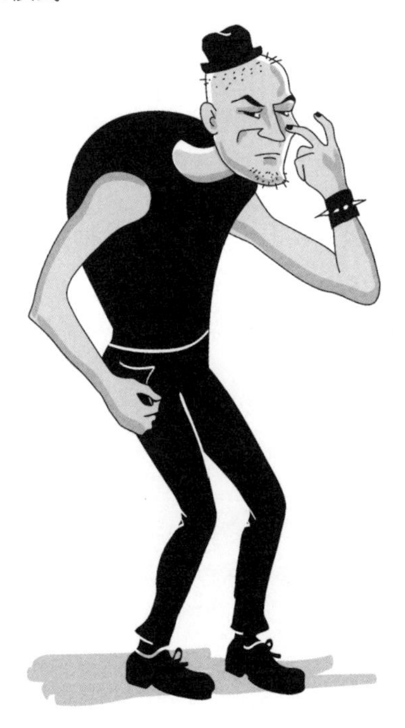

知識炸彈

是我們的行為模式讓我們失望，而不是我們的身體。而我們的習慣則塑造了這些行為模式。

BOOM

一切始於神經系統，記住嗎？你每一次的動作，每一次的呼吸，神經系統都在監視著你。（開玩笑的）身體的每一個功能都是因神經系統為這些功能建立了神經模式，而神經系統是持續在適應和變化的，你並不會被任何事情所束縛。

你不會被過度活動的關節束縛、你不會被焦慮的思緒束縛、你不會被讓你感到不舒適的姿勢束縛，你當然也不會被你想改變的任何情況束縛。

是時候引入我們內心的偵探，來發現我們獨特的需求和特徵。最終，科學目前還不足以回答我們作為個體所提出的所有問題。身體和心靈以及它們之間的運作方式，實在是過於複雜，以至於 Google、醫生或這本書都無法回答你所有的問題。

於是，是時候讓你內心的偵探開始工作，解讀那些讓你感到困擾的事物、能夠平靜你的事物、幫助你的環境，以及阻礙你抵抗焦慮的經驗。我們相信，真正的導師只有你自己，而你也只是你自己的導師。所以，開始行動吧，把與你焦慮相關的一切視為待解謎題、待解譯的密碼。為了讓你內心的偵探能有效地發揮作用，你需要遵循一些簡單的步驟。

步驟一：停止聆聽你的心智

你的心智受到自我意識的支配，並被四處瀰漫的過載的訊息所困擾。換句話說，你的心智就像是一個任性的青少年，認為自己對世界運作的一切都了如指掌，只因為看過幾個 YouTube 影片。

然而，你的身體卻是自然的化身。人類經歷了數千年的演化，而這段漫長的時間賦予了你的身體無法用心智理解的智慧。即便我們擁有太空旅行和送貨到府的高科技，人類仍然對身體的許多運作感到困惑。與此同時，你的身體可能會告訴你：「等你長大了就會明白了，小朋友！」。

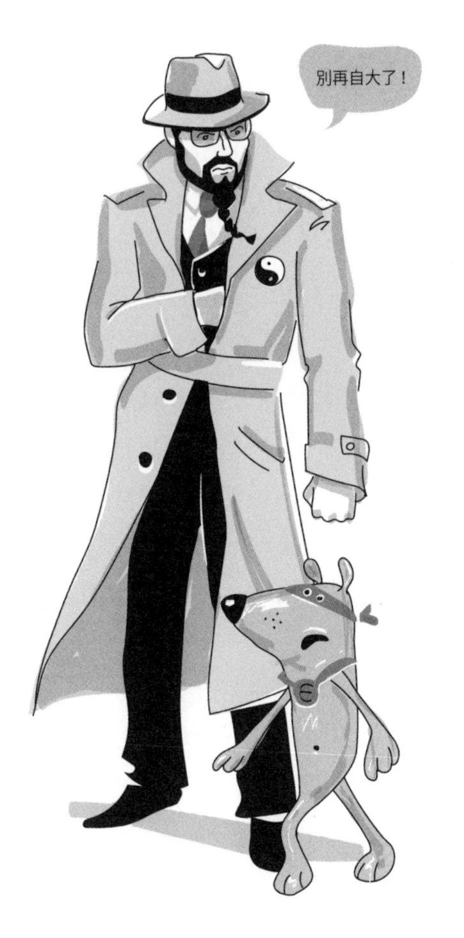

因此，要聆聽你身體的智慧，就要停止傾聽那個任性的青少年心智。請注意，當你的決定是基於思考而非感受的時候，舉例來說，你在瑜伽課上做出深度後彎時，是因為你的自我意識告訴你這樣看起來很酷，但你的下背部卻在反對：「嗯，可以不要嗎？」又或者你發現自己只是因為腦袋告訴你該吃東西的時間到了，並不是真的感受到飢餓。

步驟二：嘗試與實驗

人體無言的身體語言，使我們有時難以解讀身體的需求。身體透過疼痛、能量、疲勞、愉快的情緒、糟糕的情緒、腦霧、警覺性、腹脹、良好的睡眠或不好的睡眠等方式與我們交流。當你有這些情況時，你一定能理解。

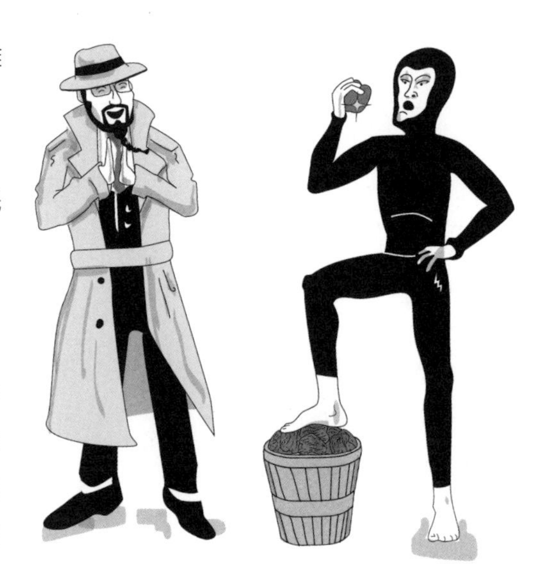

為了弄清楚你的身體在告訴你什麼，你需要嘗試不同的方法，並以科學家的心態仔細觀察；哪種食物、運動或其它經驗會「反覆地讓你感覺良好」。進行實驗並觀察結果，開始聆聽你內心導師建議的最佳方式。

步驟三：活在當下

我們通常急於尋求答案、解決問題，或實現夢想。然而，雖然我們的思想被快速、科技驅動的世界所影響，身體卻正處在另一種節奏中，自然界那緩慢流動的韻律。

你可能經常陷入的陷阱是希望你的身體能立刻完成所有事情、希望立刻從受傷中癒合、希望能立刻排毒，尤其是經歷了一個放縱的假期。當這些事情沒有立刻發生時，你的思維可能會變得過於控制，試圖想出加快這些過程的方法。

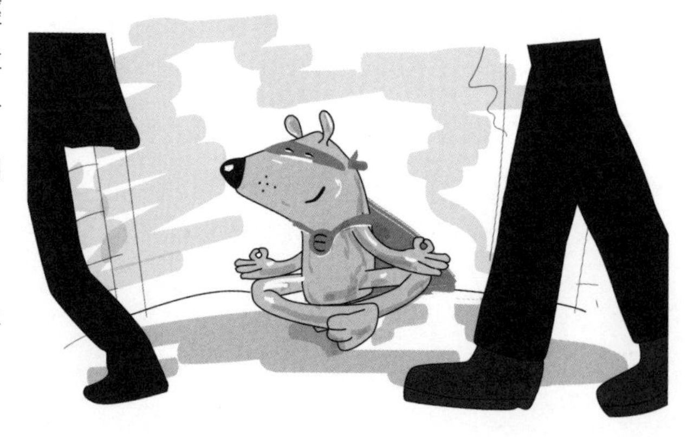

實際上，只要你稍微有耐心，注意自己當下的感受，就能更好地聆聽身體的真實狀況。

內心的導師正在努力訓練 Elastidog，但這可不是件容易的事！

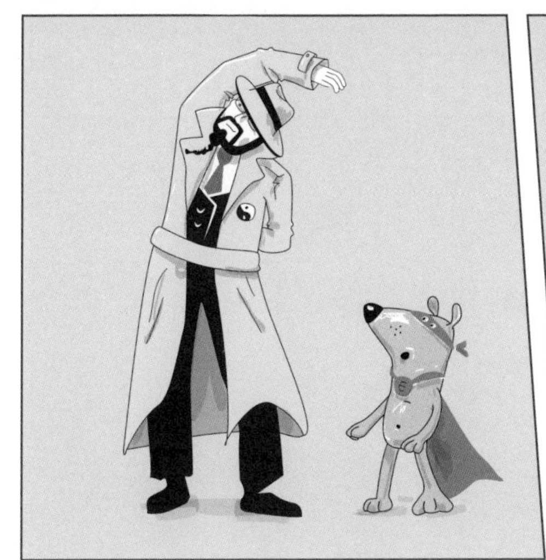

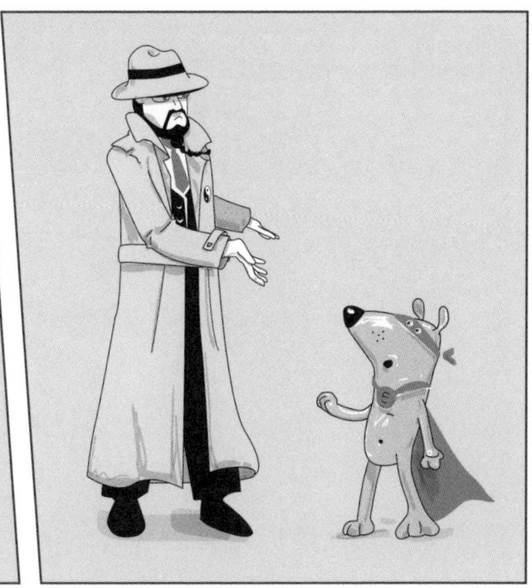

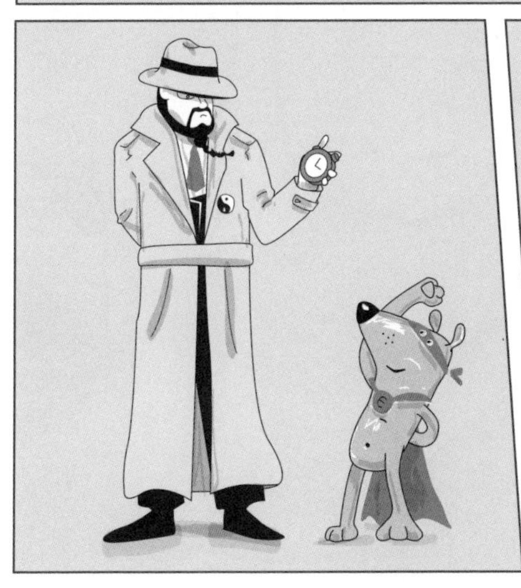

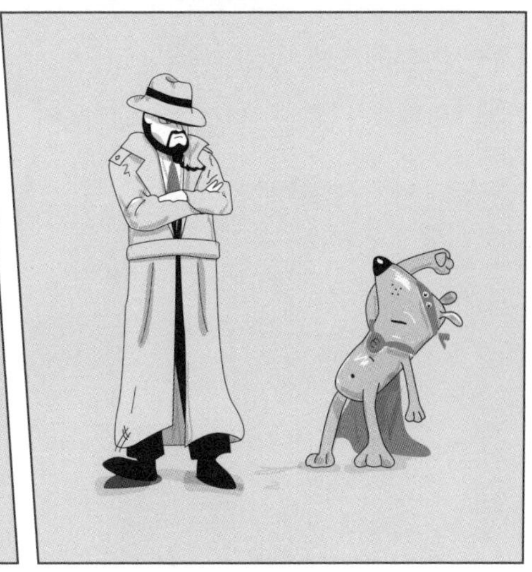

像任何事情一樣，這些步驟需要不斷的練習，這絕對是一段持續學習的旅程！

你的身體在不斷適應，這代表身體反應出來的語言也會隨之改變。而正是這一點，使得身體的運作如此深刻又吸引人！

如果你對這個主題感興趣，我們強烈推薦諾曼·多伊奇（Norman Doidge）的書籍《改變自身的大腦：腦科學前沿的個人勝利故事》(The Brain That Changes Itself: Stories of Personal Triumph from the Frontiers of Brain Science)，書中講述了許多透過神經可塑性改變自己的故事。

第十二章：

過度柔軟與腸道間的問題

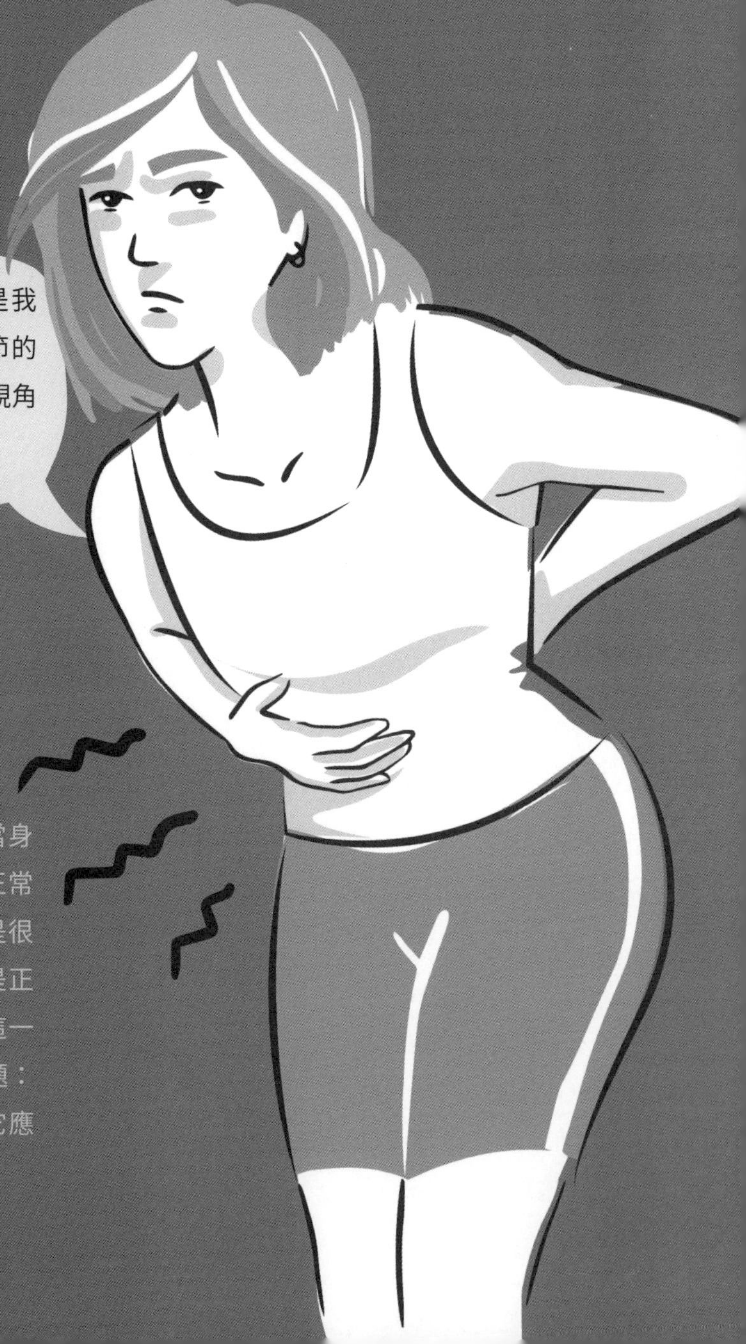

注意：本書大部分內容是我們共同的觀點，但本章節的許多內容則是從 Adell 的視角撰寫，反映了她的經驗。

我對消化過程有些著迷。當身體中的某個部位運作不太正常時，對那個部位產生執著是很自然的。那麼，什麼才算是正常的腸道功能呢？要理解這一點，我們可以提出以下問題：消化系統的目的是什麼，它應該為我們做些什麼？

簡而言之，消化系統的主要功能是將食物分解成供細胞執行多種任務的養分，並排除對細胞無用的廢物。

實際上，這個過程比想像中要複雜得多，但這些是基本原則。將食物轉化為有用的養分和能量的效率越高，腸道的功能就越佳。因此，「腸道問題」可以包括任何干擾這一功能的情況。

我的腸道功能並不理想。我開始懷疑：「為什麼我的大便總是稀爛？為什麼在吃某些食物後會感到腹脹並伴隨疼痛？有時在大便中看到未消化的食物殘渣，這正常嗎？」自然而然地，我想著「去看醫生，檢查一下弄清楚吧！」在接下來的幾年裡，我在美國、英國和澳洲看過醫生，做過血液檢查和糞便檢查，每位醫生的反應都很相似，類似於「你為什麼會來這裡？你沒有生病啊！」。

根據我們的經驗，帶著一長串煩人但不危及生命的症狀去看醫生，最多也不過是得到禮貌地說「如果情況變得更糟，請再回來找我。」

毫無疑問，過度柔軟以及西方醫學的主要問題之一，就是無法清楚解釋人體各部位之間的相互聯繫，以及自我調節的卓越能力。於是，當發生那些煩人卻又不危及生命的問題時，其實是身體在低調地說：「抱歉打擾你，但……我們能不能試試其它的方法？這樣對我來說不太有效。」

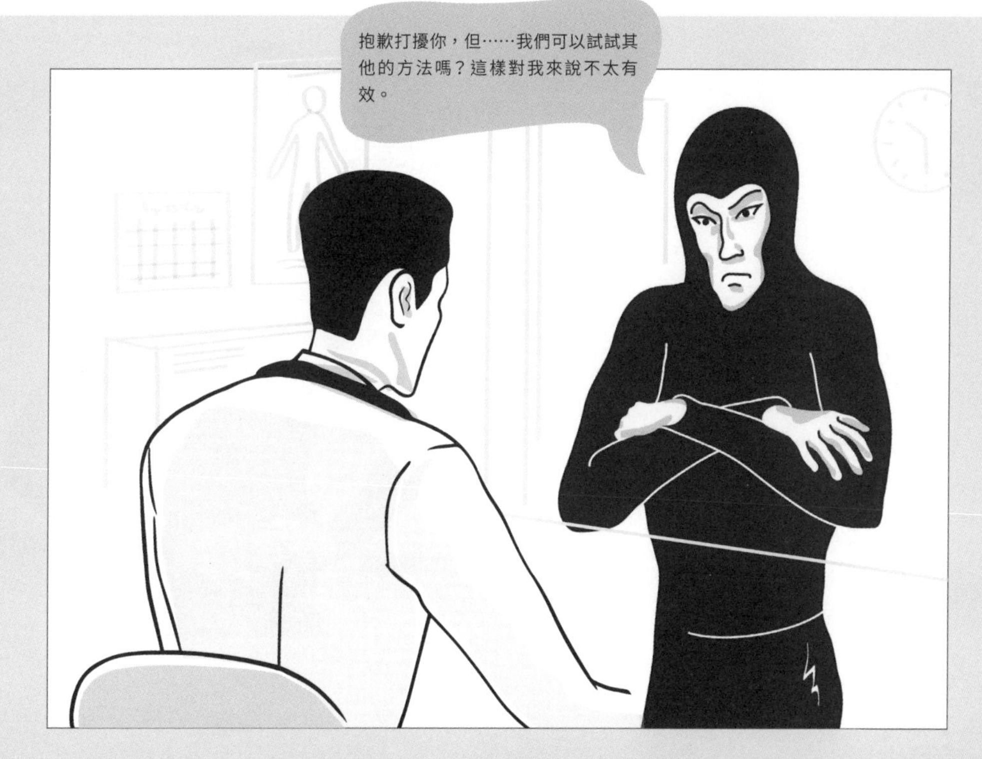

你的身體可能會持續忍受那些煩人的問題好幾個月、幾年，甚至幾十年，直到它決定「夠了！」並開始大聲抗議:「我再也受不了！」結果往往會導致更為嚴重的健康問題。也許你已經面臨這種情況，或許你只是有些小困擾；我必須坦白，我是一個相對嬌貴的人，對於任何輕微的不適都很難忍受。所以我不久便宣告：「我不喜歡這樣。我想一直感覺舒適。」於是，我開始沉迷於消化健康的問題，並努力找出自己的問題所在。

我的問題不僅限於腹瀉和脹氣。我雖然飲食健康均衡、睡眠充足，但仍感到疲倦無力，臉上長滿了囊腫性痤瘡。我對每一餐都感到不安，因為我不知道哪些食物會造成數小時的痛苦脹氣。幸運的是，那些日子對我來說已經成為過去。

在深入研究消化的奧妙後，我了解到身體有效消化食物的能力，會影響到身體的方方面面，從荷爾蒙到脫髮，從情緒到記憶。

過度柔軟者的腸胃問題

過度柔軟者的腸胃經驗，通常與非過度柔軟的朋友大相逕庭，例如消化不良或胃酸逆流，更不用提排便的差異了。與過度柔軟相關的消化問題清單相當長，包括：

- 腹壁撕裂
- 胃酸逆流
- 脹氣
- 便秘
- 胃排空延遲
- 腹瀉
- 食道裂孔疝氣
- 腸漏症
- 漲氣疼痛
- 其它與消化系統相關的問題

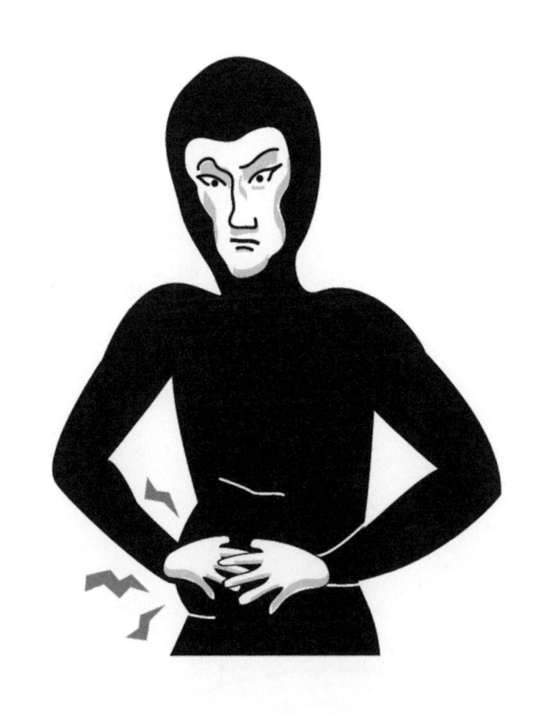

為了避免進入繁瑣的科學細節（我們知道你可能沒有時間），我們將簡單明瞭地說明：你可能正面臨消化問題，因為和你身體中的許多其它部位一樣，你的消化器官也過於彈性。

想想看，如果你的食道過於彈性，那麼無論你的餐點是多麼辛辣或清淡，在胃裡正被鹽酸消化的食物更容易回流（即「胃酸逆流」）。如果腸壁過於彈性，無論你的細菌微生物群是多麼均衡，腸道都可能無法有效推動糞便的排出。這可能會讓你感到腸道運作緩慢，或者因為肌肉之間的纖維過於鬆弛，導致腸道的某些部分被推到不該在的地方而引起疼痛。

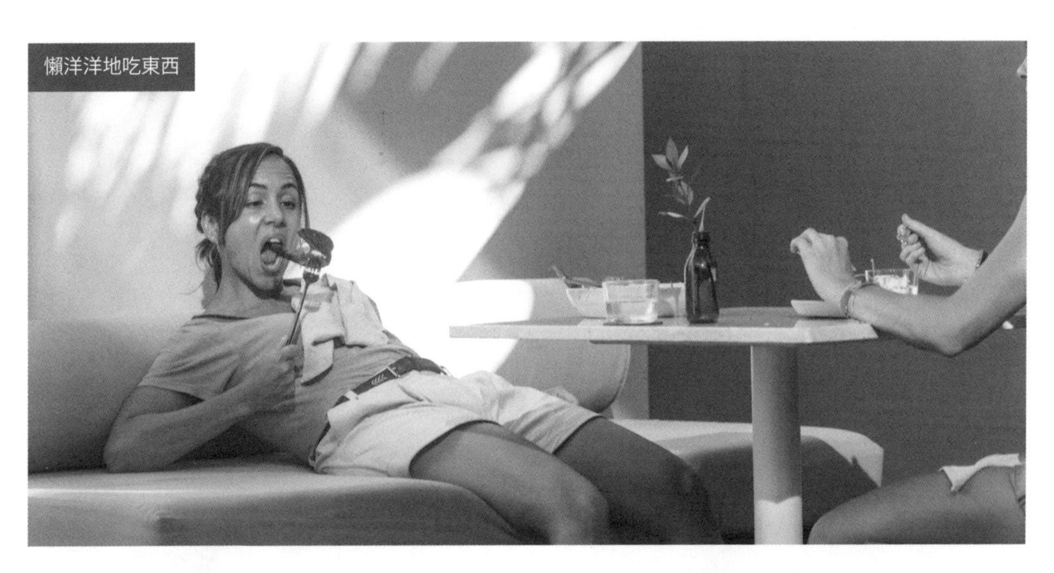
懶洋洋地吃東西

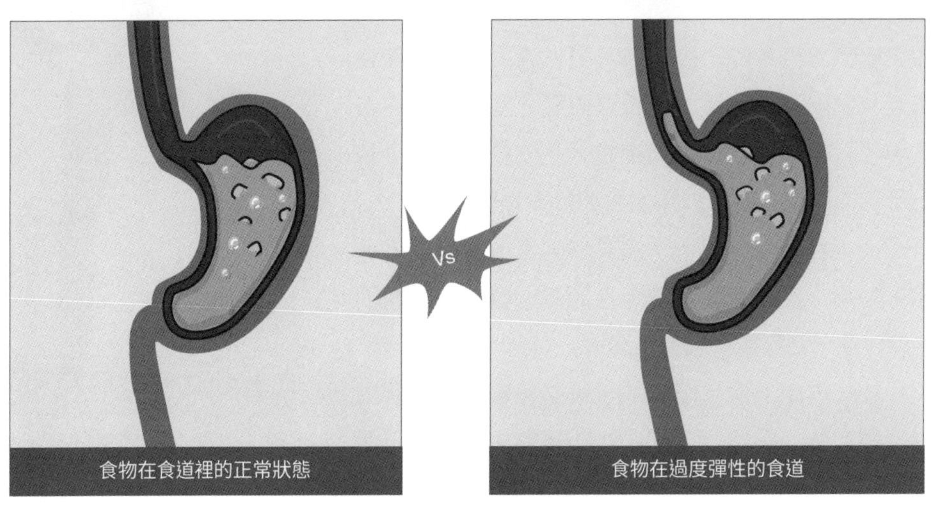

食物在食道裡的正常狀態

食物在過度彈性的食道

還記得神經系統的影響吧！不良的姿勢與脊椎穩定性不足，會導致負責傳遞訊息給消化器官的神經出現功能障礙（參見第三章）。

同時留意，消化問題不一定與過度柔軟有關，但正如焦慮症狀一樣，腸胃問題可能會讓你困擾多年。不過，別將這視為壞事！不妨將它視為一個機會，用來更深入了解你的腸胃與飲食之間的關係，以及壓力、放鬆狀態、睡眠品質、運動習慣，甚至生理周期之間的連結。把每天都當作一次實驗來看待。

為了更好的消化健康與飲食

你可能會好奇：「Adell 是怎麼做的？我應該怎麼做？」

這是一條充滿挑戰的路！朋友，如果有一件事你該知道，那就是對某人有效的做法，卻未必適合其他人。因此，你需要自己去探索最適合的方案。所以在這部分，我們不會給你特定的飲食建議。

然而，有幾個對幾乎所有人都有益的原則，值得記住並應用在你的飲食實驗中。雖然消化問題的成因模糊且複雜，但解決方法（大多數情況下）卻相對簡單，只要最自然的方式來攝取天然食物。

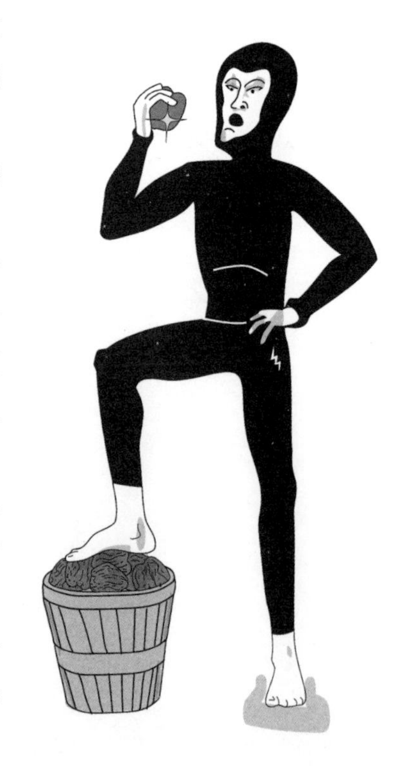

我們並不會告訴你該如何安排飲食，也不會建議你要成為素食者、肉食者，或應該添加什麼補充品，或戒掉某些食物。我們當然有自己的看法，但我們希望你也能基於自身的研究，找到讓你感到舒適的飲食選擇。我們唯一的建議，是希望你用「我們的祖先在沒有現代科技的時代會如何進食？」的視角，來審視自己所吃的食物、食量以及進食的頻率與時間。

然而，我們的身體，不論柔軟與否，都是為了將植物、動物、真菌和細菌轉化為能量、營養和燃料而進化的。這一切在我們擁有無數單一作物、經過分解、精製和加工成為多達十多種成分，並包裝成完美長方形的塑膠包裝、長期保存的小吃和餐點之前，早已發生了。

我們想表達的是「請吃真正的食物」。全食物！遵循自然產的食物。例如：吃一顆蘋果，而不是一包填滿了糖和蘋果香料的脫水蘋果片。如果你還沒有這樣做，開始閱讀你所購買食品包裝上的成分表，了解製造商在何時添加成分來讓食物變得更好吃、讓你想吃更多，或是讓你想再買更多。

是的，當你意識到你喜愛的餅乾並不是「滋養你的靈魂」，而是欺騙你的大腦和身體，讓它們誤以為攝取了可以儲存以備不時之需的密集能量，這種狀況可能會讓你感到像是在經歷一場失戀，而這些「不時之需」在二十一世紀的生活中其實並不會發生。無論你的身體大小和體形如何，這些美味卻糟糕的成分中擁有糖和毒素，可能會在你體內造成一場混亂，這絕對不會有助於防止疼痛或疾病。

一般來說，食物越接近大自然賦予我們的樣子就越好。另外，烹調可以使很多食物更容易消化，因此要留意生食對你身體造成的不適，例如：氣味不好，試著烹調後再食用。同時，也要注意那些會讓你肚子產生奇怪反應（如脹氣、頻繁放屁、疼痛）的食物，並減少這些食物的攝取，試著先暫時避開這些食物，看看這是否能改善你的感受。

一般常見的刺激食物包括：

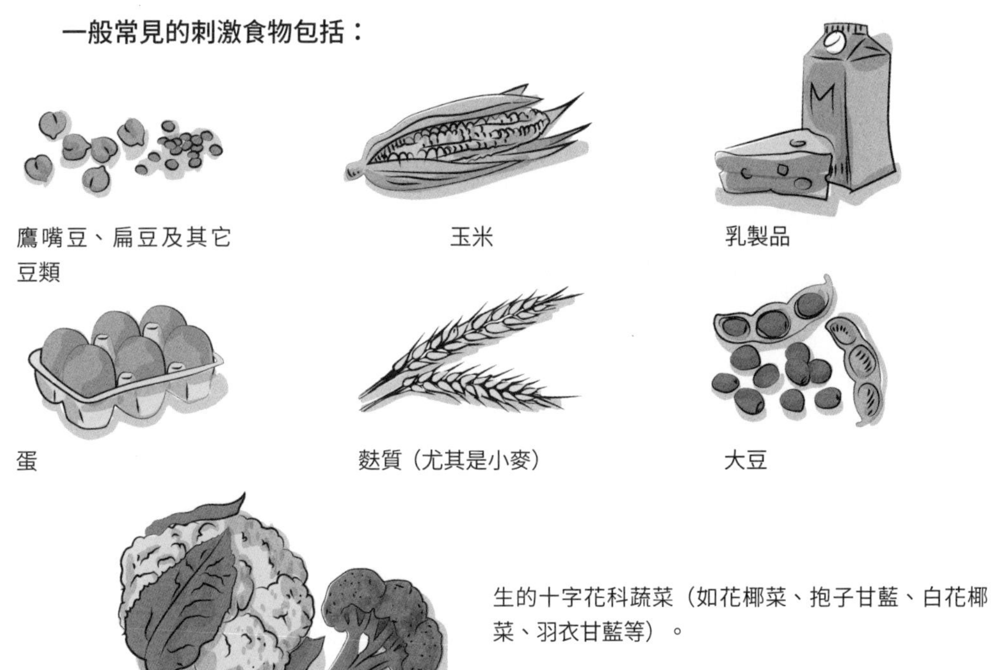

這些食物對某些人來說可能是超級食物。如果是這樣，那太好了！繼續食用它們。但這裡提供的是一個常見可能引起問題的刺激食物清單，謹供參考。

戒糖之路

或許最難戒除的食物就是糖。在人類還是毛茸茸的雙足動物，到處狩獵和覓食時，糖就是一種稀有的即時能量來源。因此，我們的祖先們了解糖的好處，並在接觸到糖時會盡量攝取。然而，如今「糖」無處不在，甚至隱藏在不甜的食物中。

如果你還不知道糖對健康的危害，減少糖的攝取可以大幅改善健康，那麼請務必深入了解。在本書，我們主要聚焦在以下三點：

1. **糖不僅僅是甜甜圈上的白色粉末。**它包括蜂蜜、楓糖漿，甚至是一顆蘋果。任何帶甜味的東西基本上都含有糖，大多數天然糖是果糖和葡萄糖的組合，包括健康食品店的椰子花蜜、龍舌蘭糖漿、白砂糖及高果糖玉米糖漿。這些都是糖，都是甜的。
2. **所有糖都有促進發炎的作用，這意味著糖會導致身體發炎。**而發炎會引發疼痛，不僅僅是腸道或胃部不適，還可能是關節痛、肌肉痠痛、頭痛和背痛等。所有這些疼痛形式都可能由發炎引起，而糖會加劇發炎狀況。
3. **糖具有成癮性。**如果你習慣每天喝幾罐汽水，或在早上的咖啡旁配上一個藍莓鬆餅，那你需要準備好面對戒除糖的戒斷反應。不過，這些反應是可以克服的。

並不是說你永遠都不能碰「糖」。偶爾享受甜食是被允許的，吃個蘋果也是可以的。蘋果除了糖分外，還含有纖維和維生素 C 等其它好處。試著注意你日常飲食中的糖分含量，思考是否可以用含糖量較低的選擇來替代。嘗試及實驗看看，感受一下戒掉汽水或藍莓鬆餅後，身體的健康變化。

飲食習慣的檢視

最後，健康飲食不僅關乎你吃什麼，也在於如何吃、何時吃，以及吃多少。當你的身體在消化食物時，也正在完成你可能完全不懂的事情；例如把蘋果或一把核桃轉化為能量，將食物分解成維生素、礦物質、脂肪及蛋白質，供應身體細胞所需的能量，這實在令人驚嘆！但這需要消耗大量能量。

因此，像是在睡前吃東西，可能會影響你的睡眠質量。同樣地，若一次吃下太多食物，胃部像被塞滿的彩帶球一樣膨脹，可能會讓你的消化系統負擔過重。所以，注意食物份量、進食頻率及時間安排。由於每個人體質不同，我們的建議僅止於此。

此外，請整體檢視你的飲食習慣。你是否經常匆忙用餐？是否邊走路或開車邊吃東西？或者是否經常沒有細嚼慢嚥？這些習慣都可能影響消化及健康。

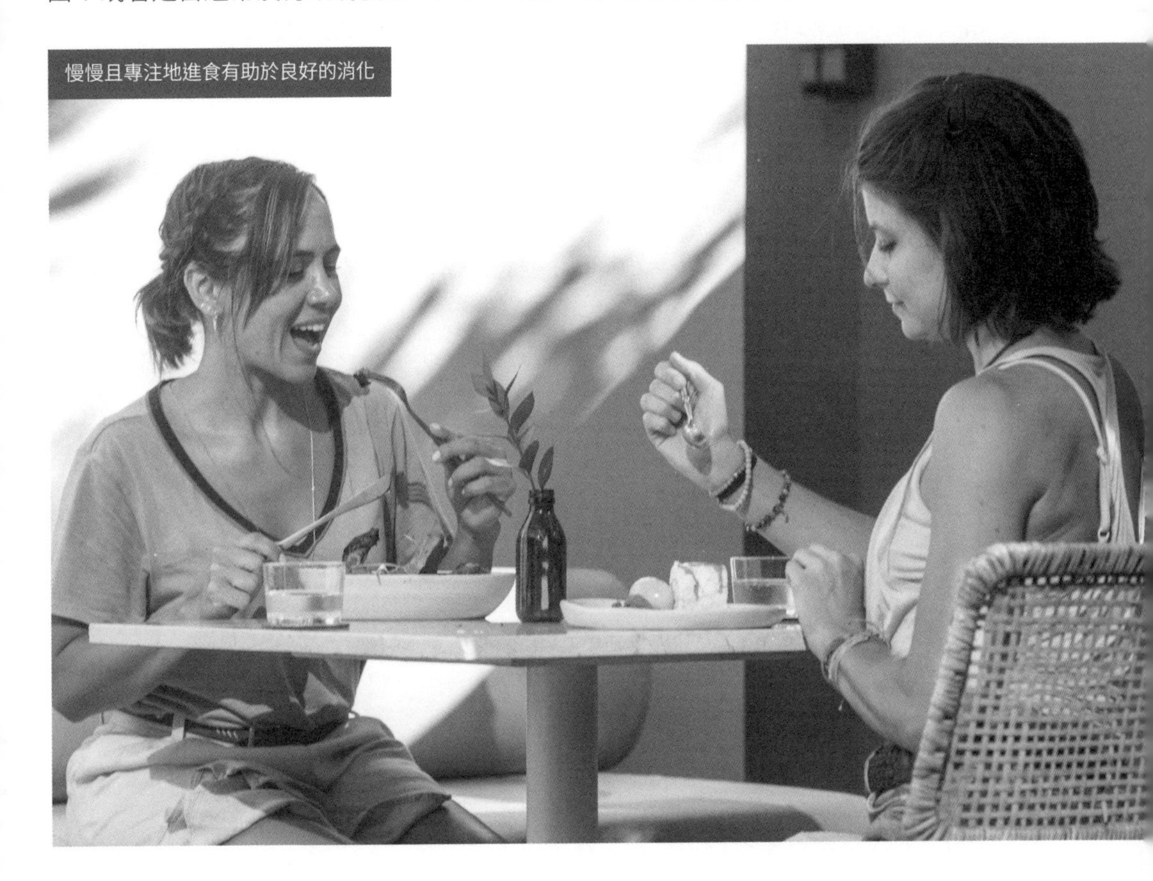
慢慢且專注地進食有助於良好的消化

如果你對以上問題的回答是肯定的，或是發現自己還有其它不理想的飲食習慣，是否能在每次吃飯前花些時間深呼吸幾次，讓自己慢下來？用餐時，放慢速度，別像是在比賽看誰吃得最快。

消化是屬於副交感神經系統的範疇，也就是「休息、消化、修復」的狀態。我們的身體在放鬆平靜的狀態下，才最適合進行消化。因此，給你的消化系統一個機會，讓它在最佳狀態下完成這項既複雜又重要的工作。

這個建議也許聽起來過於簡單，尤其在現代社會中，大家總認為每個解決方案都需要藥物處方或複雜的醫療計劃才能實現。然而，事實上，只要減少攝取加工食品，並放慢用餐速度，就能大大改善腸胃健康。

你的「棘手腸胃」其實是隱藏的超能力

如果你常常遇到消化問題，感覺就像只有那些飲食和生活習慣極差的人才會有的狀況，那麼，很有可能是因為你擁有關節過活動的高柔軟度。這並不是因為你做錯了什麼，而是因為這是你的「超能力」。

為什麼說這是超能力？因為你對外界事物的敏感度比一般人更高。或許你還未意識到這一點，又或者你早已發現了其中的奧秘。如果你已經放棄了小麥製品或戒掉了糖分，甚至比起朋友們更願意少喝點酒；因為你比他們更清楚這些東西的後果，而且你的消化系統對這些食物的處理不像他人那麼輕鬆。

或許我們就像那些可以憑藉靈敏嗅覺來檢測癌症的狗一樣，敏感的腸胃讓我們對某些食物的毒性特別敏銳，使我們得以觀察到現代飲食中對健康不利的成分；雖然我們會更加強烈地感受到這些食物的影響，但其實它們對任何人都不健康。

或許，你會開始在飲食選擇上更優先考慮食物是否能讓你感到舒適，而不是單純只注重味道的好壞。

大腦與飲食習慣

最後還有一點值得提醒！如同在書中多次提到，你的大腦在這裡扮演著重要角色。

仔細想想，你的飲食選擇，其實與其說是你有意識的決定，不如說是潛意識中習慣的延伸。無論是飲食方式或飲食習慣，它們背後的情感連結以及大腦之間存在著深刻且有趣的關聯性。

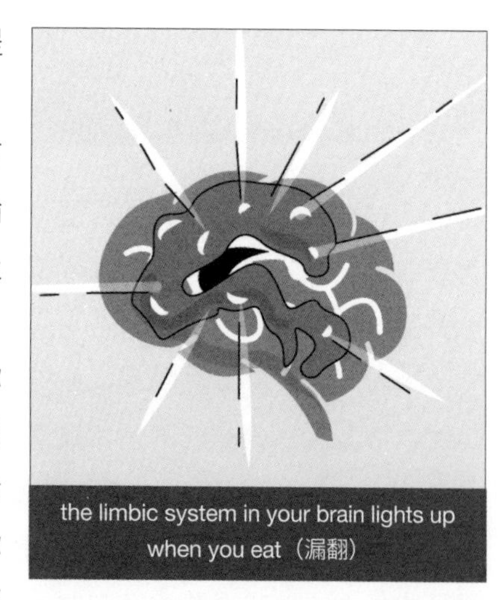

the limbic system in your brain lights up when you eat（漏翻）

但這又是另一個話題了，我們暫且打住，讓你思考這點值得深思的「腦內食物」；如果你意識到自己可以，甚至應該做出不同的飲食選擇，但無論多麼「明白」卻總是難以堅持，那就記住一點，你的大腦，其實有點「懶」。它總是喜歡保持著效率和安全，這意味著它不太喜歡改變。因為，改變需要消耗能量，並且存在不確定的風險。

所以，與其專注在食物上，不如多考慮你的大腦。給自己一個堅定的理由來改變習慣。試著把它寫下來，並大聲的說出來，告訴你的朋友和家人。朋友啊，這樣你才是真正掌控自己！

MY GOALS

同時，也嘗試將正向情緒與你的健康新習慣結合在一起。即使你還無法自然而然地感受到這種情緒，也可以「裝作有感」，直到真心接受！告訴自己：「我真的超期待吃／不吃這個。」

因為，親愛的超柔軟體質的朋友們，我們的決策其實不是基於我們所知道的，而是基於我們的感受。心理學研究一再的證明，在生活的各個層面裡，人類更容易受到情緒驅動，而非理性思維。

所以，利用這點來幫助自己吧！

第十三章：

柔軟體質與疲倦

這裡或許有一個讓你感到寬慰的訊息：如果你常感到那種極度疲倦，彷彿身穿雪怪裝去游泳般的那種疲累感，可能正是因為過度柔軟體質所引起的。

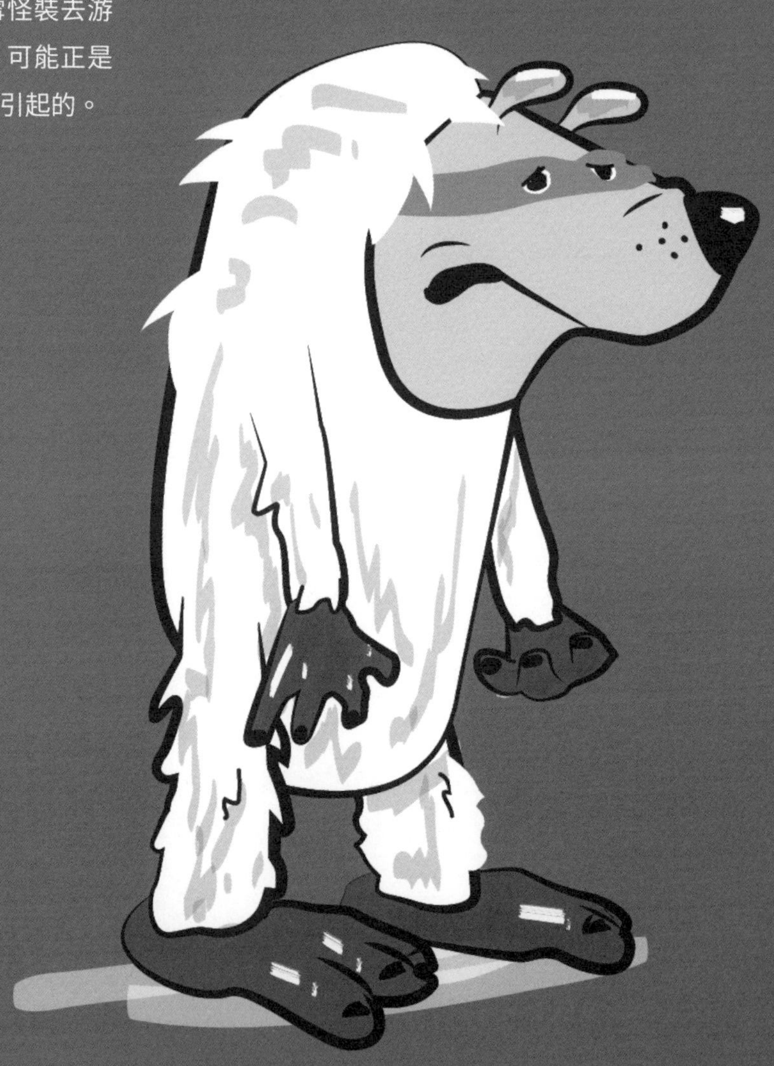

好了，雖然這些資訊並無法提供治療方法，但我們認為僅僅理解疲倦的原因、並確信這不是因為自己做錯了什麼，已經具有某種療癒作用。不過別擔心，我們也會提供一些建議。

可能的疲倦原因

過度柔軟體質者往往比一般人更容易感到疲倦，也更有可能出現慢性疲勞症候群（CFS）、肌痛性腦脊髓炎（ME）和纖維肌痛症（Fibromyalgia）。其原因與我們更容易出現焦慮和腸道問題是一樣的；由於我們的組織異常柔軟，身體不得不付出更多努力來維持基本的日常功能，比如血液循環、食物消化和維持站立姿勢。對某些人而言，僅僅是「存在」就足以引發疲倦感。

我們這些超柔軟的「人」還更容易失眠。即使你入睡了，體內的腎上腺素可能依然在運作，無法讓你得到真正的安穩睡眠。長期缺乏良好的睡眠，無疑會對你的一切活動及身體機能產生連鎖反應。如果你還不完全相信「充足且高品質的睡眠」對身心健康的重要性，我們非常建議你去深入了解這方面的研究。

還有一個有趣的解釋是，疲倦（同時也包括疼痛和焦慮）其實是大腦在發出停下來的信號。透過「Elastidog」（代表神經系統）的幫助，我們希望已經明確表達了，神經系統的首要目標是「安全」。

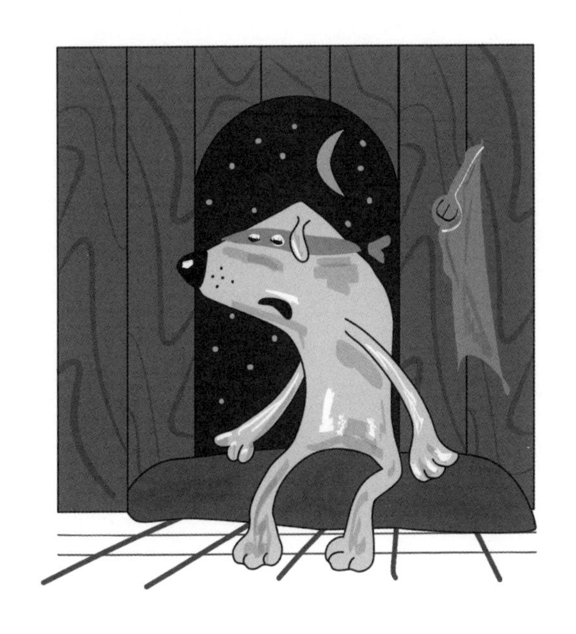

一起唱吧！「啊啊啊啊，活著，活著。啊啊啊……」

不管怎樣，活下去是你的大腦最想要的事！所以，如果它感受到威脅，就會想方設法減輕這種威脅。假設你的體內有一些超級英雄，包括那個混亂、不堪的被動悲慘人（Mr. Sloppy, Passive Range of Misery Man）、特倫德倫伯（Trendelenburg）或其它壞蛋在你家附近鬼鬼祟祟。老實說，體內的 Elastidog 會比你體內的肌肉穩定超級英雄更早察覺到。Elastidog 的反應是，戰鬥、逃跑或靜止。大多數時候，它會選擇靜止，也就是停下來。

試著這樣想，曾幾何時，你去散

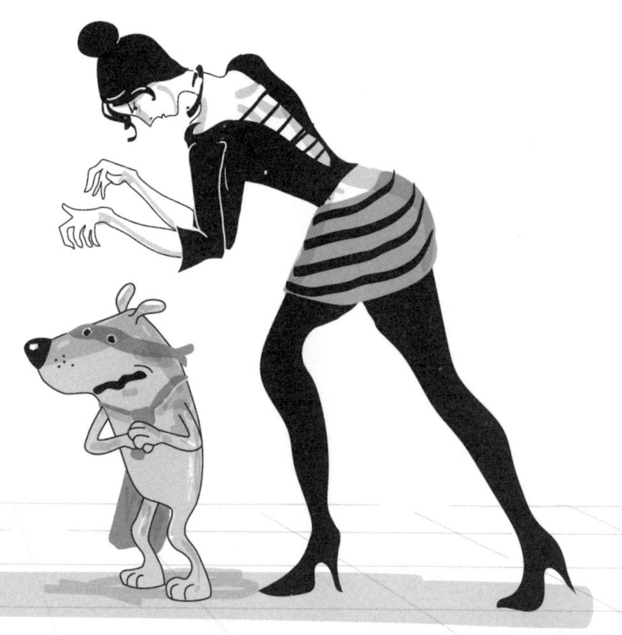

步時扭到了腳踝。當你扭傷的腳踝向大腦傳送劇烈的疼痛時，會發生什麼事？你立刻停止了行走！ Elastidog 會記得這次經歷。「嗯，疼痛讓人停止。」

或許你再次外出散步，這次你走了好久好久，直到感到疲倦不堪，精力耗盡。那你會怎麼做？你停下來了！同樣，Elastidog 又想到：「嗯，疲倦也讓人停止！」

因此，數年後，當你在瑜伽課上，老師正在「幫助」你把頭放到腿之間，或是你出門跑步卻沒有叫上臀部隊（Team Gluteus），又或者你在工作上壓力巨大，10 到 12 個小時被困在辦公桌前，坐姿也不良，Elastidog 都會記住這些。你或許沒有察覺，但 Elastidog 卻時刻在注意著。

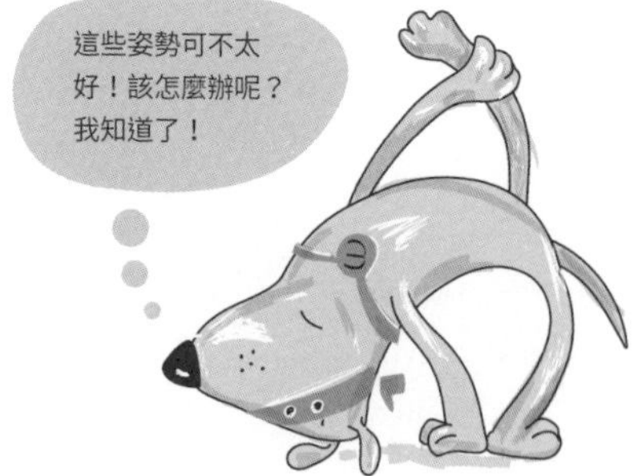

砰！你突然感受到強烈的疲憊。或是即便沒有實際的組織損傷，卻開始感到疼痛。對你來說，這種情況非常糟糕，但 Elastidog 卻自滿地想著：「危機解除了！」

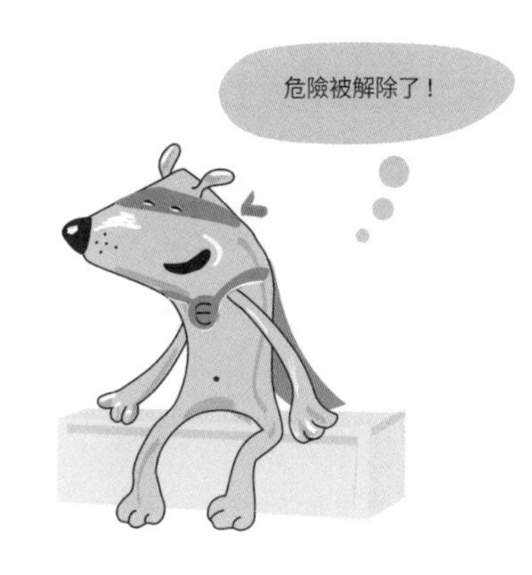

這就是為什麼了解我們在前幾章中所寫的內容是多麼重要！當你結合你的超級穩定肌肉和主動關節活動範圍的保護者，再加上你卓越的能力，那些壞蛋就不會再來打擾你了。Elastidog 可以放輕鬆，而你也會重新感受到活力，並且不再感到疼痛。

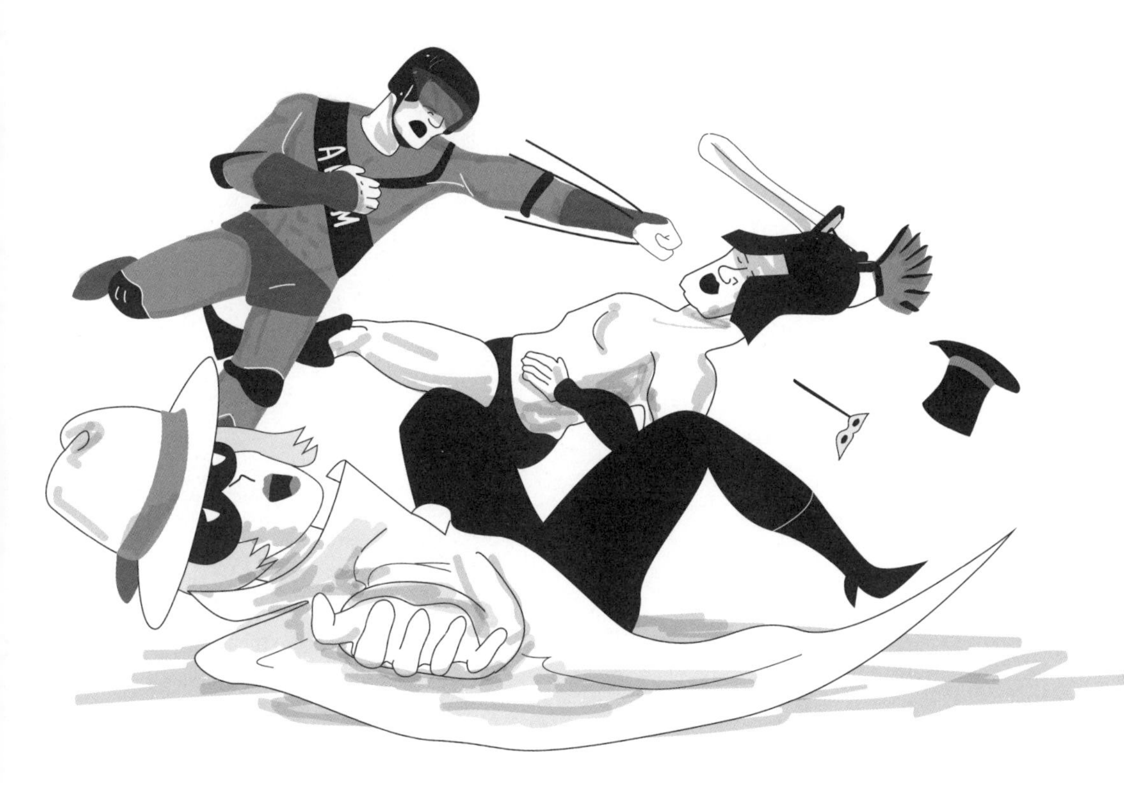

讀到這裡你可能已經開始覺得眼皮沉重了，我們完全理解，如果你想稍後再回來繼續看完這一章也沒關係。畢竟，接下來你會發現，適當的休息可是非常重要的！

歡迎回來！希望你剛才有個愉快又放鬆的小睡。如果你對於關節過度靈活與疲勞之間的關聯還有興趣，那就繼續往下讀吧！

過多的腎上腺素

正如在第十一章所討論的內容，你的身體可能會因為血液在過度彈性的血管中積聚而產生過多的腎上腺素。一旦腎上腺素長期偏高，過度柔軟的人常常會覺得自己有無止境的能量可以投入各種活動。想像一下，在突然腎上腺素激增的狀態下，人們可以完成驚人的壯舉，但事後會因震驚而崩潰。

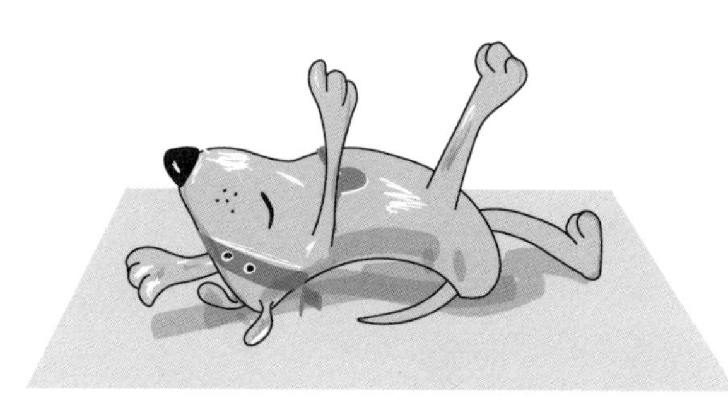

也許你參加過健身課，教練帶著滿滿的熱忱喊著：「別停下來！我知道你還能再撐一下！繼續努力！」而你，身為優秀的學員，心想：「好吧，我可以繼續！我可以再撐一下！」結果課程結束後，你卻發現連拿水壺喝水的力氣都快沒了。可能班上其他人也覺得筋疲力盡，但不同的是，他們能快速恢復，而你卻回家後癱在沙發上，渾身無力整天動彈不得。

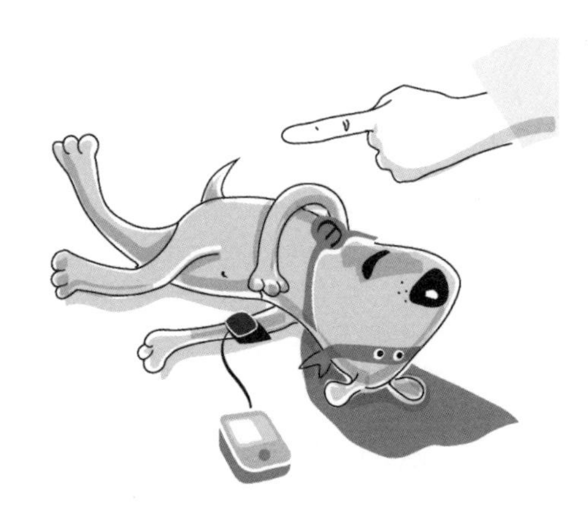

或者，也許你不需要參加激烈的訓練課程就會有這種感覺。對於有些人來說，光是日常生活，比如洗個澡、放大音量隨音樂起舞、手握梳子唱搖滾情歌，甚至是為了週末的約會在商店裡拼命尋找一件可愛的衣服；都會讓你感到筋疲力竭到需要去看醫生，想弄清楚到底哪裡出了問題。醫生可能告訴你檢查結果一切正常，或者醫護人員可能對你表現出些許懷疑的態度，覺得你是不是太小題大作了。

大多數醫生還沒有把這些問題串聯起來！

說的沒錯，不少人早就知道這點了。

頸椎的不穩定性

另一個可能導致疲倦的原因是頸椎不穩定。我們在第十一章討論焦慮時提到過頸椎不穩定，因為這確實會引發焦慮。不過，這裡我們會更深入探討。

頸椎不穩可能會壓迫到迷走神經。迷走神經，也就是我們喜歡稱呼為「副交感神經系統的媽媽神經」，它負責調控身體的放鬆、消化、修復及休息。此外，還有其它神經也從這個區域通過，它們共同管理自律神經系統的這些功能。

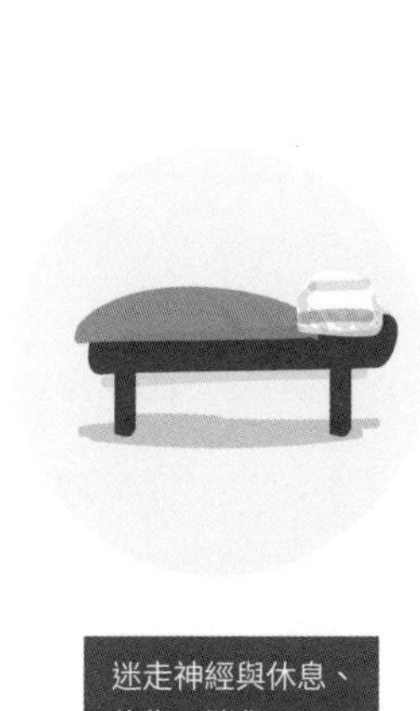

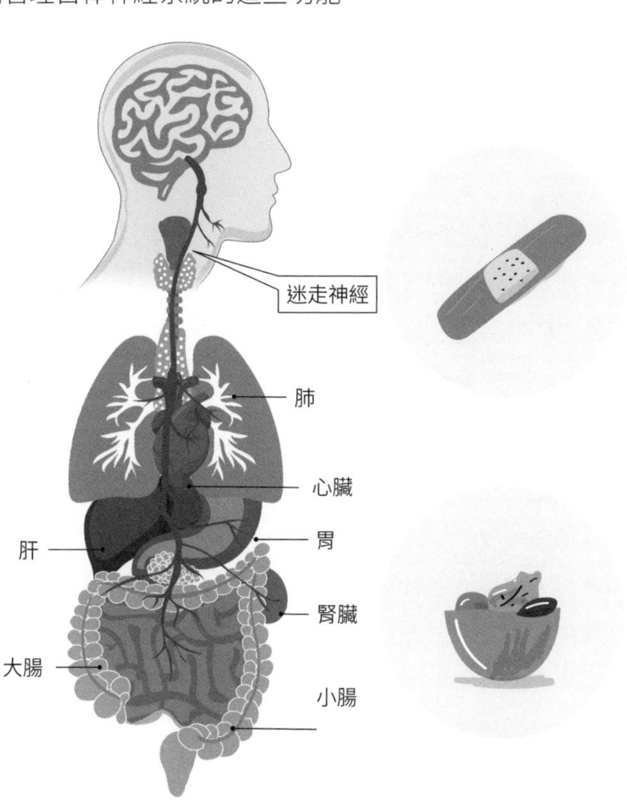

迷走神經與休息、修復、消化

你可以這樣想像，當頸部無法穩定支撐頭部時，有些重要的神經，也就是那些發送「夥伴，放輕鬆吧！」訊息的神經就會受到壓迫。這樣一來，「一切都好」的訊息就無法順利傳達。

對於過度柔軟的人來說，頸部容易出現不良姿勢，使得這些「放鬆訊息」的神經被壓制，雖然它們嘴巴還在比劃著「嘿，放輕鬆」，卻無法順利發聲。如果身體接收不到這些放鬆訊號，便容易進入交感神經主導的緊張狀態。

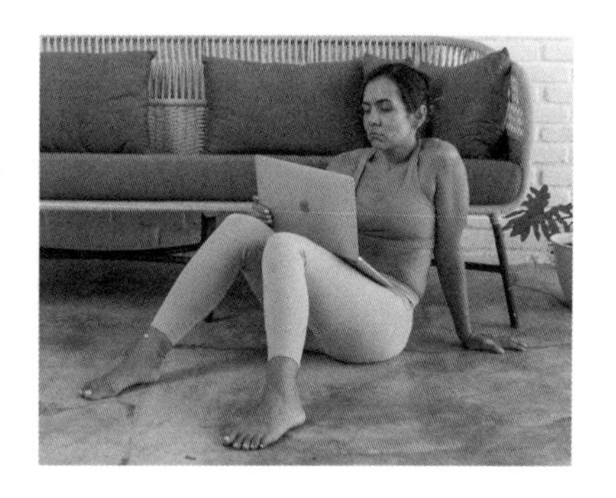

壓力與交感神經系統

這裡，交感神經系統（SNS）一也就是神經系統中扮演「來吧！我隨時準備好迎接一切！」的角色。有些患有慢性疲勞症候群或其它嚴重疲倦相關疾病的人，會追溯到生命中的某個壓力事件，也許他們在準備考試時感染了病毒，導致病了好幾週，或者在葬禮上失去摯愛時，還經歷了嚴重的食物中毒。

某些事情讓他們承受了巨大的身心壓力，從那之後，他們的狀況再也無法恢復原狀。神經系統經歷了「壓力過載」，並重新學會了一種新的生存方式一帶著疲倦。也可以這麼說，它「卡住了」。

交感神經系統讓你能夠應對壓力。假設你終於決定向暗戀的人告白，或者告訴老闆如果不加薪就要辭職，這些都相當有壓力。你的交感神經系統（SNS）可能會站出來，讓你感到心裡有小鹿亂撞，並告訴你：「交給我，我來處理。」

這種應對壓力的方式來自於人類在進化過程中所經歷的歷險時刻，比如逃跑躲避掠食者，也許是暴龍。當你的交感神經系統說「交給我，我來處理」時，你會感受到腎上腺素激增，這意味著你的身體正準備好要做三件事中的一件：

- **戰鬥**一因為你認為如果與暴龍挑戰一場拳擊比賽，你可能還有一點機會！
- **逃跑**一如果暴龍老了，動作慢的話，也許可以考慮？
- **僵住**一就是「如果我完全靜止不動，也許暴龍就不會注意到我」的策略。

然而，如果你的神經系統卡在「如果我完全靜止不動，也許暴龍就不會注意到我」的反應模式中，那麼你可能會處於類似冬眠狀態，但卻完全無法放鬆或休息。這代表自主神經系統出現故障，無法辨認或感知到的威脅是否消失，或根本就不存在。結果導致，整個身體會因為微小的日常壓力而感到不堪重負，比如突如其來的大雨把你淋透，或是在長途飛行中忍受著哭鬧的嬰兒，這些原本不算什麼大事的情況，卻讓處於這種狀態的身體難以承受。

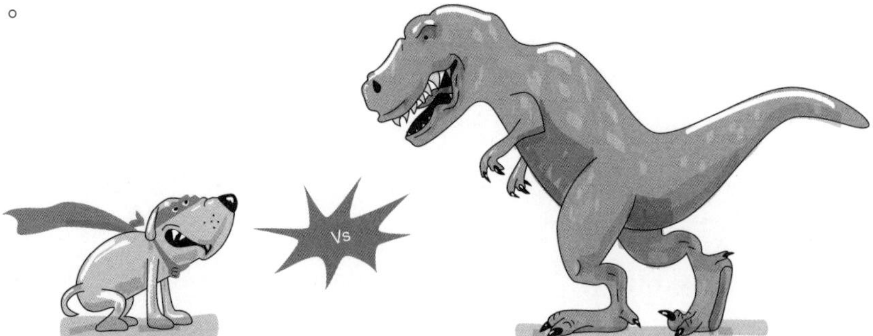

也有可能會自己覺得總是處於「僵住」的狀態。就像書中提到的其它歸結於神經系統的現象。簡單來說，你的大腦已經決定，如果讓你保持「僵住」狀態「待在哪兒，不要動！」，你會更安全。

解決的方法是開始引導你的神經系統，在你不再僵硬時，也能感覺到安全。

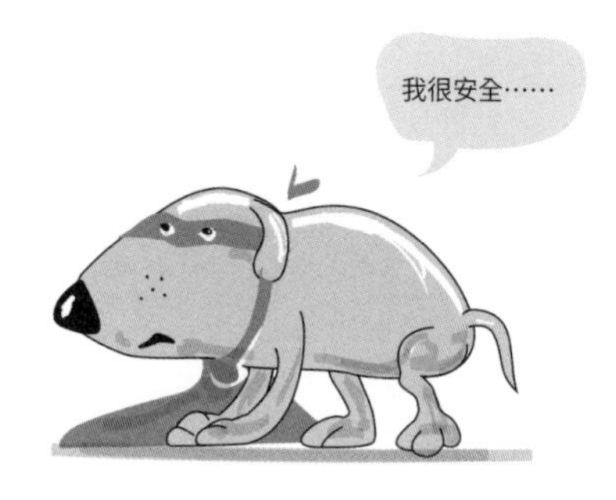

如何對抗疲倦

我們所描述的那種疲倦感，你感受過嗎？也許你並不覺得自己有那麼極端的疲倦，但你是否曾經想過，身邊的人似乎有某種維持能量的秘訣，而你卻還沒找到？無論如何，這裡有一種應對方法：就是休息。

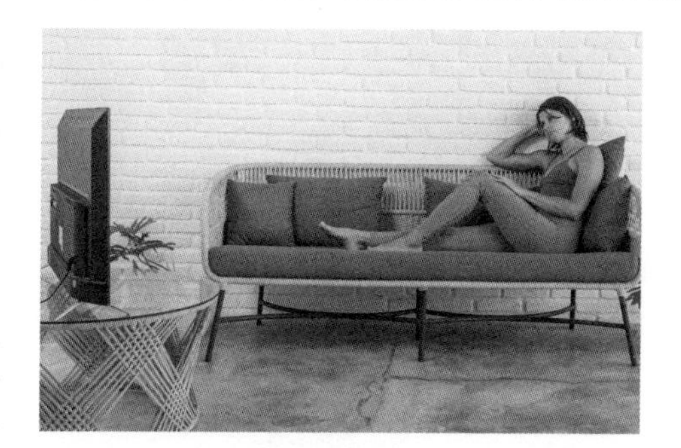

聽起來簡單吧？

但讓我們來仔細看看，什麼才是真正的休息。重要的是，要區分「坐著放空」和讓身體進入完全休息與修復的狀態。你有沒有曾經在舒適的沙發上看過恐怖電影，或是躺在床上與人發生爭執？即使你躺在柔軟的表面上，肌肉也處於放鬆狀態，但你覺得自己有真正放鬆嗎？

達到真正的放鬆

真正的深度放鬆其實是非常具有挑戰性的，尤其在我們現代生活中，四周充斥著娛樂和各種干擾。如果你覺得「真正的休息」聽起來不像是最厲害的活動，要麼是你從未嘗試過，要麼就是你已經是放鬆大師了。大部分的事實是，這比任何健身課程或瑜伽課都來得困難；它需要比刷牙還要高的自律，甚至比記得丟垃圾更具有挑戰性。

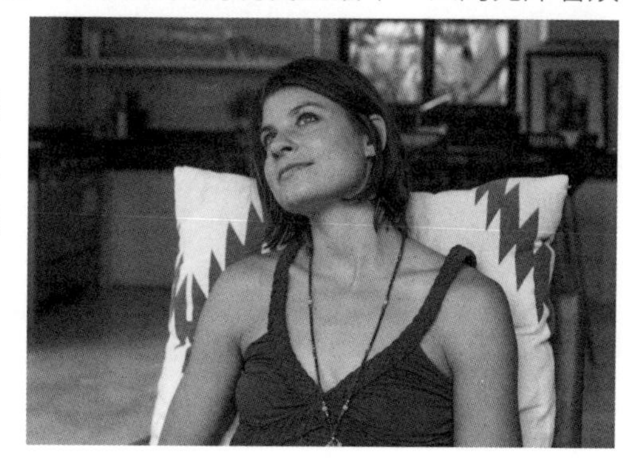

問問自己，是否能夠不聽音樂或 Podcast，僅僅享受沉默？請誠實回答。你有沒有試過在公車上靜靜地坐著，望著窗外發呆？還是你總是覺得需要拿起書本、滑動 Instagram，或和朋友聊聊最新的八卦？

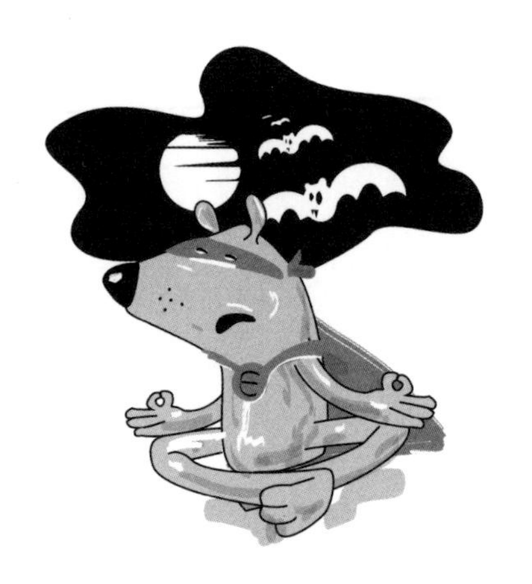

靜坐閉眼，單純地呼吸（你也可以稱之為冥想），其實是一項技能。要一開始就做到這一點真的非常、非常、非常困難，但隨著練習，你會漸漸變得擅長。它之所以困難的原因之一是，會讓你面對一些陰暗的思緒；一些更深沉、不太舒服的心理層面，這些其實是值得擁抱的。就像夜晚是生命的一部分，和白天一樣，你可以選擇將面對陰影的不適視為生命的一部分，就像白天的刺激與分心（或是你螢幕上的光亮）一樣。

幫助你的身體放鬆和恢復的方式，對你和對其他人來說都是一樣的，但作為一個過度柔軟的人，你比其他人更需要以下的建議：

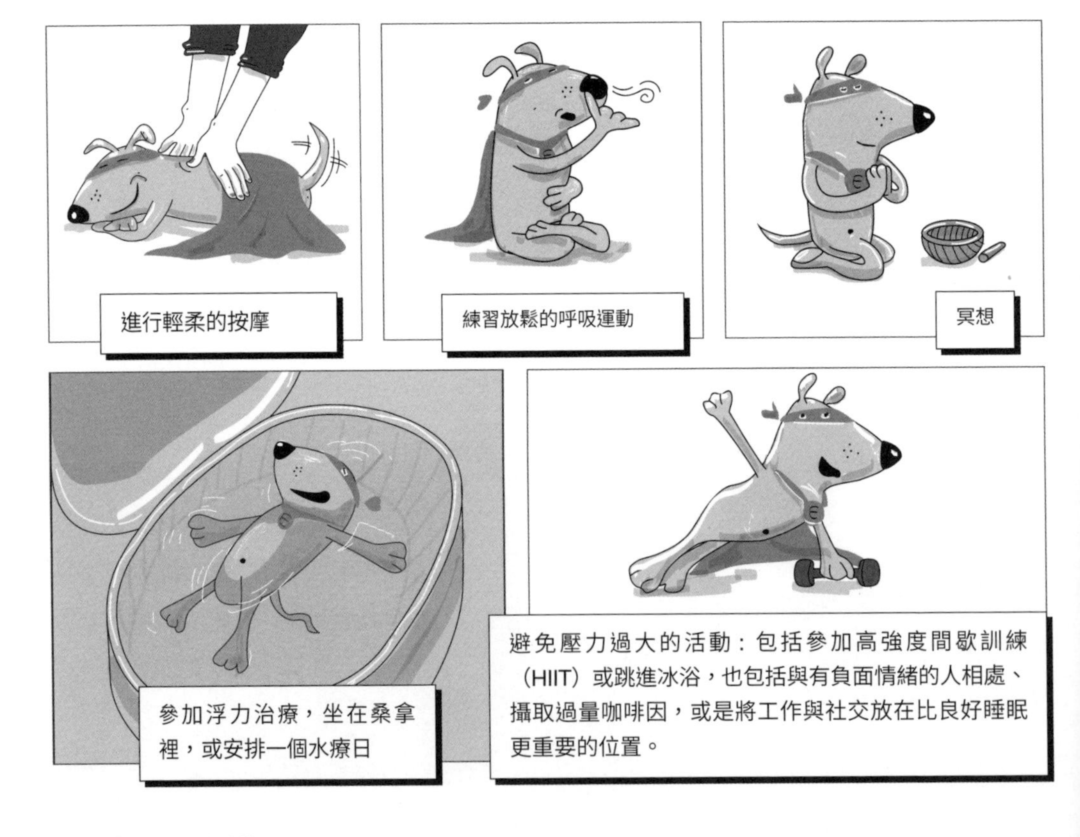

放鬆呼吸的練習

1. 在日常生活中，盡量專注於鼻腔呼吸，而非用口呼吸。
2. 同時，注意腹式呼吸，避免習慣性地緊繃腹部，或只用胸腔進行淺呼吸。
3. 練習 4-7-8 呼吸法：吸氣時心算四秒，屏住呼吸心算七秒，然後緩慢地呼氣，心算八秒。你可以通過鼻子或緊閉的嘴唇呼氣（後者對於從快速呼吸中平靜下來特別有效）。完成四輪大約需要一分鐘，視情況重複練習。

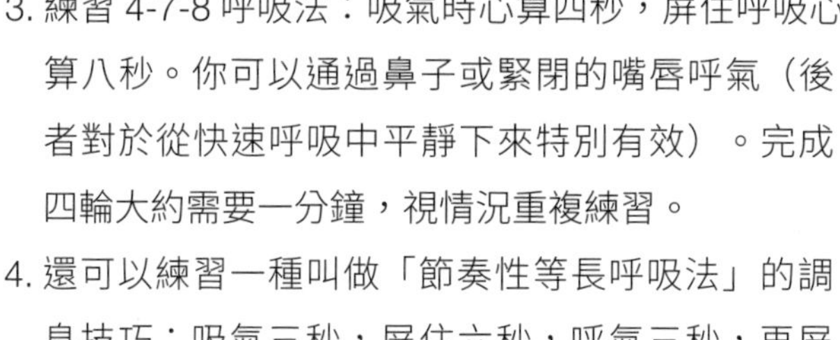

4. 還可以練習一種叫做「節奏性等長呼吸法」的調息技巧：吸氣三秒，屏住六秒，呼氣三秒，再屏住六秒，視需要重複練習。
5. 練習「鼻孔交替呼吸法」（Nadi Shodhana）：用右手的無名指輕壓左鼻孔，通過右鼻孔吸氣；接著用右手的大拇指閉住右鼻孔，放開無名指，通過左鼻孔慢慢呼氣。然後，通過左鼻孔吸氣，再通過右鼻孔呼氣。重複這個循環。你可以使用上述調息技巧的節奏（例如 4-7-8 或 3-6-6-3 的計數方式），也可以自創節奏！

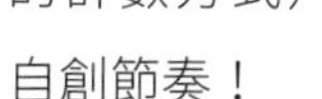

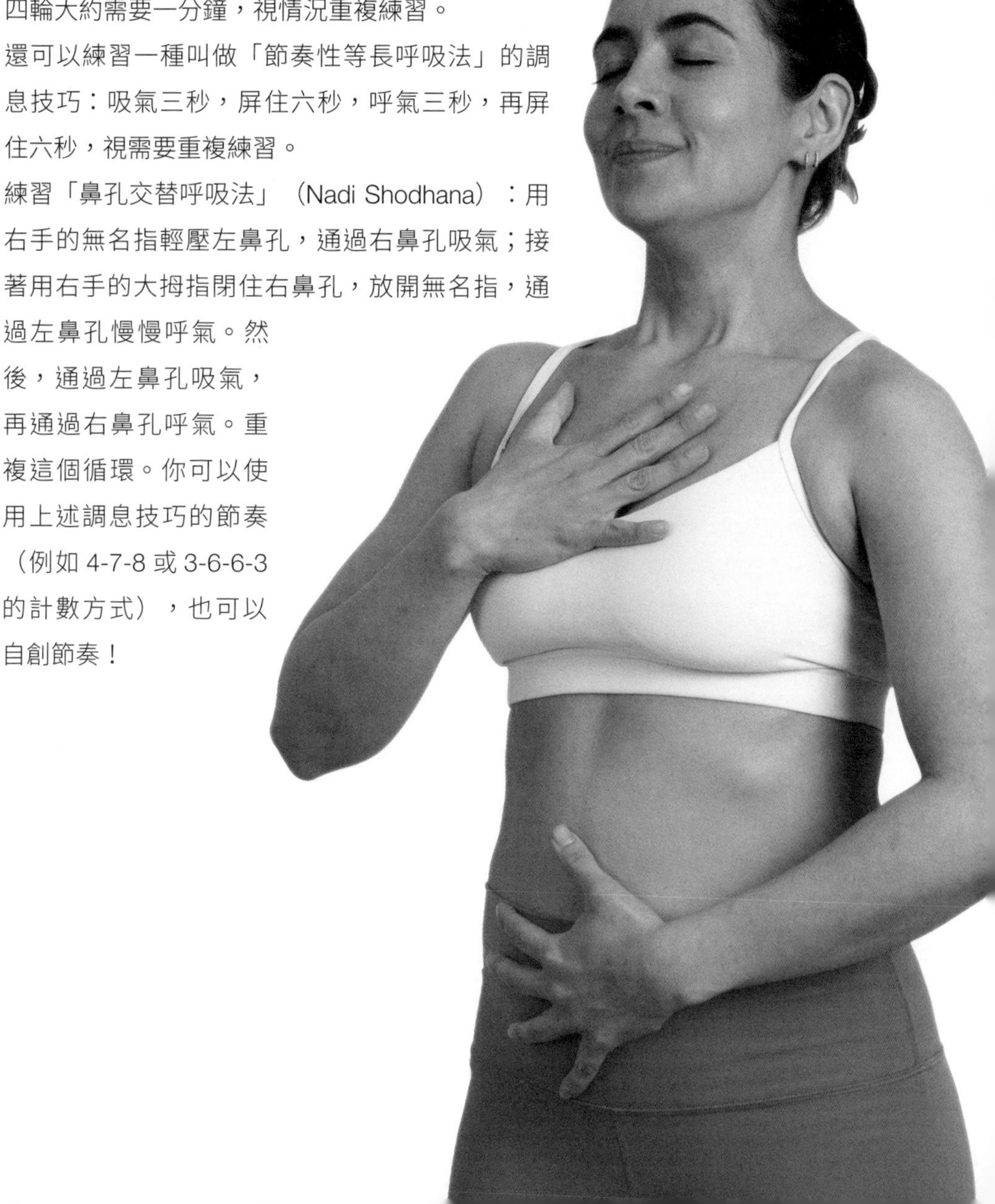

此外，學會辨識身體從「我搞得定！」到「好吧！現在我得睡十四個小時」的轉折點。你或許已經熟悉這種感覺，或者還需要些許學習，這沒關係！你並不孤單，Adell 花了三十三年的時間才認出這種感覺。沒有人曾經告訴她，當她感覺整個身體像是快要崩潰或破裂時，其實是她把自己逼得太緊、需要停下來的徵兆。「感受到燃燒」會變成「像嬰兒一樣哭泣」。她會因為過度疲倦而感到噁心，然後不得不清空日程，泡在鎂鹽浴中度過一天的時間。現在，她已經能識別這種感覺，並能告訴自己：「我需要停下來，否則我會比你說的過度關節活動症還快地崩潰」。

學習韌性並運用變化性

當你覺得自己已經學會如何達到完全放鬆，並能像嬰兒在母親懷中一樣無憂無慮地冥想、呼吸或泡泡浴時，你就可以開始訓練自己身體的韌性了。

還記得訓練穩定肌肉時的「漸進性超負荷」概念嗎？這個概念同樣適用於這裡。從你能輕鬆做到的事情開始，逐步增加難度。

處於交感神經狀態或處於稍微有些壓力的情況其實是正常生活且健康的一部分。這一切都關於平衡。理想的情況下，你應該能夠根據當前的情況在「已準備好」和「放輕鬆，夥伴」之間來回切換。

因此，你可以開始訓練這種變化性。或許你已經在瑜伽課中練習過這一點，當老師要求你保持椅子姿勢，而雙腿開始燃燒時，你依然能保持平穩的呼吸。運動是一種健康的壓力，如同書中多次提到的，你的呼吸是保持冷靜的關鍵。

開始留意自己何時感受到其它類型的壓力，並認識到在適當量的壓力下，其實是健康且正常的。

訓練變化調節能力的另一種方法，是專注在呼吸上，並在冷熱交替中保持平穩均勻的呼吸，例如在水療中心從冷水池到桑拿，或在淋浴時將水龍頭調節為冷熱交替。

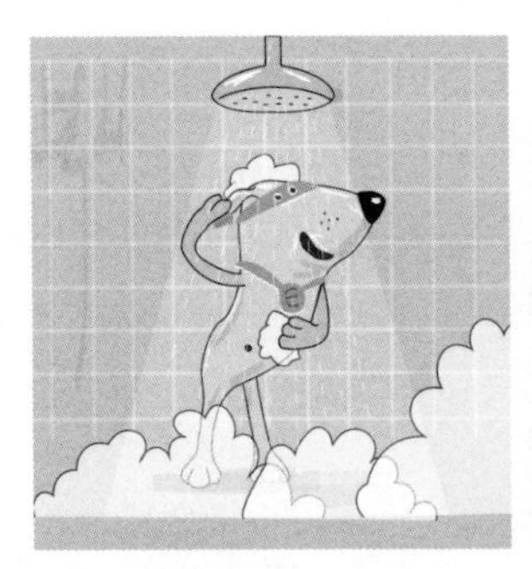
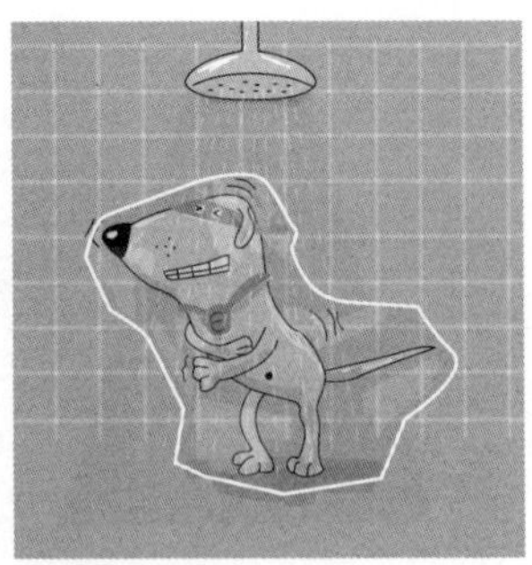
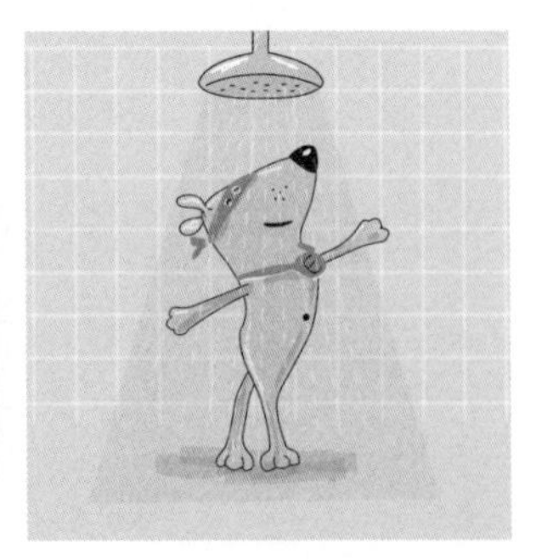

當飛機上的嬰兒大哭時，你可以將這當作應付壓力的練習機會，試著召喚記憶中那些按摩或練習調息時的平靜感受。當遇到讓你情緒觸發的麻煩人物時，也可以試著召喚這種放鬆的感受。

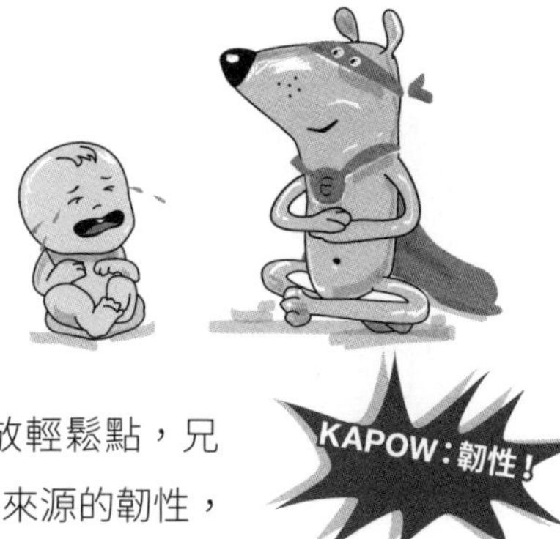

這並不是要你壓抑情緒，不去表達自己的挫折或憤怒，而是訓練自己在交感神經（「拿著我的啤酒，這件事我來處理。」）和副交感神經（「放輕鬆點，兄弟。」）之間自由切換。這樣的訓練將增強你面對壓力來源的韌性，讓你減少受到影響，或縮短被情緒困擾的時間，進而更從容地應對生活中不可避免的壓力。

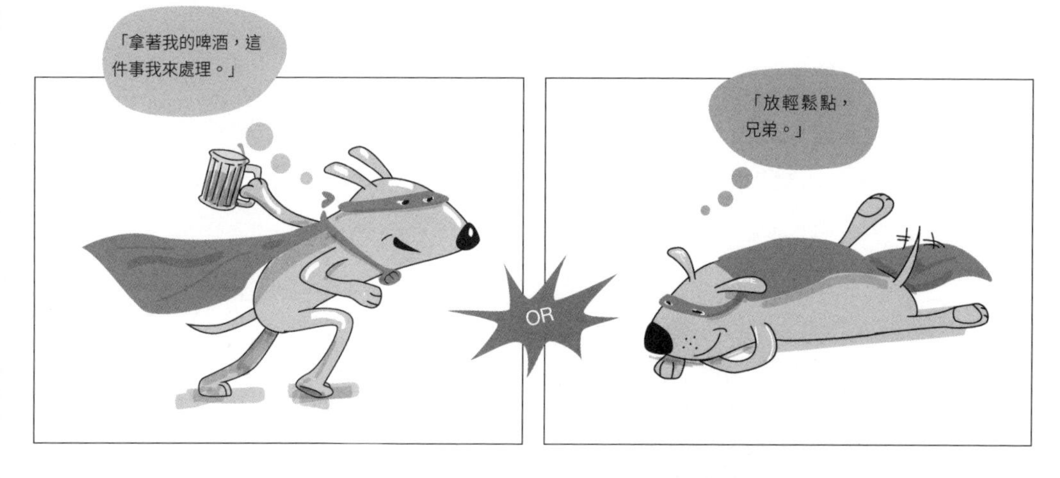

最後，當你感覺自己已經過度勉強，且難以恢復時，請記住這句咒語：「我的身體擁有超能力。」，其中一個超能力就是你比其他人更敏銳地感受到各種情緒。你對於疲倦和壓力的感受也會比他人更強烈，這並不是壞事。這是你擁有的一種特質，你能看到別人無法察覺的事物，感應到他人所忽略的細微變化。就像聽力受損的人能學會讀唇語，視力障礙者可以學會用聲音辨位打籃球一樣，你對壓力的敏感度或許能幫助你過上更健康的生活，甚至成為他人健康選擇的榜樣與引導者。

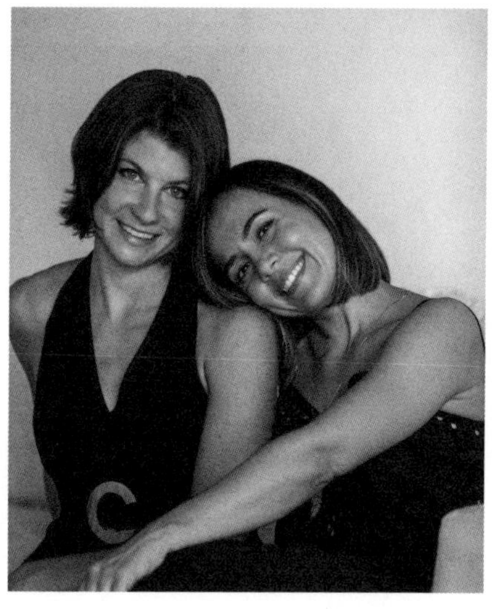

第十四章：

其它與過度關節活動症相關的問題

「其它」這個詞有時會帶來危險，因為它可能會讓人過度簡化複雜的問題。我們希望能讓大家明白，即便你有某些疼痛或病症，也不一定全是由於關節過度活動症引起的。例如，你可能有腸胃問題，是因為飲食中包含了身體無法耐受的食物，與膠原蛋白結構無關。

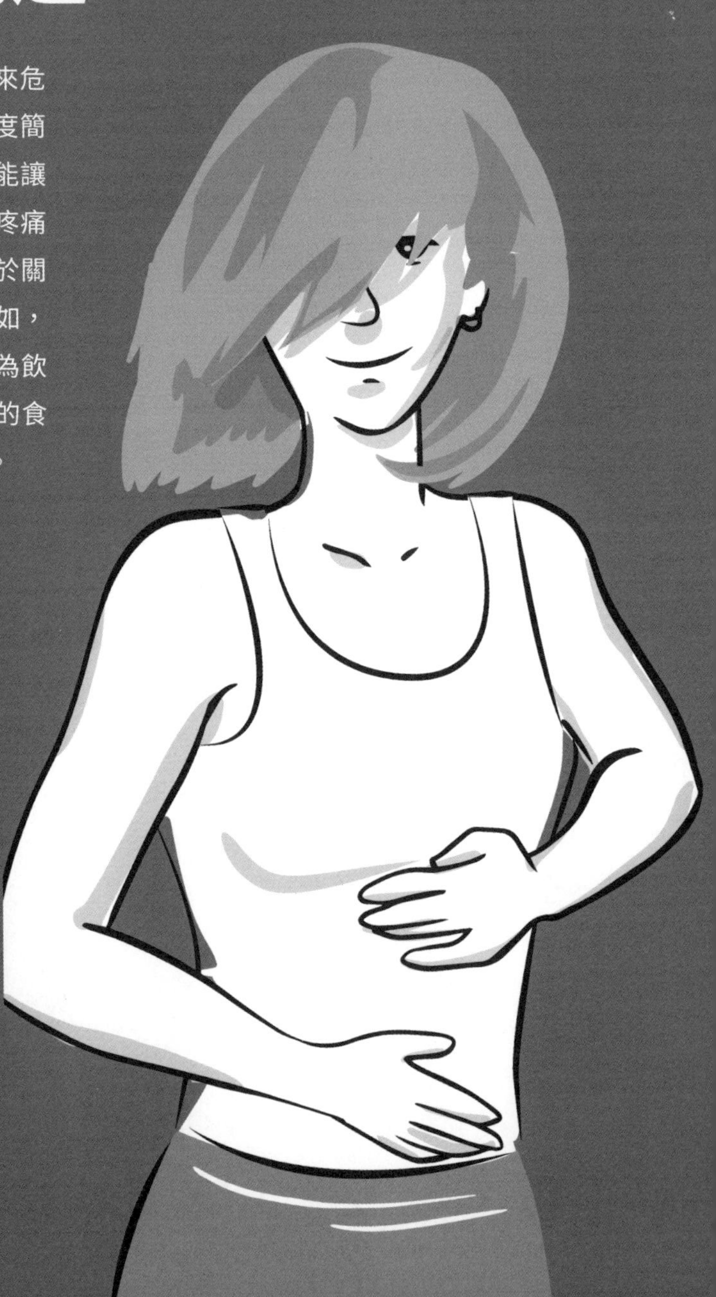

本章的目的和本書的其它章節一樣，為你解釋一些可能造成問題的原因，並提出可行的調整與建議，及幫助緩解這些問題。

不過，最終的行動還是得靠你自己。真正的改變發生在你每天將這些知識應用到自己的獨特情境中，像一位冷靜客觀的研究人員，沒有偏見地觀察自己，逐步理解和調整。

話說回來，與過度關節活動症相關的「其它」問題清單相當龐大，而且根據我們的研究，還在持續增加中。隨著醫學和科學界對過度關節活動、膠原結構及其相互關聯性的研究日益深入，這份清單不斷延伸，既在項目上增加了更多病症，同時也在廣度上擴展，因為部分病症開始被連結到一些之前並未與關節過度活動症直接相關的第三類病症。

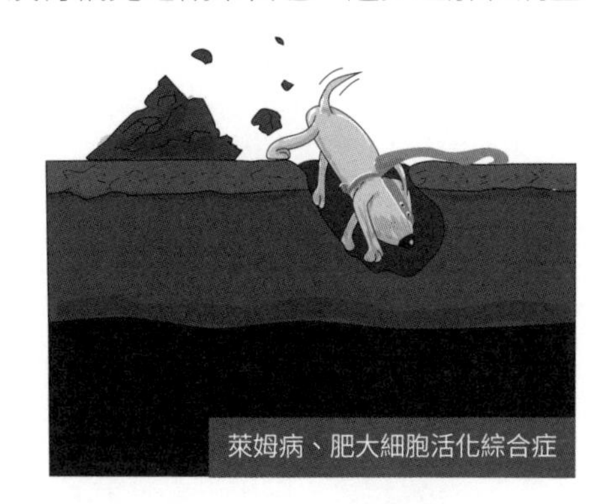
萊姆病、肥大細胞活化綜合症

已被證實與關節過度活動症相關的病症包括以下幾類：

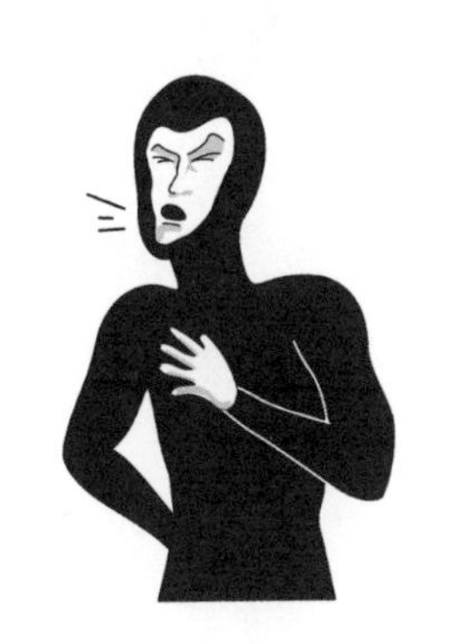

- 呼吸系統問題
  - 哮喘。
  - 由於不良姿勢引起的不正確呼吸習慣。

- 循環系統問題
  - 慢性頭痛和偏頭痛：類似宿醉但並非因飲酒引起，這絕對是讓人遠離狂飲的一大動力。
  - 頭暈。
  - 低血壓（這或許會令醫生感到意外，甚至興奮，因為他們見到的高血壓患者較多）。
  - 端坐性心搏過速症（POTS）：不僅是長時間坐著後，突然站起來會感到極度眩暈，甚至平躺進行「大休息式」時也會有此現象。
  - 雷諾氏症候群（Raynaud's disease）：因循環不佳導致的手腳冰冷。

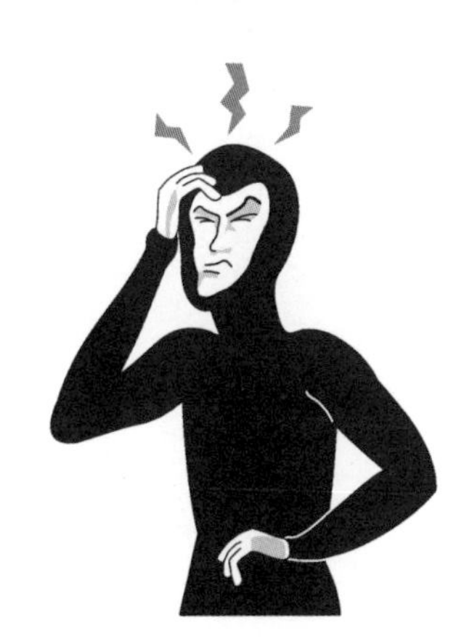

- 泌尿生殖系統問題
  - 膀胱脫垂與直腸脫垂：一種疝氣現象，膀胱或直腸部分壓迫陰道，造成疼痛。
  - 早發性尿失禁（詳見第五章）。
  - 子宮內膜異位症。
  - 痔瘡：肛門部位的靜脈曲張。
  - 間質性膀胱炎：膀胱過度擴張且未完全排空，容易導致感染。
  - 卵巢囊腫：多為良性、充滿液體的囊腫，但可能會引發劇烈疼痛。
  - 性交時疼痛。
  - 陰道痙攣：陰道的痛性痙攣。

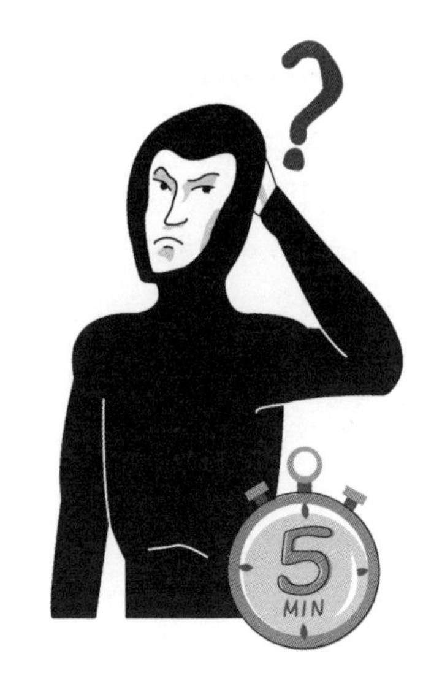

- 腦部差異對行為的影響
  - 注意力不足症（ADD）、注意力不足過動症（ADHD）。
  - 創傷後壓力症候群（PTSD）。

- 特定關節問題
  - 關節炎：因骨骼間軟骨磨損導致的關節疼痛。
  - 軟骨軟化症：膝蓋軟骨的磨損。
  - 慢性頸部拉傷（詳見第四章）。
  - 肋軟骨炎：肋骨周圍軟骨的炎症。
  - 下背痛、椎間盤滑脫或椎間盤突出（詳見第五章）。
  - 神經病態性疼痛：不明原因的灼熱、瘙癢、刺痛或麻木。
  - 骨質疏鬆症：骨骼變得多孔，容易脆弱並增加骨折風險。
  - 顳顎關節（TMJ）疼痛：即下顎關節疼痛。
  - 肌腱炎：一種肌腱發炎的用語，這是我們關節過度活動者非常熟悉的問題。

- 其它未在第十二章提到的消化問題
  - 胃酸逆流
  - 胃輕癱（延遲性胃排空）：由於胃部過於鬆弛，食物無法順暢地通過，影響飢餓感和飽足感。
  - 暴飲暴食：鬆弛的胃部會不斷擴張，讓人不易停下來。
- 其它「其它」的症狀
  - 疝氣與器官脫垂：本應位於體內的器官突起。
  - 其它部位的靜脈曲張。

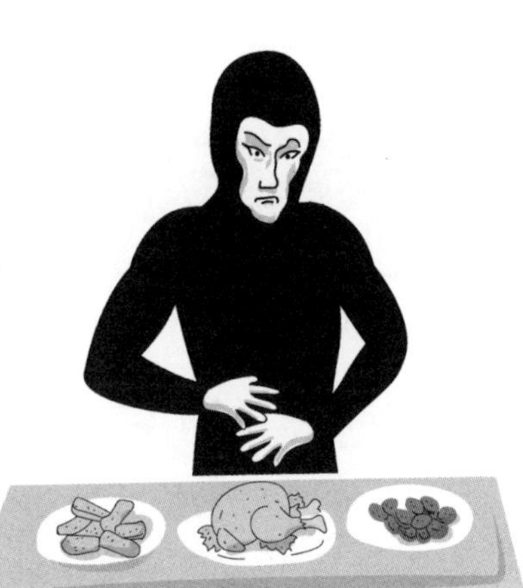

真是令人沮喪。

不過，從好的方面看，關節過度活動的人似乎在分娩過程中更輕鬆，因為組織的延展性有助於嬰兒順利出生！然而，懷孕也常伴隨著骨盆疼痛（PGP）、器官脫垂以及下背部和骨盆關節疼痛的增加。

簡而言之，這些問題的成因往往不簡單，但可以概括為，過度柔軟的組織會導致身體的不穩定，使某些生理功能出現問題。這一點應該不會讓人感到意外，而我們也無法過於強調，身體的一切都是相互關聯的。所以，如果血液無法有效地向細胞輸送營養，神經無法準確地傳遞大腦信號，這些功能障礙終將以某種方式對健康造成影響。

值得慶幸的是，既然身體的一切都是相連的，那解決之道也相對簡單。根據本書目前所述的研究，我們得出的結論始終不變；關節過度活動的人如果按我們建議的方式保養與照護，通過肌力訓練來支撐關節，均衡飲食以減少發炎，充分休息讓身體恢復，並保持敏銳度，隨時留意讓自己感到健康與強壯的方式，就能發揮我們的「超人」能力。

這並不是一顆讓生活瞬間改善的神奇藥丸！因為，這種藥丸並不存在，即使它存在，也未必會讓人開心。回想一些最美好的回憶與最充實的時刻，可能都是你從沙發起身面對挑戰或解決問題的結果。

相信我們！當你練出強健的臀肌力量或某天走在街上驚覺「哇，我今天後背完全不痛！」時，那種超巨大的滿足感和喜悅是無法形容的（比「巨大」還要大！）。或是當你增強了腹橫肌（TVA），不僅讓你在倒立時感到更穩定，還讓你終於明白吃飽後的滿足感，這種體驗真的令人欲罷不能！

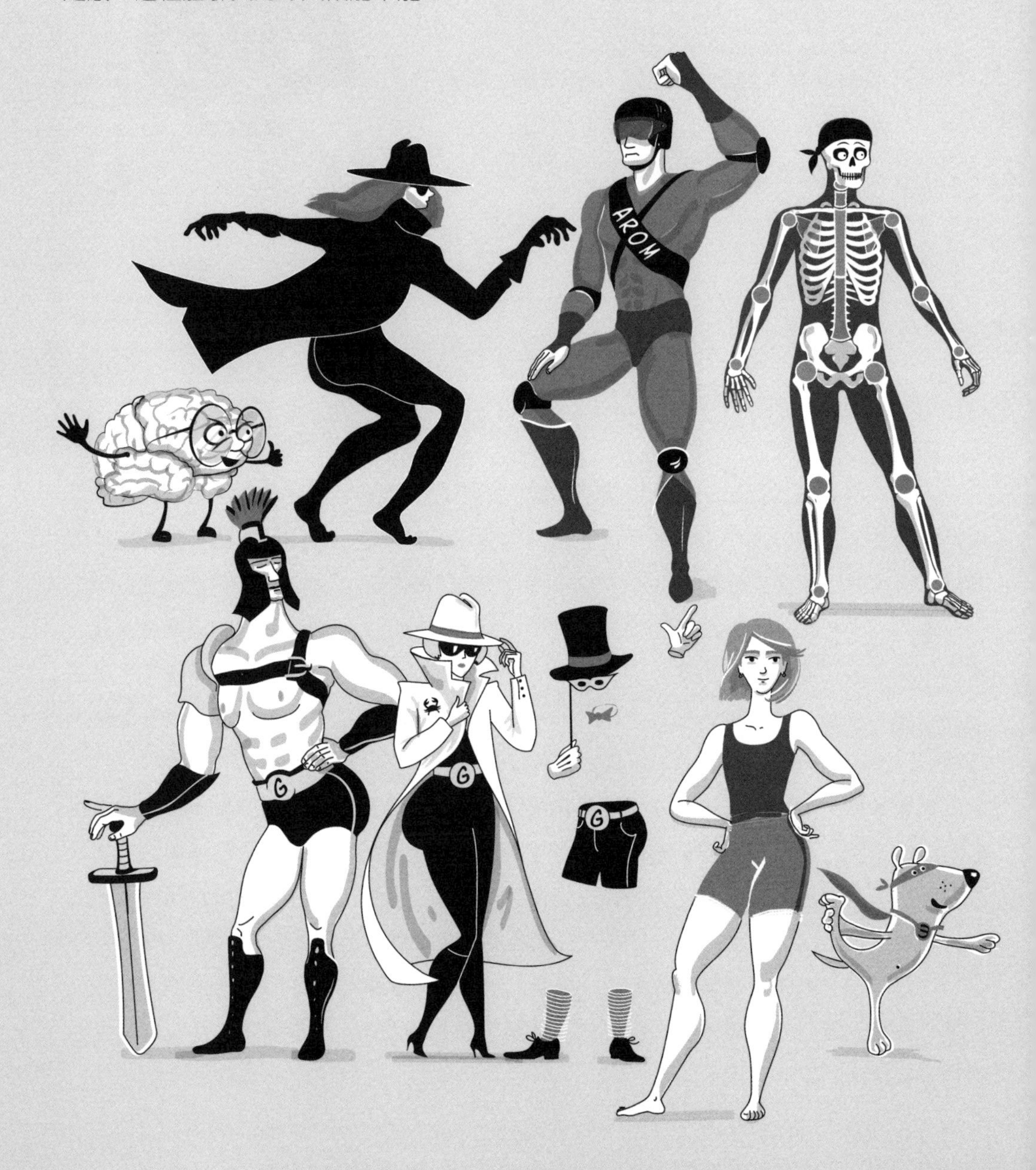

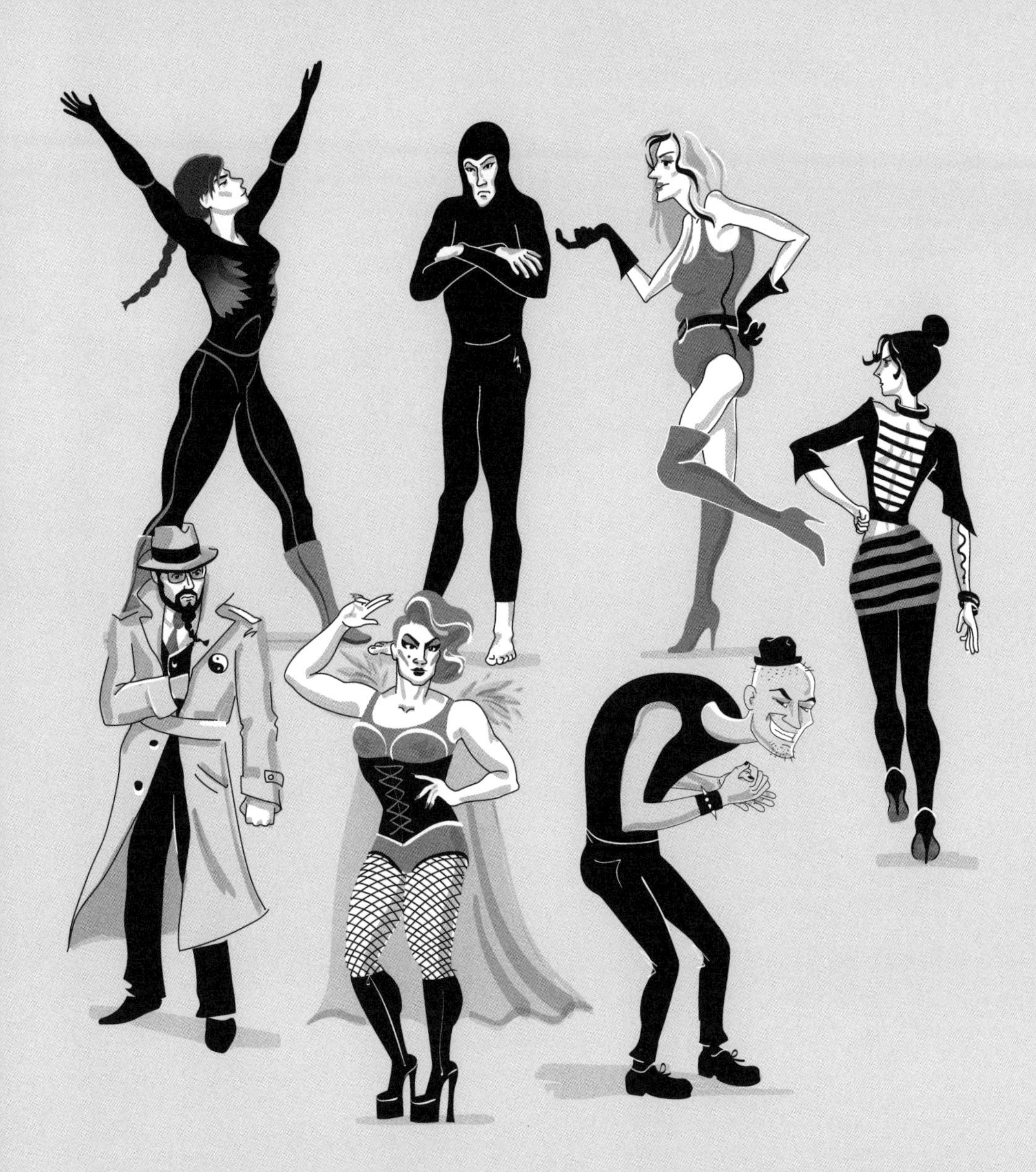

一旦開始理解走路時，腳和腿部間扭矩的作用，你會發現這讓人「上癮」的程度真是難以置信。如果你能實踐本書中的原則，不再像一攤人形泥巴隨波逐流，而是像為自己訂了一個全新身體的升級版本。

所以，繼續堅持下去吧！過度柔軟的夥伴，聽我們的；這是一段不斷學習、理解、放下、對抗「惡棍」、為自己正在打敗它們，卻又發現是自己舊有模式在作祟的一段旅程。在這條路上，你會逐漸學到更多理解更深，並且一步一步一天天地，成為現實生活中的超級英雄。

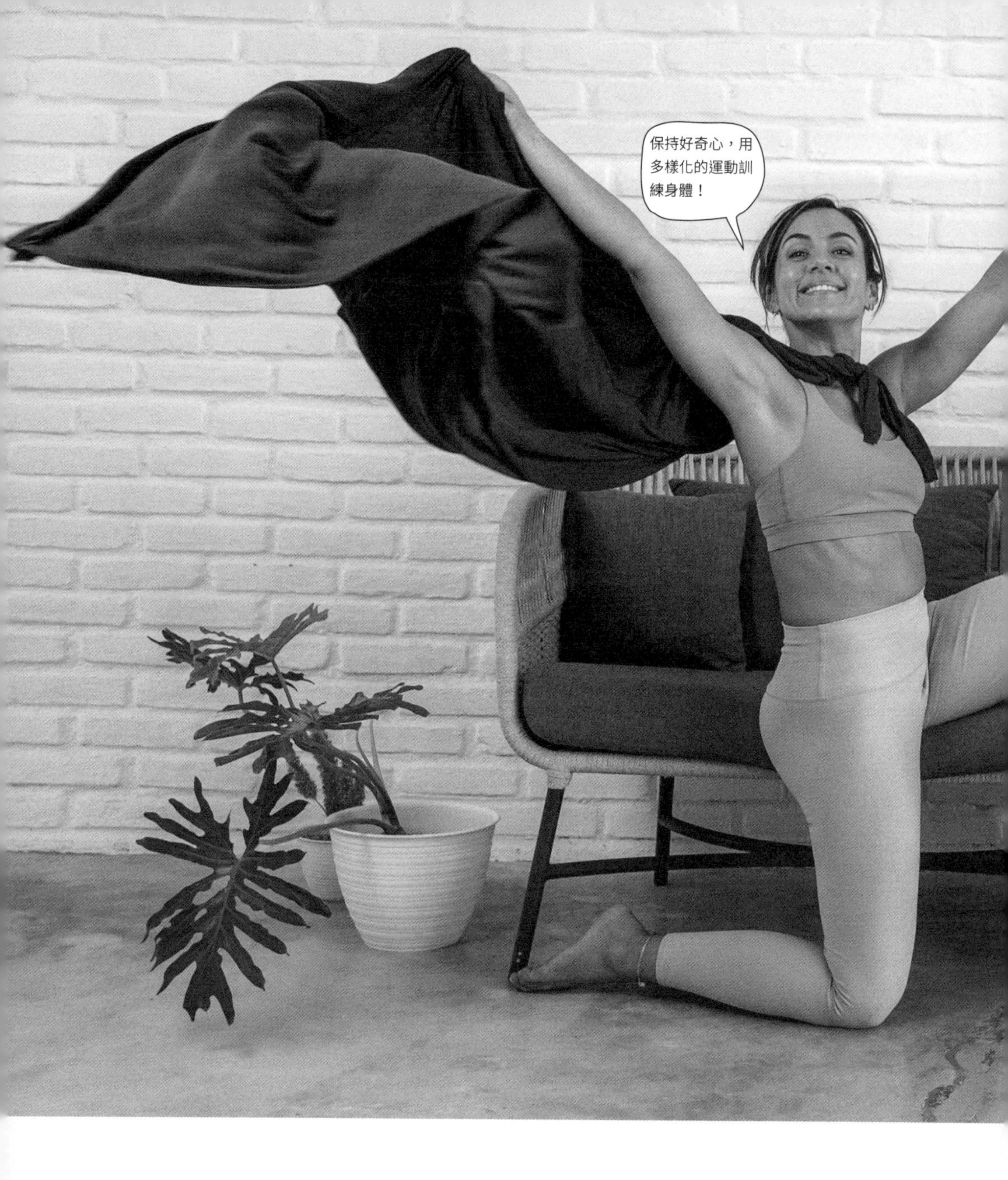

最後要說的一點，我們知道你是一個超級聰明的人，這對你來說應該是顯而易見的，但我們還是想寫下來；新的研究不斷揭示之前那些隱藏在陰影中的議題。雖然我們已經盡力提供最更新的資訊，並呈現最有用的發現，但很有可能就在這頁文字即將完成時，某位天才科學家在某個地方發現了關於關節過度活動症的新知識。當然，這就是世界的運作方式，所以我們只是想提醒你，永遠記得：

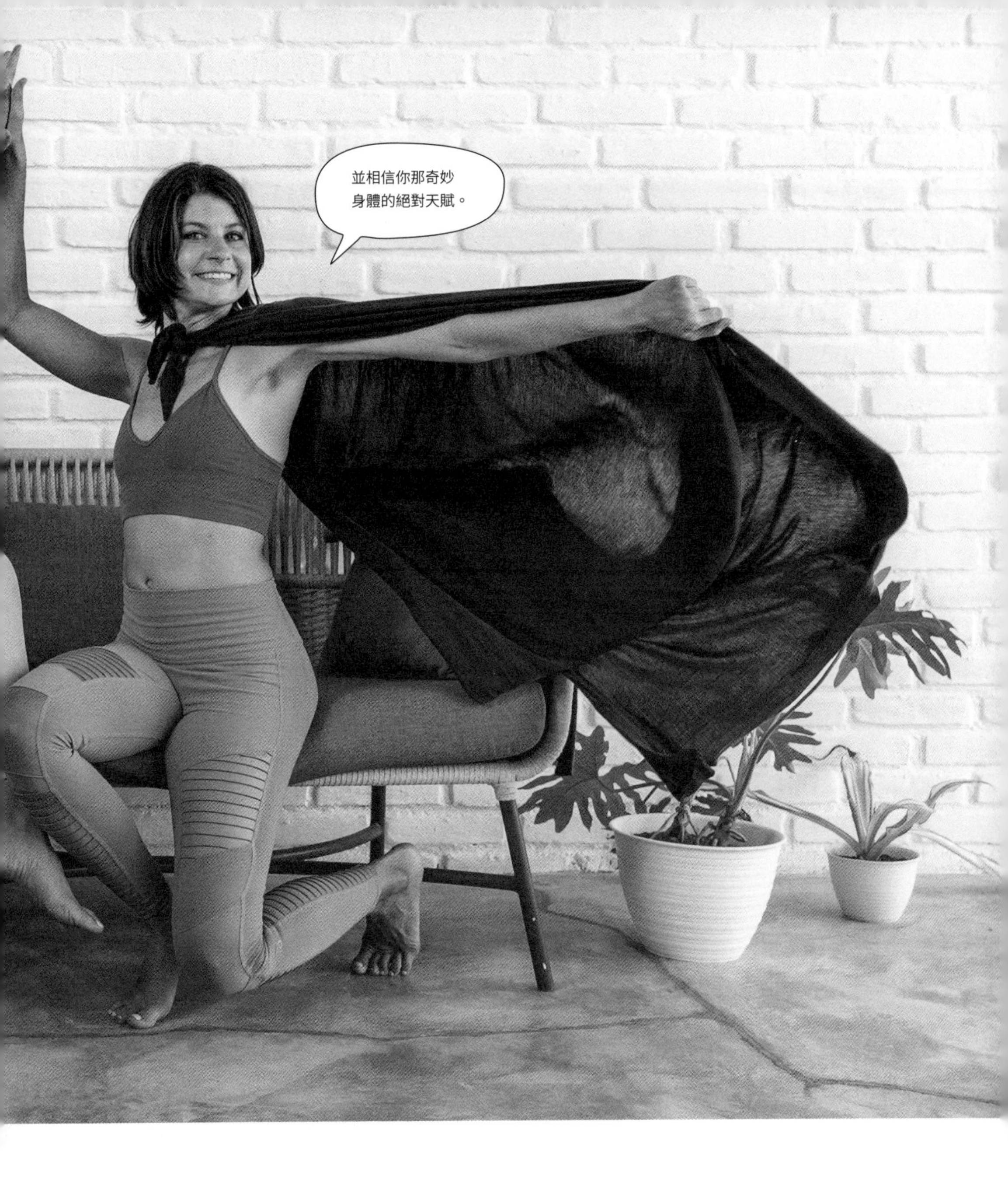

保持好奇心。

讓你的身體做各種不同的運動。

相信你那奇妙身體的絕對天賦。

參考文獻

1. Demmler, Joanne C., Mark D. Atkinson, Emma J. Reinhold, et al. "Diagnosed Prevalence of Ehlers-Danlos Syndrome and Hypermobility Spectrum Disorder in Wales, UK: A National Electronic Cohort Study and Case–Control Comparison." *BMJ Open* 9, no. 11 (2019): e031365. https://doi.org/10.1136/bmjopen-2019-031365.
2. Karaa, Amel, and Joan M. Stoler. "Ehlers Danlos Syndrome: An Unusual Presentation You Need to Know About." *Case Reports in Pediatrics* 2013: 764659. Available from: https://www.hindawi.com/journals/cripe/2013/764659/.
3. Simpson, Michael R. "Benign Joint Hypermobility Syndrome: Evaluation, Diagnosis, and Management." *Journal of the American Osteopathic Association* 106, no. 9 (2019): 531–6. https://doi.org/10.7556/jaoa.2006.106.9.531.
4. Radák, Zsolt. *The Physiology of Physical Training.* London: Academic Press, 2018: 119–25.
5. Parvizi, Javad, and Gregory K. Kim. "Chapter 53 - Collagen." In *High-Yield Orthopedics.* Philadelphia: W. B. Saunders, 2010: 107–9. https://doi.org/10.1016/B978-1-4160-0236-9.00064-X.
6. Langevin, Helene M., Maiken Nedergaard, and Alan K. Howe. "Cellular Control of Connective Tissue Matrix Tension." *Journal of Cellular Biochemistry* 114, no. 8 (2013): 1714–9. https://doi.org/10.1002/jcb.24521.
7. Eccles, Jessica A., Felix D. C. Beacher, Marcus A. Gray, et al. "Brain Structure and Joint Hypermobility: Relevance to the Expression of Psychiatric Symptoms." *British Journal of Psychiatry* 200, no. 6 (2012): 508–9. https://doi.org/10.1192/bjp.bp.111.092460.
8. Kumar, Bharat, and Petar Lenert. "Joint Hypermobility Syndrome: Recognizing a Commonly Overlooked Cause of Chronic Pain." *American Journal of Medicine* 130, no. 6 (2017): 640–7. https://doi.org/10.1016/j.amjmed.2017.02.013.
9. Knoepp, Leise R., Kelly C. McDermott, Alvaro Muñoz, et al. "Joint Hypermobility, Obstetrical Outcomes, and Pelvic Floor Disorders." *International Urogynecology Journal* 24, no. 5 (2012): 735–40. https://doi.org/10.1007/s00192-012-1913-x.
10. Bockhorn, Lauren N., Angelina M. Vera, David Dong, et al. "Interrater and Intrarater Reliability of the Beighton Score: A Systematic Review." *Orthopaedic Journal of Sports Medicine* 9, no. 1 (2021): 232596712096809. https://doi.org/10.1177/2325967120968099.
11. Stanton, Tasha R., G. Lorimer Moseley, Arnold Y. L. Wong, et al. "Feeling Stiffness in the Back: A Protective Perceptual Inference in Chronic Back Pain." *Scientific Reports* 7, no. 1 (2017): 9681. https://doi.org/10.1038/s41598-017-09429-1.
12. Jerath, Ravinder, Molly W. Crawford, and Vernon A. Barnes. "Functional Representation of Vision Within the Mind: A Visual Consciousness Model Based in 3D Default Space." *Journal of Medical Hypotheses and Ideas* 9, no. 1 (2015): 45–56. https://doi.org/10.1016/j.jmhi.2015.02.001.
13. Bizley, Jennifer K., and Yale E. Cohen. "The What, Where and How of Auditory-Object Perception." *Nature Reviews Neuroscience* 14, no. 10 (2013): 693–707. https://doi.org/10.1038/nrn3565.
14. Melzack, Ronald. "Pain and the Neuromatrix in the Brain." *Journal of Dental Education* 65, no. 12 (2001): 1378–82. https://doi.org/10.1002/j.0022-0337.2001.65.12.tb03497.x.
15. Tchalova, K., and N. I. Eisenberger. "How the Brain Feels the Hurt of Heartbreak: Examining the Neurobiological Overlap Between Social and Physical Pain." In: Arthur W. Toga, editor. *Brain Mapping: An Encyclopedic Reference,* vol. 3: 15–20. Academic Press: Elsevier (2015). Available from: https://sanlab.psych.ucla.edu/wp-content/uploads/sites/31/2016/08/A-87.pdf
16. Watson, Charles, Matthew Kirkcaldie, and George Paxinos. "Chapter 4 - Peripheral Nerves." In: *The Brain: An Introduction to Functional Neuroanatomy.* San Diego: Academic Press, 2010: 43–54. https://doi.org/10.1016/B978-0-12-373889-9.50004-8.
17. Chiel, Hillel J., and Randall D. Beer. "The Brain Has a Body: Adaptive Behavior Emerges from Interactions of Nervous System, Body and Environment." *Trends in Neurosciences* 20, no. 12 (1997): 553–7. https://doi.org/10.1016/s0166-2236(97)01149-1.
18. Schleip, Robert. "Fascial Plasticity—a New Neurobiological Explanation: Part 1." *Journal of Bodywork and Movement Therapies* 7, no. 1 (2003): 11–19. https://doi.org/10.1016/s1360-8592(02)00067-0.
19. Castori, Marco, and Nicol C. Voermans. "Neurological Manifestations of Ehlers-Danlos Syndrome(s): A Review." *Iranian Journal of Neurology* 13, no. 4 (2014): 190–208.
20. Clayton, Holly A., Stephanie A. H. Jones, and Denise Y. P. Henriques. "Proprioceptive Precision Is Impaired in Ehlers-Danlos Syndrome." *SpringerPlus* 4 (2015): 323.

https://doi.org/10.1186/s40064-015-1089-1.

21. Mattson, Mark P. "Superior Pattern Processing Is the Essence of the Evolved Human Brain." *Frontiers in Neuroscience* 8 (2014): 265. https://doi.org/10.3389/fnins.2014.00265.

22. Dhabhar, Firdaus S. "The Short-Term Stress Response—Mother Nature's Mechanism for Enhancing Protection and Performance Under Conditions of Threat, Challenge, and Opportunity." *Frontiers in Neuroendocrinology* 49 (2018): 175–92. https://doi.org/10.1016/j.yfrne.2018.03.004.

23. Taylor, Janet L., Markus Amann, Jacques Duchateau, et al. "Neural Contributions to Muscle Fatigue." *Medicine & Science in Sports & Exercise* 48, no. 11 (2016): 2294–306. https://doi.org/10.1249/mss.0000000000000923.

24. Peters, Achim, Bruce S. McEwen, and Karl Friston. "Uncertainty and Stress: Why It Causes Diseases and How It Is Mastered by the Brain." *Progress in Neurobiology* 156 (2017): 164–88. https://doi.org/10.1016/j.pneurobio.2017.05.004.

25. Grichnik, K. P., and F. M. Ferrante. "The Difference Between Acute and Chronic Pain." *Mount Sinai Journal of Medicine* 58, no. 3 (1991): 217–20.

26. Simancek, Jeffrey A. "Chapter 2 - Assessment." In *Deep Tissue Massage Treatment,* Second Edition. St. Louis: Mosby, 2013: 12–25. https://doi.org/10.1016/B978-0-323-07759-0.00007-9.

27. Guido, John A., and John Stemm. "Reactive Neuromuscular Training: A Multi-Level Approach to Rehabilitation of the Unstable Shoulder." *North American Journal of Sports Physical Therapy* 2, no. 2 (2007): 97–103.

28. Storm, Joyce M., Roger Wolman, Eric W. P. Bakker, et al. "The Relationship Between Range of Motion and Injuries in Adolescent Dancers and Sportspersons: A Systematic Review." *Frontiers in Psychology* 9 (2018): 287. https://doi.org/10.3389/fpsyg.2018.00287.

29. Page, Phil. "Current Concepts in Muscle Stretching for Exercise and Rehabilitation." *International Journal of Sports Physical Therapy* 7, no. 1 (2012): 109–19.

30. Luomala, Tuulia, and Mika Pihlman. "Chapter 3 - Physiology of the Fascia from the Clinical Point of View." In: *A Practical Guide to Fascial Manipulation.* Elsevier, 2017: 59–92. https://doi.org/10.1016/B978-0-7020-6659-7.00003-0.

31. Vernon, Howard, and John Mrozek. "A Revised Definition of Manipulation." *Journal of Manipulative and Physiological Therapeutics* 28, no. 1 (2005): 68–72. https://doi.org/10.1016/j.jmpt.2004.12.009.

32. Puentedura, Emilio. "Chapter 78 - Spinal Manipulation." In: Charles E. Giangarra and Robert C. Manske, editors. *Clinical Orthopedic Rehabilitation: A Team Approach,* Fourth Edition. Philadelphia: Elsevier, 2018: 541–552.e2. https://doi.org/10.1016/B978-0-323-39370-6.00078-0.

33. Ferrell, William R., Nicola Tennant, Roger D. Sturrock, et al. "Amelioration of Symptoms by Enhancement of Proprioception in Patients with Joint Hypermobility Syndrome." *Arthritis & Rheumatism* 50, no. 10 (2004): 3323–28. https://doi.org/10.1002/art.20582.

34. Isenman, Lois. "Chapter 6 - Mental Imagery, Imagination, and Intuition." In: *Understanding Intuition: A Journey In and Out of Science.* Academic Press, 2018: 133–54. https://doi.org/10.1016/B978-0-12-814108-3.00006-3.

35. Shah, Kanishk, Matthew Solan, and Edward Dawe. "The Gait Cycle and Its Variations with Disease and Injury." *Orthopaedics and Trauma* 34, no. 3 (2020): 153–60. https://doi.org/10.1016/j.mporth.2020.03.009.

36. Cai, Liuyang, John S. Y. Chan, Jin H. Yan, et al. "Brain Plasticity and Motor Practice in Cognitive Aging." *Frontiers in Aging Neuroscience* 6 (2014): 31. https://doi.org/10.3389/fnagi.2014.00031.

37. Bø, Kari, Bary Berghmans, Siv Mørkved, and Marijke Van Kampen. "Chapter 6 - Pelvic Floor and Exercise Science." In: *Evidence-Based Physical Therapy for the Pelvic Floor,* Second Edition. Churchill Livingstone, 2015: 111–130. https://doi.org/10.1016/B978-0-7020-4443-4.00006-6.

38. "Ligament Injury and Healing: An Overview of Current Clinical Concepts." *Journal of Prolotherapy* 3, no. 4 (2012): 836–46.

39. Shorter, Emily, Anthony J. Sannicandro, Blandine Poulet, et al. "Skeletal Muscle Wasting and Its Relationship with Osteoarthritis: A Mini-Review of Mechanisms and Current Interventions." *Current Rheumatology Reports* 21, no. 8 (2019): 40. https://doi.org/10.1007/s11926-019-0839-4.

40. Schleip, Robert, Ian L. Naylor, Daniel Ursu, et al. "Passive Muscle Stiffness May Be Influenced by Active Contractility of Intramuscular Connective Tissue." *Medical Hypotheses* 66, no. 1 (2006): 66–71. https://doi.org/10.1016/j.mehy.2005.08.025.

41. Carroll, Timothy J., Barry Benjamin, Riek Stephan, et al. "Resistance Training Enhances the Stability of Sensorimotor Coordination." *Proceedings of the Royal Society of London. Series B: Biological Sciences* 268, no. 1464 (2001): 221–27. https://doi.org/10.1098/rspb.2000.1356.

42. Latash, M. L., and X. Huang. "Neural Control of Movement Stability: Lessons from Studies of Neurological Patients." *Neuroscience* 301 (2015): 39–48. https://doi.org/10.1016/j.neuroscience.2015.05.075.

43. Hoffman, J., and P. Gabel. "Expanding Panjabi's Stability Model to Express Movement: A Theoretical Model." *Medical Hypotheses* 80, no. 6 (2013): 692–97. https://doi.org/10.1016/j.mehy.2013.02.006.

44. Joshi, Shriya, Ganesh Balthillaya, and Y. V. Raghava Neelapala. "Thoracic Posture and Mobility in Mechanical Neck Pain Population: A Review of the Literature." *Asian Spine Journal* 13, no. 5 (2019): 849–60. https://doi.org/10.31616/asj.2018.0302.

45. Park, Se-Yeon, Hyun-Seok Bang, and Du-Jin Park. "Potential for Foot Dysfunction and Plantar Fasciitis According to the Shape of the Foot Arch in Young Adults." *Journal of Exercise Rehabilitation* 14, no. 3 (2018): 497–502. https://doi.org/10.12965/jer.1836172.086.

46. Gross, K. Douglas, David T. Felson, Jingbo Niu, et al. "Association of Flat Feet with Knee Pain and Cartilage Damage in Older Adults." *Arthritis Care & Research* 63, no. 7 (2011): 937–44. https://doi.org/10.1002/acr.20431.

47. Hewett, Timothy E., and Bohdanna T. Zazulak. "Chapter 9 - Rehabilitation Considerations for the Female Athlete." In: James R. Andrews, Gary L. Harrelson, and Kevin E. Wilk, editors. *Physical Rehabilitation of the Injured Athlete,* Fourth Edition. Philadelphia: W. B. Saunders, 2012. https://doi.org/10.1016/B978-1-4377-2411-0.00009-5.

48. DeAngelis, Gregory C., and Dora E. Angelaki. "Chapter 31: Visual–Vestibular Integration for Self-Motion Perception." In: Micah M. Murray and Mark T. Wallace, editors. *The Neural Bases of Multisensory Processes.* Boca Raton, FL: CRC Press/Taylor & Francis, 2012. Available from: https://www.ncbi.nlm.nih.gov/books/NBK92839/.

49. Hallman, David M., and Eugene Lyskov. "Autonomic Regulation in Musculoskeletal Pain." *Pain in Perspective,* October 2012. https://doi.org/10.5772/51086.

50. Booth, John, G. Lorimer Moseley, Marcus Schiltenwolf, et al. "Exercise for Chronic Musculoskeletal Pain: A Biopsychosocial Approach." *Musculoskeletal Care* 15, no. 4 (2017): 413–21. https://doi.org/10.1002/msc.1191.

51. Yilmazer-Hanke, D. "Amygdala." In: Arthur W. Toga, editor. *Brain Mapping: An Encyclopedic Reference.* Waltham, MA: Academic Press, 2015. https://doi.org/10.1016/B978-0-12-397025-1.00232-3.

52. Pailhez, Guillem, Juan Castaño, Silvia Rosado, et al. "Joint Hypermobility, Anxiety, and Psychosomatics—the New Neuroconnective Phenotype." *A Fresh Look at Anxiety Disorders,* September 2015. https://doi.org/10.5772/60607.

53. Purves, Dale, George J. Augustine, David Fitzpatrick, et al. "Chapter 14 - The Vestibular System." In: *Neuroscience,* 2nd Edition. Sunderland, MA: Sinauer Associates, 2001. Available from: https://www.ncbi.nlm.nih.gov/books/NBK10819/.

54. Manto, Mario, James M. Bower, Adriana Bastos Conforto, et al. "Consensus Paper: Roles of the Cerebellum in Motor Control—the Diversity of Ideas on Cerebellar Involvement in Movement." *Cerebellum* 11, no. 2 (2011): 457–87. https://doi.org/10.1007/s12311-011-0331-9.

55. Iatridou, Katerina, Dimitris Mandalidis, Efstathios Chronopoulos, et al. "Static and Dynamic Body Balance Following Provocation of the Visual and Vestibular Systems in Females with and Without Joint Hypermobility Syndrome." *Journal of Bodywork and Movement Therapies* 18, no. 2 (2014): 159–64. https://doi.org/10.1016/j.jbmt.2013.10.003.

56. Borel, L., F. Harlay, J. Magnan, et al. "Deficits and Recovery of Head and Trunk Orientation and Stabilization After Unilateral Vestibular Loss." *Brain* 125, no. 4 (2002): 880–94. https://doi.org/10.1093/brain/awf085.

57. Falkerslev, S., C. Baagø, T. Alkjær, et al. "Dynamic Balance During Gait in Children and Adults with Generalized Joint Hypermobility." *Clinical Biomechanics* 28, no. 3 (2013): 318–24. https://doi.org/10.1016/j.clinbiomech.2013.01.006.

58. Rani, Sahaya, Archana R, and Shyla Kamala Kumari. "Vestibular Modulation of Postural Stability: An Update." *Biomedical Research* 29, no. 17 (2018). https://doi.org/10.4066/biomedicalresearch.29-18-972.

59. Kobesova, Alena, Lenka Drdakova, Ross Andel, et al. "Cerebellar Function and Hypermobility in Patients with Idiopathic Scoliosis." *International Musculoskeletal Medicine* 35, no. 3 (2013): 99–105. https://doi.org/10.1179/1753615413y.0000000023.

60. Milano, Michael T., Lawrence B. Marks, and Louis S. Constine. "Chapter 14 - Late Effects After Radiation." In: Leonard L. Gunderson and Joel E. Tepper, editors. *Clinical Radiation Oncology,* Fourth Edition. Philadelphia: Elsevier, 2016: 253–274.e6. https://doi.org/10.1016/B978-0-323-24098-7.00014-9.

61. Mizumaki, Koichi. "Postural Orthostatic Tachycardia Syndrome (POTS)." *Journal of Arrhythmia* 27, no.

4 (2011): 289–306. https://doi.org/10.1016/s1880-4276(11)80031-1.

62. Ross, Juliette, and Rodney Grahame. "Joint Hypermobility Syndrome." *British Medical Journal* 342 (2011): c7167. https://doi.org/10.1136/bmj.c7167.

63. Garland, Eric L. "Pain Processing in the Human Nervous System." *Primary Care: Clinics in Office Practice* 39, no. 3 (2012): 561–71. https://doi.org/10.1016/j.pop.2012.06.013.

64. Wegener, Stephen, and Mathew Jacobs. "Pain Perception." In *Encyclopedia of Clinical Neuropsychology* (2011): 1848–9. https://doi.org/10.1007/978-0-387-79948-3_763.

65. Giedd, Jay N., Elizabeth A. Molloy, and Jonathan Blumenthal. "Adolescent Brain Maturation." In: V. S. Ramachandran, editor. *Encyclopedia of the Human Brain.* New York: Academic Press, 2002. https://doi.org/10.1016/B0-12-227210-2/00388-5.

66. Nathan, Joseph Alexander, Kevin Davies, and Ian Swaine. "Hypermobility and Sports Injury." *BMJ Open Sport & Exercise Medicine* 4, no. 1 (2018): e000366. https://doi.org/10.1136/bmjsem-2018-000366.

67. Kral, Tammi R. A., Brianna S. Schuyler, Jeanette A. Mumford, et al. "Impact of Short- and Long-Term Mindfulness Meditation Training on Amygdala Reactivity to Emotional Stimuli." *NeuroImage* 181 (2018): 301–13. https://doi.org/10.1016/j.neuroimage.2018.07.013.

68. Mallorquí-Bagué, Núria, Sarah N. Garfinkel, Miriam Engels, et al. "Neuroimaging and Psychophysiological Investigation of the Link Between Anxiety, Enhanced Affective Reactivity and Interoception in People with Joint Hypermobility." *Frontiers in Psychology* 5 (2014): 1162. https://doi.org/10.3389/fpsyg.2014.01162.

69. Taren, Adrienne A., Peter J. Gianaros, Carol M. Greco, et al. "Mindfulness Meditation Training Alters Stress-Related Amygdala Resting State Functional Connectivity: A Randomized Controlled Trial." *Social Cognitive and Affective Neuroscience* 10, no. 12 (2015): 1758–68. https://doi.org/10.1093/scan/nsv066.

70. Vago, David R., and David A. Silbersweig. "Self-Awareness, Self-Regulation, and Self-Transcendence (S-ART): A Framework for Understanding the Neurobiological Mechanisms of Mindfulness." *Frontiers in Human Neuroscience* 6 (2012): 296. https://doi.org/10.3389/fnhum.2012.00296.

71. Krishnakumar, Divya, Michael R Hamblin, and Shanmugamurthy Lakshmanan. "Meditation and Yoga Can Modulate Brain Mechanisms That Affect Behavior and Anxiety—A Modern Scientific Perspective." *Ancient Science* 2, no. 1 (2015): 13–19. https://doi.org/10.14259/as.v2i1.171.

72. Gibson, Jonathan. "Mindfulness, Interoception, and the Body: A Contemporary Perspective." *Frontiers in Psychology* 10 (2019): 2012. https://doi.org/10.3389/fpsyg.2019.02012.

73. Proske, Uwe, and Simon C. Gandevia. "The Proprioceptive Senses: Their Roles in Signaling Body Shape, Body Position and Movement, and Muscle Force." *Physiological Reviews* 92, no. 4 (2012): 1651–97. https://doi.org/10.1152/physrev.00048.2011.

74. Schiefer, Matthew A., Emily L. Graczyk, Steven M. Sidik, et al. "Artificial Tactile and Proprioceptive Feedback Improves Performance and Confidence on Object Identification Tasks." Edited by Manabu Sakakibara. *PLoS One* 13, no. 12 (2018): e0207659. https://doi.org/10.1371/journal.pone.0207659.

75. Adair, J. C., and K. J. Meador. "Parietal Lobe." In: Michael J. Aminoff and Robert B. Daroff, editors. *Encyclopedia of the Neurological Sciences.* ScienceDirect. New York: Academic Press, 2003: 805–15. https://doi.org/10.1016/B0-12-226870-9/01684-1.

76. Degraff, Mathilde, and Holly Battsek. "Use of Weighted Exercise and Gait Training to Improve Function in the Ataxic Patient: A Case Study on a Patient with Acute Motor-Sensory Axonal Neuropathy." *Journal of Medical-Clinical Research & Reviews* 2, no. 3 (2018): 1–3.

77. Salles, José Inácio, Bruna Velasques, Victor Cossich, et al. "Strength Training and Shoulder Proprioception." *Journal of Athletic Training* 50, no. 3 (2015): 277–80. https://doi.org/10.4085/1062-6050-49.3.84.

78. Olson, Carl R., and Carol L. Colby. "Chapter 45 - Spatial Cognition." In: Larry R. Squire, Darwin Berg, Floyd E. Bloom, et al., editors. *Fundamental Neuroscience,* Fourth Edition. San Diego: Academic Press, 2013: 969–88. https://doi.org/10.1016/B978-0-12-385870-2.00045-7.

79. Sieb, R. A. "Proposed Mechanisms for Cerebellar Coordination, Stabilization and Monitoring of Movements and Posture." *Medical Hypotheses* 28, no. 4 (1989): 225–32. https://doi.org/10.1016/0306-9877(89)90076-5.

80. Bouvier, Guy, Johnatan Aljadeff, Claudia Clopath, Célian Bimbard, Jonas Ranft, Antonin Blot, Jean-Pierre Nadal, et al. "Cerebellar Learning Using Perturbations." *ELife* 7 (2018). https://doi.org/10.7554/elife.31599.

81. Han, Byung In, Hyun Seok Song, and Ji Soo Kim. "Vestibular Rehabilitation Therapy: Review of Indications, Mechanisms, and Key Exercises." *Journal of Clinical Neurology* 7, no. 4 (2011): 184. https://doi.org/10.3988/jcn.2011.7.4.184.

82. Bliss, Timothy V. P., and Sam F. Cooke. "Long-Term Potentiation and Long-Term Depression: A Clinical Perspective." *Clinics* 66 (2011): 3–17. https://doi.org/10.1590/s1807-59322011001300002.

83. Erkelens, Casper J. "Coordination of Smooth Pursuit and Saccades." *Vision Research* 46, no. 1–2 (2006): 163–70. https://doi.org/10.1016/j.visres.2005.06.027.

84. Hughes, Anna E. "Dissociation Between Perception and Smooth Pursuit Eye Movements in Speed Judgments of Moving Gabor Targets." *Journal of Vision* 18, no. 4 (2018): 4. https://doi.org/10.1167/18.4.4.

85. Franklin, T. C., K. P. Granata, M. L. Madigan, and S. L. Hendricks. "Linear Time Delay Methods and Stability Analyses of the Human Spine. Effects of Neuromuscular Reflex Response." *IEEE Transactions on Neural Systems and Rehabilitation Engineering* 16, no. 4 (2008): 353–9. https://doi.org/10.1109/TNSRE.2008.920080.

86. Yip, Derek W., and Forshing Lui. "Physiology, Motor Cortical." In: StatPearls [Internet]. Treasure Island, FL: StatPearls Publishing, 2020. Available from: https://www.ncbi.nlm.nih.gov/books/NBK542188/.

87. Stokes, Ian A. F., Mack G. Gardner-Morse, and Sharon M. Henry. "Abdominal Muscle Activation Increases Lumbar Spinal Stability: Analysis of Contributions of Different Muscle Groups." *Clinical Biomechanics* 26, no. 8 (2011): 797–803. https://doi.org/10.1016/j.clinbiomech.2011.04.006.

88. Mueller, Michael J Mueller, and Katrina S Maluf. "Tissue Adaptation to Physical Stress: A Proposed 'Physical Stress Theory' to Guide Physical Therapist Practice, Education, and Research." *Physical Therapy* 82, no. 4 (2002). https://doi.org/10.1093/ptj/82.4.383.

89. Rugy, Aymar de, Gerald E. Loeb, and Timothy J. Carroll. "Muscle Coordination Is Habitual Rather Than Optimal." *Journal of Neuroscience* 32, no. 21 (2012): 7384–91. https://doi.org/10.1523/jneurosci.5792-11.2012.

90. Falla, Deborah, Gwendolen Jull, Trevor Russell, et al. "Effect of Neck Exercise on Sitting Posture in Patients with Chronic Neck Pain." *Physical Therapy* 87, no. 4 (2007): 408–17. https://doi.org/10.2522/ptj.20060009.

91. Lynders, Christine. "The Critical Role of Development of the Transversus Abdominis in the Prevention and Treatment of Low Back Pain." *HSS Journal* 15, no. 3 (2019): 214–20. https://doi.org/10.1007/s11420-019-09717-8.

92. Fitzpatrick, Dennis. "Chapter 3 - Phrenic Nerve Stimulation." In: *Implantable Electronic Medical Devices*. Oxford: Academic Press, 2015: 27–35. https://doi.org/10.1016/B978-0-12-416556-4.00003-6.

93. Zafar, Hamayun, Ali Albarrati, Ahmad H. Alghadir, and Zaheen A. Iqbal. "Effect of Different Head-Neck Postures on the Respiratory Function in Healthy Males." *BioMed Research International* 2018 (July): 1–4. https://doi.org/10.1155/2018/4518269.

94. Falla, Deborah, Gwendolen Jull, Trevor Russell, Bill Vicenzino, and Paul Hodges. "Effect of Neck Exercise on Sitting Posture in Patients with Chronic Neck Pain." *Physical Therapy* 87, no. 4 (2007): 408–17. https://doi.org/10.2522/ptj.20060009.

95. Bordoni, Bruno, and Emiliano Zanier. "Clinical and Symptomatological Reflections: The Fascial System." *Journal of Multidisciplinary Healthcare* 401 (2014): 401–11. https://doi.org/10.2147/jmdh.s68308.

96. Woollacott, Marjorie, and Anne Shumway-Cook. "Attention and the Control of Posture and Gait: A Review of an Emerging Area of Research." *Gait & Posture* 16, no. 1 (2002): 1–14. https://doi.org/10.1016/s0966-6362(01)00156-4.

97. Kim, Jin Young, and Kwang Il Kwag. "Clinical Effects of Deep Cervical Flexor Muscle Activation in Patients with Chronic Neck Pain." *Journal of Physical Therapy Science* 28, no. 1 (2016): 269–73. https://doi.org/10.1589/jpts.28.269.

98. Appelbaum, L. Gregory, and Graham Erickson. "Sports Vision Training: A Review of the State-of-the-Art in Digital Training Techniques." *International Review of Sport and Exercise Psychology* 11, no. 1 (2016): 160–89. https://doi.org/10.1080/1750984x.2016.1266376.

99. Schleip, Robert, and Divo Gitta Müller. "Training Principles for Fascial Connective Tissues: Scientific Foundation and Suggested Practical Applications." *Journal of Bodywork and Movement Therapies* 17, no. 1 (2013): 103–15. https://doi.org/10.1016/j.jbmt.2012.06.007.

100. Krauzlis, Richard J., Laurent Goffart, and Ziad M. Hafed. "Neuronal Control of Fixation and Fixational Eye Movements." *Philosophical Transactions of the Royal Society B: Biological Sciences* 372, no. 1718 (2017): 20160205. https://doi.org/10.1098/rstb.2016.0205.

101. Selkow, Noelle M., Molly R. Eck, and Stephen Rivas. "Transversus Abdominis Activation and Timing

Improves Following Core Stability Training: A Randomized Trial." *International Journal of Sports Physical Therapy* 12, no. 7 (2017): 1048–56. https://doi.org/10.26603/ijspt20171048.

102. Hodges, Paul. "Changes in Motor Planning of Feedforward Postural Responses of the Trunk Muscles in Low Back Pain." *Experimental Brain Research* 141, no. 2 (2001): 261–6. https://doi.org/10.1007/s002210100873.

103. Mitchell, Ulrike H., Patrick J. Owen, Timo Rantalainen, and Daniel L. Belavý. "Increased Joint Mobility Is Associated with Impaired Transversus Abdominis Contraction." *Journal of Strength and Conditioning* Research Published Ahead of Print (August 2020). https://doi.org/10.1519/jsc.0000000000003752.

104. Waongenngarm, Pooriput, Bala S. Rajaratnam, and Prawit Janwantanakul. "Internal Oblique and Transversus Abdominis Muscle Fatigue Induced by Slumped Sitting Posture After 1 Hour of Sitting in Office Workers." *Safety and Health at Work* 7, no. 1 (2016): 49–54. https://doi.org/10.1016/j.shaw.2015.08.001.

105. Lammers, Karin, Sabrina L. Lince, Marian A. Spath, et al. "Pelvic Organ Prolapse and Collagen-Associated Disorders." *International Urogynecology Journal* 23, no. 3 (2011): 313–9. https://doi.org/10.1007/s00192-011-1532-y.

106. Faubion, Stephanie S., Lynne T. Shuster, and Adil E. Bharucha. "Recognition and Management of Nonrelaxing Pelvic Floor Dysfunction." *Mayo Clinic Proceedings* 87, no. 2 (2012): 187–93. https://doi.org/10.1016/j.mayocp.2011.09.004.

107. Arjmand, N., and A. Shirazi-Adl. "Role of Intra-Abdominal Pressure in the Unloading and Stabilization of the Human Spine During Static Lifting Tasks." *European Spine Journal* 15, no. 8 (2005): 1265–75. https://doi.org/10.1007/s00586-005-0012-9.

108. Benatti, Fabiana Braga, and Mathias Ried-Larsen. "The Effects of Breaking Up Prolonged Sitting Time." *Medicine & Science in Sports & Exercise* 47, no. 10 (2015): 2053–61. https://doi.org/10.1249/mss.0000000000000654.

109. Aprigliano, Federica, Dario Martelli, Jiyeon Kang, et al. "Effects of Repeated Waist-Pull Perturbations on Gait Stability in Subjects with Cerebellar Ataxia." *Journal of NeuroEngineering and Rehabilitation* 16, no. 1 (2019). https://doi.org/10.1186/s12984-019-0522-z.

110. Green, David A., and Jonathan P. R. Scott. "Spinal Health During Unloading and Reloading Associated with Spaceflight." *Frontiers in Physiology* 8 (2018). https://doi.org/10.3389/fphys.2017.01126.

111. Kim, Eunyoung, and Hanyong Lee. "The Effects of Deep Abdominal Muscle Strengthening Exercises on Respiratory Function and Lumbar Stability." *Journal of Physical Therapy Science* 25, no. 6 (2013): 663–5. https://doi.org/10.1589/jpts.25.663.

112. Chan, Mandy K. Y., Ka Wai Chow, Alfred Y. S. Lai, et al. "The Effects of Therapeutic Hip Exercise with Abdominal Core Activation on Recruitment of the Hip Muscles." *BMC Musculoskeletal Disorders* 18, no. 1 (2017). https://doi.org/10.1186/s12891-017-1674-2.

113. Sapsford, R. R., P. W. Hodges, C. A. Richardson, et al. "Co-Activation of the Abdominal and Pelvic Floor Muscles During Voluntary Exercises." *Neurology and Urodynamics* 20, no. 1 (2000): 31–42.

114. Ghaderi, Fariba, and Ali E. Oskouei. "Physiotherapy for Women with Stress Urinary Incontinence: A Review Article." *Journal of Physical Therapy Science* 26, no. 9 (2014): 1493–9. https://doi.org/10.1589/jpts.26.1493.

115. Herschorn, Sender. "Female Pelvic Floor Anatomy: The Pelvic Floor, Supporting Structures, and Pelvic Organs." *Reviews in Urology* 6, Suppl 5 (2004): S2–10.

116. Sapsford, Ruth R., Carolyn A. Richardson, and Warren R. Stanton. "Sitting Posture Affects Pelvic Floor Muscle Activity in Parous Women: An Observational Study." *Australian Journal of Physiotherapy* 52, no. 3 (2006): 219–22. https://doi.org/10.1016/s0004-9514(06)70031-9.

117. Wallace, Shannon L., Lucia D. Miller, and Kavita Mishra. "Pelvic Floor Physical Therapy in the Treatment of Pelvic Floor Dysfunction in Women." *Current Opinion in Obstetrics and Gynecology* 31, no. 6 (2019): 485–93. https://doi.org/10.1097/gco.0000000000000584.

118. Critchley, Duncan. "Instructing Pelvic Floor Contraction Facilitates Transversus Abdominis Thickness Increase During Low-Abdominal Hollowing." *Physiotherapy Research International* 7, no. 2 (2002): 65–75. https://doi.org/10.1002/pri.243.

119. Hastings, Julie, Jeri E. Forster, and Kathryn Witzeman. "Joint Hypermobility Among Female Patients Presenting with Chronic Myofascial Pelvic Pain." *PM&R* 11, no. 11 (2019): 1193–9. https://doi.org/10.1002/pmrj.12131.

120. Park, Hankyu, and Dongwook Han. "The Effect of the Correlation between the Contraction of the Pelvic Floor Muscles and Diaphragmatic Motion During Breathing." *Journal of Physical Therapy Science* 27, no. 7 (2015): 2113–5. https://doi.org/10.1589/jpts.27.2113.

121. Toigo, Marco, and Urs Boutellier. "New Fundamental Resistance Exercise Determinants of Molecular and Cellular Muscle Adaptations." *European Journal of Applied Physiology* 97, no. 6 (2006): 643–63. https://doi.org/10.1007/s00421-006-0238-1.

122. Franklin, Simon, Michael J. Grey, Nicola Heneghan, et al. "Barefoot vs Common Footwear: A Systematic Review of the Kinematic, Kinetic and Muscle Activity Differences During Walking." *Gait & Posture* 42, no. 3 (2015): 230–9. https://doi.org/10.1016/j.gaitpost.2015.05.019.

123. Huxel Bliven, Kellie C., and Barton E. Anderson. "Core Stability Training for Injury Prevention." *Sports Health: A Multidisciplinary Approach* 5, no. 6 (2013): 514–22. https://doi.org/10.1177/1941738113481200.

124. Buckthorpe, Matthew, Matthew Stride, and Francesco Della Villa. "Assessing and Treating Gluteus Maximus Weakness—A Clinical Commentary." *International Journal of Sports Physical Therapy* 14, no. 4 (2019): 655–69.

125. De Ridder, Eline M. D., Jessica O. Van Oosterwijck, Andry Vleeming, et al. "Posterior Muscle Chain Activity During Various Extension Exercises: An Observational Study." *BMC Musculoskeletal Disorders* 14 (2013): 204. https://doi.org/10.1186/1471-2474-14-204.

126. Murray, Andrew J., Katherine Croce, Timothy Belton, et al. "Balance Control Mediated by Vestibular Circuits Directing Limb Extension or Antagonist Muscle Co-Activation." *Cell Reports* 22, no. 5 (2018): 1325–38. https://doi.org/10.1016/j.celrep.2018.01.009.

127. MacKinnon, Colum D. "Sensorimotor Anatomy of Gait, Balance, and Falls." *Handbook of Clinical Neurology* 159 (2018): 3–26. https://doi.org/10.1016/B978-0-444-63916-5.00001-X.

128. Felten, David L., M. Kerry O'Banion, and Mary Summo Maida. "Chapter 15 - Motor Systems." In: *Netter's Atlas of Neuroscience,* Third Edition. Philadelphia: Elsevier, 2016: 391–420. https://doi.org/10.1016/B978-0-323-26511-9.00015-1.

129. Stark-Inbar, Alit, and Eran Dayan. "Preferential Encoding of Movement Amplitude and Speed in the Primary Motor Cortex and Cerebellum." *Human Brain Mapping* 38, no. 12 (2017): 5970–86. https://doi.org/10.1002/hbm.23802.

130. Mottolese, Carmine, Nathalie Richard, Sylvain Harquel, et al. "Mapping Motor Representations in the Human Cerebellum." *Brain* 136, no. 1 (2012): 330–42. https://doi.org/10.1093/brain/aws186.

131. Théoret, Hugo, Jasmine Haque, and Alvaro Pascual-Leone. "Increased Variability of Paced Finger Tapping Accuracy Following Repetitive Magnetic Stimulation of the Cerebellum in Humans." *Neuroscience Letters* 306, no. 1–2 (2001): 29–32. https://doi.org/10.1016/s0304-3940(01)01860-2.

132. Synofzik, Matthis, and Winfried Ilg. "Motor Training in Degenerative Spinocerebellar Disease: Ataxia-Specific Improvements by Intensive Physiotherapy and Exergames." *BioMed Research International* (2014). https://doi.org/10.1155/2014/583507.

133. Ivanenko, Yury, and Victor S. Gurfinkel. "Human Postural Control." *Frontiers in Neuroscience* 12 (2018). https://doi.org/10.3389/fnins.2018.00171.

134. Oliveira, Anderson S. C., Priscila B. Silva, Dario Farina, et al. "Unilateral Balance Training Enhances Neuromuscular Reactions to Perturbations in the Trained and Contralateral Limb." *Gait & Posture* 38, no. 4 (2013): 894–9. https://doi.org/10.1016/j.gaitpost.2013.04.015.

135. Cambridge, Edward D. J., Natalie Sidorkewicz, Dianne M. Ikeda, and Stuart M. McGill. "Progressive Hip Rehabilitation: The Effects of Resistance Band Placement on Gluteal Activation During Two Common Exercises." *Clinical Biomechanics* 27, no. 7 (2012): 719–24. https://doi.org/10.1016/j.clinbiomech.2012.03.002.

136. Rathore, Mrithunjay, Soumitra Trivedi, Jessy Abraham, and Manisha B. Sinha. "Anatomical Correlation of Core Muscle Activation in Different Yogic Postures." *International Journal of Yoga* 10, no. 2 (2017): 59. https://doi.org/10.4103/0973-6131.205515.

137. Myer, Gregory D., Adam M. Kushner, Jensen L. Brent, Brad J. Schoenfeld, Jason Hugentobler, Rhodri S. Lloyd, Al Vermeil, et al. "The Back Squat." *Strength and Conditioning Journal* 36, no. 6 (2014): 4–27. https://doi.org/10.1519/ssc.0000000000000103.

138. Sahrmann, Shirley A. "Moving Precisely? Or Taking the Path of Least Resistance?" *Physical Therapy* 78, no. 11 (1998): 1208–19. https://doi.org/10.1093/ptj/78.11.1208.

139. Poehlman, T. Andrew, Tiffany K. Jantz, and Ezequiel Morsella. "Adaptive Skeletal Muscle Action Requires Anticipation and 'Conscious Broadcasting.'" *Frontiers in Psychology* 3 (2012): 369. https://doi.org/10.3389/fpsyg.2012.00369.

140. Whiler, Lisa, Michael Fong, Seungjoo Kim, et al. "Gluteus Medius and Minimus Muscle Structure, Strength, and Function in Healthy Adults: Brief Report." *Physiotherapy Canada* 69, no. 3 (2017):

212–6. https://doi.org/10.3138/ptc.2016-16.

141. Martín-Fuentes, Isabel, José M. Oliva-Lozano, and José M. Muyor. "Electromyographic Activity in Deadlift Exercise and Its Variants. A Systematic Review." *PLOS One* 15, no. 2 (2020): e0229507. https://doi.org/10.1371/journal.pone.0229507.

142. Evans, Ronald C. "Chapter 10 - Hip." In: *Illustrated Orthopedic Physical Assessment,* Third Edition. St. Louis: Mosby, 2009: 765–842. https://doi.org/10.1016/B978-0-323-04532-2.50015-8.

143. Jeong, Ui-Cheol, Jae-Heon Sim, Cheol-Yong Kim, et al. "The Effects of Gluteus Muscle Strengthening Exercise and Lumbar Stabilization Exercise on Lumbar Muscle Strength and Balance in Chronic Low Back Pain Patients." *Journal of Physical Therapy Science* 27, no. 12 (2015): 3813–6. https://doi.org/10.1589/jpts.27.3813.

144. Brunner, R., and E. Rutz. "Biomechanics and Muscle Function During Gait." *Journal of Children's Orthopaedics* 7, no. 5 (2013): 367–71. https://doi.org/10.1007/s11832-013-0508-5.

145. Takakusaki, Kaoru. "Functional Neuroanatomy for Posture and Gait Control." *Journal of Movement Disorders* 10, no. 1 (2017): 1–17. https://doi.org/10.14802/jmd.16062.

146. Takakusaki, Kaoru. "Functional Neuroanatomy for Posture and Gait Control." *Journal of Movement Disorders* 10, no. 1 (2017): 1–17. https://doi.org/10.14802/jmd.16062.

147. Alshammari, Faris, Eman Alzoghbieh, Mohammad Abu Kabar, et al. "A Novel Approach to Improve Hamstring Flexibility: A Single-Blinded Randomised Clinical Trial." *South African Journal of Physiotherapy* 75, no. 1 (2019): 465. https://doi.org/10.4102/sajp.v75i1.465.

148. Paulin, Michael G. "The Role of the Cerebellum in Motor Control and Perception." *Brain, Behavior and Evolution* 41, no. 1 (1993): 39–50. https://doi.org/10.1159/000113822.

149. Floeter, Mary Kay, Laura E. Danielian, and Yong Kyun Kim. "Effects of Motor Skill Learning on Reciprocal Inhibition." *Restorative Neurology and Neuroscience* 31, no. 1 (2013): 53–62. https://doi.org/10.3233/RNN-120247.

150. Purves, Dale, George J. Augustine, David Fitzpatrick, et al. "Motor Control Centers in the Brainstem: Upper Motor Neurons That Maintain Balance and Posture." In *Neuroscience,* 2nd Edition. Sunderland, Mass.: Sinauer Associates, 2001. Available from: https://www.ncbi.nlm.nih.gov/books/NBK11081/.

151. Goodwill, Alicia M., Alan J. Pearce, and Dawson J. Kidgell. "Corticomotor Plasticity Following Unilateral Strength Training." *Muscle & Nerve* 46, no. 3 (2012): 384–93. https://doi.org/10.1002/mus.23316.

152. Aagaard, Per, Erik B. Simonsen, Jesper L. Andersen, et al. "Increased Rate of Force Development and Neural Drive of Human Skeletal Muscle Following Resistance Training." *Journal of Applied Physiology* 93, no. 4 (2002): 1318–26. https://doi.org/10.1152/japplphysiol.00283.2002.

153. Berman, R. A., C. L. Colby, C.R. Genovese, et al. "Cortical Networks Subserving Pursuit and Saccadic Eye Movements in Humans: An FMRI Study." *Human Brain Mapping* 8, no. 4 (1999): 209–25.

154. Chang, Lou-Ren, Prashanth Anand, and Matthew Varacallo. "Anatomy, Shoulder and Upper Limb, Glenohumeral Joint." In: StatPearls [Internet]. Treasure Island, FL: StatPearls Publishing, 2021. Available from: https://www.ncbi.nlm.nih.gov/books/NBK537018/.

155. Page, Phil. "Shoulder Muscle Imbalance and Subacromial Impingement Syndrome in Overhead Athletes." *International Journal of Sports Physical Therapy* 6, no. 1 (2011): 51–8.

156. Seitz, Amee L., Lisa A. Podlecki, Emily R. Melton, et al. "Neuromuscular Adaptions Following a Daily Strengthening Exercise in Individuals with Rotator Cuff Related Shoulder Pain: A Pilot Case-Control Study." *International Journal of Sports Physical Therapy* 14, no. 1 (2019): 74–87.

157. Roche, Simon J., Lennard Funk, Aaron Sciascia, et al. "Scapular Dyskinesis: The Surgeon's Perspective." *Shoulder & Elbow* 7, no. 4 (2015): 289–97. https://doi.org/10.1177/1758573215595949.

158. Robert-Lachaine, Xavier, Paul Allard, Véronique Godbout, et al. "Scapulohumeral Rhythm Relative to Active Range of Motion in Patients with Symptomatic Rotator Cuff Tears." *Journal of Shoulder and Elbow Surgery* 25, no. 10 (2016): 1616–22. https://doi.org/10.1016/j.jse.2016.02.031.

159. Shitara, Hitoshi, Daisuke Shimoyama, Tsuyoshi Sasaki, et al. "The Neural Correlates of Shoulder Apprehension: A Functional MRI Study." Edited by Gerwin Schalk. *PLOS One* 10, no. 9 (2015): e0137387. https://doi.org/10.1371/journal.pone.0137387.

160. Myers, Joseph B., Yan-Ying Ju, Ji-Hye Hwang, et al. "Reflexive Muscle Activation Alterations in Shoulders with Anterior Glenohumeral Instability." *American Journal of Sports Medicine* 32, no. 4 (2004): 1013–21. https://doi.org/10.1177/0363546503262190.

161. Carroll, Timothy J., Robert D. Herbert, Joanne Munn, et al. "Contralateral Effects of Unilateral Strength Training: Evidence and Possible Mechanisms." *Journal of Applied Physiology* 101, no. 5 (2006): 1514–22. https://doi.org/10.1152/japplphysiol.00531.2006.

162. Marshall, Paul W. M., Haylesh Patel, and Jack P. Callaghan. "Gluteus Medius Strength, Endurance, and Co-Activation in the Development of Low Back Pain During Prolonged Standing." *Human Movement Science* 30, no. 1 (2011): 63–73. https://doi.org/10.1016/j.humov.2010.08.017.

163. Gandbhir, Viraj N., and Appaji Rayi. "Trendelenburg Gait." In: StatPearls [Internet]. Treasure Island, FL: StatPearls Publishing, 2021. Available from: https://www.ncbi.nlm.nih.gov/books/NBK541094/.

164. Hall, M. G., W. R. Ferrell, R. D. Sturrock, et al. "The Effect of the Hypermobility Syndrome on Knee Joint Proprioception." *British Journal of Rheumatology* 34, no. 2 (1995): 121–5.

165. Vleeming, A., M. D. Schuenke, A. T. Masi, et al. "The Sacroiliac Joint: An Overview of Its Anatomy, Function and Potential Clinical Implications." *Journal of Anatomy* 221, no. 6 (2012): 537–67. https://doi.org/10.1111/j.1469-7580.2012.01564.x.

166. Ouchi, Yasuomi, Hiroyuki Okada, Etsuji Yoshikawa, et al. "Brain Activation During Maintenance of Standing Postures in Humans." *Brain* 122, no. 2 (1999): 329–38. https://doi.org/10.1093/brain/122.2.329.

167. Sinam, Vandana, Thonthon Daimei, I Singh, et al. "Comparison of the Upper and Lower Limbs—A Phylogenetic Concept." *IOSR Journal of Dental and Medical Sciences* 14, no. 8 (2015): 14–6. https://doi.org/10.9790/0853-14811416.

168. Shadmehr, Reza, Maurice A. Smith, and John W. Krakauer. "Error Correction, Sensory Prediction, and Adaptation in Motor Control." *Annual Review of Neuroscience* 33, no. 1 (2010): 89–108. https://doi.org/10.1146/annurev-neuro-060909-153135.

169. Keysers, Christian, and Valeria Gazzola. "Hebbian Learning and Predictive Mirror Neurons for Actions, Sensations and Emotions." *Philosophical Transactions of the Royal Society B: Biological Sciences* 369, no. 1644 (2014): 20130175. https://doi.org/10.1098/rstb.2013.0175.

170. Smith, Jo A., Alaa Albishi, Sarine Babikian, et al. "The Motor Cortical Representation of a Muscle Is Not Homogeneous in Brain Connectivity." *Experimental Brain Research* 235, no. 9 (2017): 2767–76. https://doi.org/10.1007/s00221-017-5011-7.

171. Fatoye, Francis, Shea T. Palmer, F. Macmillan, et al. "Proprioception and Muscle Torque Deficits in Children with Hypermobility Syndrome." *Rheumatology* 48, no. 2 (2008): 152–7. https://doi.org/10.1093/rheumatology/ken435.

172. Fatoye, Francis A., Shea Palmer, Marietta L. van der Linden, et al. "Gait Kinematics and Passive Knee Joint Range of Motion in Children with Hypermobility Syndrome." *Gait & Posture* 33, no. 3 (2011): 447–51. https://doi.org/10.1016/j.gaitpost.2010.12.022.

173. Zhong, Yunjian, Weijie Fu, Shutao Wei, et al. "Joint Torque and Mechanical Power of Lower Extremity and Its Relevance to Hamstring Strain During Sprint Running." *Journal of Healthcare Engineering* 2017: 8927415. https://doi.org/10.1155/2017/8927415.

174. Osternig, L. R., C. R. James, and D. Bercades. "Effects of Movement Speed and Joint Position on Knee Flexor Torque in Healthy and Post-Surgical Subjects." *European Journal of Applied Physiology and Occupational Physiology* 80, no. 2 (1999): 100–6. https://doi.org/10.1007/s004210050564.

175. Day, Joseph M., Ann M. Lucado, and Timothy L. Uhl. "A Comprehensive Rehabilitation Program for Treating Lateral Elbow Tendinopathy." *International Journal of Sports Physical Therapy* 14, no. 5 (2019): 818–29.

176. Cooper, Allison, Ghalib Abdullah Alghamdi, Mohammed Abdulrahman Alghamdi, et al. "The Relationship of Lower Limb Muscle Strength and Knee Joint Hyperextension During the Stance Phase of Gait in Hemiparetic Stroke Patients." *Physiotherapy Research International* 17, no. 3 (2011): 150–6. https://doi.org/10.1002/pri.528.

177. Wilczyński, Bartosz, Katarzyna Zorena, and Daniel Ślęzak. "Dynamic Knee Valgus in Single-Leg Movement Tasks. Potentially Modifiable Factors and Exercise Training Options. A Literature Review." *International Journal of Environmental Research and Public Health* 17, no. 21 (2020): 8208. https://doi.org/10.3390/ijerph17218208.

178. Blake, David T., Nancy N. Byl, and Michael M. Merzenich. "Representation of the Hand in the Cerebral Cortex." *Behavioural Brain Research* 135, no. 1–2 (2002): 179–84. https://doi.org/10.1016/s0166-4328(02)00163-8.

179. Verweij, B. H., G. J. Amelink, and J. P. Muizelaar. "Current Concepts of Cerebral Oxygen Transport and Energy Metabolism after Severe Traumatic Brain Injury." *Progress in Brain Research* 161 (2007): 111–24. https://doi.org/10.1016/S0079-6123(06)61008-X.

180. Ackerman, Sandra. "From Perception to Attention." In: *Discovering the Brain*. Washington, DC: National Academies Press (US), 1992. Available from: https://www.ncbi.nlm.nih.gov/books/NBK234148/.

181. Lamp, Gemma, Peter Goodin, Susan Palmer, et al. "Activation of Bilateral Secondary Somatosensory Cortex with Right Hand Touch Stimulation: A Meta-Analysis of Functional Neuroimaging Studies." *Frontiers in Neurology* 9 (2019): 1129. https://doi.org/10.3389/fneur.2018.01129.

182. Russell, Brent S. "The Effect of High-Heeled Shoes on Lumbar Lordosis: A Narrative Review and Discussion of the Disconnect between Internet Content and Peer-Reviewed Literature." *Journal of Chiropractic Medicine* 9, no. 4 (2010): 166–73. https://doi.org/10.1016/j.jcm.2010.07.003.

183. Robbins, Steven, Edward Waked, and Jacqueline McClaran. "Proprioception and Stability: Foot Position Awareness as a Function of Age and Footwear." *Age and Ageing* 24, no. 1 (1995): 67–72. https://doi.org/10.1093/ageing/24.1.67.

184. Salathe, Eric P., and G. A. Arangio. "A Biomechanical Model of the Foot: The Role of Muscles, Tendons, and Ligaments." *Journal of Biomechanical Engineering* 124, no. 3 (2002): 281–7. https://doi.org/10.1115/1.1468865.

185. Zhao, Mingqi, Marco Marino, Jessica Samogin, et al. "Hand, Foot and Lip Representations in Primary Sensorimotor Cortex: A High-Density Electroencephalography Study." *Scientific Reports* 9, no. 19464 (2019). https://doi.org/10.1038/s41598-019-55369-3.

186. Steffen, K., A. M. Pensgaard, and R. Bahr. "Self-Reported Psychological Characteristics as Risk Factors for Injuries in Female Youth Football." *Scandinavian Journal of Medicine & Science in Sports* 19, no. 3 (2009): 442–51. https://doi.org/10.1111/j.1600-0838.2008.00797.x.

187. Sinibaldi, Lorenzo, Gianluca Ursini, and Marco Castori. "Psychopathological Manifestations of Joint Hypermobility and Joint Hypermobility Syndrome/Ehlers-Danlos Syndrome, Hypermobility Type: The Link between Connective Tissue and Psychological Distress Revised." *American Journal of Medical Genetics Part C: Seminars in Medical Genetics* 169, no. 1 (2015): 97–106. https://doi.org/10.1002/ajmg.c.31430.

188. BBC News. "Yoga: How Did It Conquer the World and What's Changed?" June 22, 2017. Available from: https://www.bbc.co.uk/news/world-40354525.

189. Witvrouw, Erik, Nele Mahieu, Lieven Danneels, and Peter McNair. "Stretching and Injury Prevention: An Obscure Relationship." *Sports Medicine* (Auckland, NZ) 34, no. 7 (2004): 443–9. https://doi.org/10.2165/00007256-200434070-00003.

190. Woodyard, Catherine. "Exploring the Therapeutic Effects of Yoga and Its Ability to Increase Quality of Life." *International Journal of Yoga* 4, no. 2 (2011): 49. https://doi.org/10.4103/0973-6131.85485.

191. Saoji, Apar A., B. R. Raghavendra, and N. K. Manjunath. "Effects of Yogic Breath Regulation: A Narrative Review of Scientific Evidence." *Journal of Ayurveda and Integrative Medicine* 10, no. 1 (2019): 50–8. https://doi.org/10.1016/j.jaim.2017.07.008.

192. Bhattacharyya, Kalyan B. "The Stretch Reflex and the Contributions of C. David Marsden." *Annals of Indian Academy of Neurology* 20, no. 1 (2017): 1. https://doi.org/10.4103/0972-2327.199906.

193. Ahmed, H., and Cairo University. "Effect of Biomechanical Alignment and Jaw Movement on Women with Pelvic Pain." ClinicalTrials.gov. Updated September 1, 2019. Available from: https://clinicaltrials.gov/ct2/show/NCT03740932.

194. Shirley, Eric D., Marlene DeMaio, and Joanne Bodurtha. "Ehlers-Danlos Syndrome in Orthopaedics." *Sports Health: A Multidisciplinary Approach* 4, no. 5 (2012): 394–403. https://doi.org/10.1177/1941738112452385.

195. Breit, Sigrid, Aleksandra Kupferberg, Gerhard Rogler, et al. "Vagus Nerve as Modulator of the Brain–Gut Axis in Psychiatric and Inflammatory Disorders." *Frontiers in Psychiatry* 9 (2018): 44. https://doi.org/10.3389/fpsyt.2018.00044.

196. Thomson, Paula, and S. Victoria Jaque. "Chapter 17 - Performing Artists and Psychopathology." In: *Creativity and the Performing Artist: Behind the Mask*. San Diego: Academic Press, 2017: 281–305. https://doi.org/10.1016/B978-0-12-804051-5.00017-2.

197. Ma, Xiao, Zi-Qi Yue, Zhu-Qing Gong, et al. "The Effect of Diaphragmatic Breathing on Attention, Negative Affect and Stress in Healthy Adults." *Frontiers in Psychology* 8 (2017): 874. https://doi.org/10.3389/fpsyg.2017.00874.

198. Mathias, C. J. "Autonomic Nervous System: Clinical Testing." In: Larry R. Squire, editor. *Encyclopedia of Neuroscience*. Oxford: Academic Press, 2009: 911–28. https://doi.org/10.1016/B978-008045046-9.00653-7.

199. Viana, Ricardo B., Paulo Gentil, João P. A. Naves, et al. "Interval Training Improves Depressive Symptoms but Not Anxious Symptoms in Healthy Women."

Frontiers in Psychiatry 10 (2019): 661. https://doi.org/10.3389/fpsyt.2019.00661.

200. Richards, Gareth, and Andrew Smith. "Caffeine Consumption and Self-Assessed Stress, Anxiety, and Depression in Secondary School Children." *Journal of Psychopharmacology* 29, no. 12 (2015): 1236–47. https://doi.org/10.1177/0269881115612404.

201. Garfin, Dana Rose, Rebecca R. Thompson, and E. Alison Holman. "Acute Stress and Subsequent Health Outcomes: A Systematic Review." *Journal of Psychosomatic Research* 112 (2018): 107–13. https://doi.org/10.1016/j.jpsychores.2018.05.017.

202. Allan, R., and C. Mawhinney. "Is the Ice Bath Finally Melting? Cold Water Immersion Is No Greater Than Active Recovery upon Local and Systemic Inflammatory Cellular Stress in Humans." *Journal of Physiology* 595, no. 6 (2017): 1857–8. https://doi.org/10.1113/jp273796.

203. Hussain, Joy, and Marc Cohen. "Clinical Effects of Regular Dry Sauna Bathing: A Systematic Review." *Evidence-Based Complementary and Alternative Medicine* 2018: 1–30. https://doi.org/10.1155/2018/1857413.

204. Pereira, Vitor H., Isabel Campos, and Nuno Sousa. "The Role of Autonomic Nervous System in Susceptibility and Resilience to Stress." *Current Opinion in Behavioral Sciences* 14 (2017): 102–7. https://doi.org/10.1016/j.cobeha.2017.01.003.

205. D'Amato, Maria, Antonio Molino, Giovanna Calabrese, et al. "The Impact of Cold on the Respiratory Tract and Its Consequences to Respiratory Health." *Clinical and Translational Allergy* 8, no. 1 (2018). https://doi.org/10.1186/s13601-018-0208-9.

206. Brinkman, Joshua E, and Sandeep Sharma. "Physiology, Respiratory Drive." In: StatPearls [Internet]. Treasure Island, FL: StatPearls Publishing, 2021. Available from: https://www.ncbi.nlm.nih.gov/books/NBK482414/.

207. Tornberg, D. C. F., H. Marteus, U. Schedin, et al. "Nasal and Oral Contribution to Inhaled and Exhaled Nitric Oxide: A Study in Tracheotomized Patients." *European Respiratory Journal* 19, no. 5 (2002): 859–64. https://doi.org/10.1183/09031936.02.00273502.

208. Castori, Marco. "Ehlers-Danlos Syndrome, Hypermobility Type: An Underdiagnosed Hereditary Connective Tissue Disorder with Mucocutaneous, Articular, and Systemic Manifestations." *ISRN Dermatology* 2012: 1–22. https://doi.org/10.5402/2012/751768.

209. Voytyuk, Mariya. 2016. "Increased Energy/Reduced Digestion." *Encyclopedia of Evolutionary Psychological Science,* 1–4. https://doi.org/10.1007/978-3-319-16999-6_2952-1.

210. Mela, David J., and Elizabeth M. Woolner. "Perspective: Total, Added, or Free? What Kind of Sugars Should We Be Talking About?" *Advances in Nutrition* 9, no. 2 (2018): 63–9. https://doi.org/10.1093/advances/nmx020.

211. Della Corte, Karen, Ines Perrar, Katharina Penczynski, et al. "Effect of Dietary Sugar Intake on Biomarkers of Subclinical Inflammation: A Systematic Review and Meta-Analysis of Intervention Studies." *Nutrients* 10, no. 5 (2018): 606. https://doi.org/10.3390/nu10050606.

212. Avena, Nicole M., Pedro Rada, and Bartley G. Hoebel. "Evidence for Sugar Addiction: Behavioral and Neurochemical Effects of Intermittent, Excessive Sugar Intake." *Neuroscience & Biobehavioral Reviews* 32, no. 1 (2008): 20–39. https://doi.org/10.1016/j.neubiorev.2007.04.019.

213. Riccardi, G., and A. A. Rivellese. "Effects of Dietary Fiber and Carbohydrate on Glucose and Lipoprotein Metabolism in Diabetic Patients." *Diabetes Care* 14, no. 12 (1991): 1115–25. https://doi.org/10.2337/diacare.14.12.1115.

214. Kinsey, Amber, and Michael Ormsbee. "The Health Impact of Nighttime Eating: Old and New Perspectives." *Nutrients* 7, no. 4 (2015): 2648–62. https://doi.org/10.3390/nu7042648.

215. Cherpak, Christine E. "Mindful Eating: A Review of How the Stress-Digestion-Mindfulness Triad May Modulate and Improve Gastrointestinal and Digestive Function." *Integrative Medicine: A Clinician's Journal* 18, no. 4 (2019): 48–53.

216. Domany, Keren Armoni, Sumalee Hantragool, David F. Smith, et al. "Sleep Disorders and Their Management in Children with Ehlers-Danlos Syndrome Referred to Sleep Clinics." *Journal of Clinical Sleep Medicine* 14, no. 4 (2018): 623–9. https://doi.org/10.5664/jcsm.7058.

217. De Wandele, Inge, Lies Rombaut, Tine De Backer, et al. "Orthostatic Intolerance and Fatigue in the Hypermobility Type of Ehlers-Danlos Syndrome." *Rheumatology* 55, no. 8 (2016): 1412–20. https://doi.org/10.1093/rheumatology/kew032.

218. Porges, Stephen W. "The Polyvagal Theory: New Insights into Adaptive Reactions of the Autonomic Nervous System." *Cleveland Clinic Journal of Medicine* 76, Suppl 2 (2009): S86–90. https://doi.org/10.3949/ccjm.76.s2.17.

219. Kwak, Seoyeon, Tae Young Lee, Wi Hoon Jung, et al. "The Immediate and Sustained Positive Effects of Meditation on Resilience Are Mediated by Changes in the Resting Brain." *Frontiers in Human Neuroscience* 13 (2019): 101. https://doi.org/10.3389/fnhum.2019.00101.

220. Childs, Emma, and Harriet de Wit. "Regular Exercise Is Associated with Emotional Resilience to Acute Stress in Healthy Adults." *Frontiers in Physiology* 5 (2014): 161. https://doi.org/10.3389/fphys.2014.00161.

221. Caldwell, John A., J. Lynn Caldwell, Lauren A. Thompson, et al. "Fatigue and Its Management in the Workplace." *Neuroscience & Biobehavioral Reviews* 96 (2019): 272–89. https://doi.org/10.1016/j.neubiorev.2018.10.024.

222. Kozlowska, Kasia, Peter Walker, Loyola McLean, and Pascal Carrive. "Fear and the Defense Cascade." *Harvard Review of Psychiatry* 23, no. 4 (2015): 263–87. https://doi.org/10.1097/hrp.0000000000000065.

223. Noakes, Timothy D. "Fatigue Is a Brain-Derived Emotion That Regulates the Exercise Behavior to Ensure the Protection of Whole Body Homeostasis." *Frontiers in Physiology* 3 (2012): 82. https://doi.org/10.3389/fphys.2012.00082.

224. Maurer, Robert. "Intracranial Venous Sinus Stenting Improves Headaches and Cognitive Dysfunction Associated with Ehlers-Danlos Syndrome Type III." *Biomedical Journal of Scientific & Technical Research* 26, no. 4 (2020). https://doi.org/10.26717/bjstr.2020.26.004374.

225. Ely, Alice V., and Anne Cusack. "The Binge and the Brain." *Cerebrum* 2015 Sep–Oct (2015): cer-12-15.

226. Mathes, Wendy F., Kimberly A. Brownley, Xiaofei Mo, et al. "The Biology of Binge Eating." *Appetite* 52, no. 3 (2009): 545–53. https://doi.org/10.1016/j.appet.2009.03.005.

227. Cook, Gray. "Expanding on the Joint-by-Joint Approach." Available at: http://graycook.com/?p=35. Accessed October 5, 2020.

228. Singleton, Mark, *Yoga Body: The Origins of Modern Posture Practice* (Oxford, England: Oxford University Press, 2010).

229. Faria, Jr., Miguel A., "Violence, Mental Illness, and the Brain—A Brief History of Psychosurgery: Part 1—From Trephination to Lobotomy," *Surgical Neurology International* 4 (2013): 49.

230. Muller, Divo G., and Robert Schleip, "Fascial Fitness: Fascia Oriented Training for Bodywork and Movement Therapies," *Terra Rosa* e-magazine, issue no. 7, https://dl.anatomytrains.com/fascial_fitness.pdf.

231. Bulbena-Cabre, A., and A. Bulbena, "Anxiety and Joint Hypermobility: An Unexpected Association," *Current Psychiatry* 17, no. 4 (2018): 15–21.

232. Pocinki, Alan G. "Joint Hypermobility and Joint Hypermobility Syndrome." 2010. Accessed August 19, 2021. http://www.dynainc.org/docs/hypermobility.pdf.

國家圖書館出版品預行編目（CIP）資料

關節過度開展的肌力覺醒：給過度軟 Q 者的修復訓練與瑜伽指南 /Celest Pereira, Adell Bridges 作；饒素芬譯．-- 初版．-- 臺北市：墨刻出版股份有限公司出版：英屬蓋曼群島商家庭傳媒股份有限公司城邦分公司發行，2024.12
面；　公分
譯自：Too flexible to feel good : a practical roadmap to managing hypermobility.
ISBN 978-626-398-152-2（平裝）

1.CST: 瑜伽 2.CST: 關節 3.CST: 運動健康

411.15　　113018247

2021 年首次由 Victory Belt Publishing, Inc. 出版

ISBN-13: 978-1-628604-17-7
內頁設計及插圖由 Yordan Terziev 和 Boryana Yordanova 設計

墨刻出版 知識星球 叢書

關節過度開展的肌力覺醒
給過度軟Q者的修復訓練與瑜伽指南
Too Flexible to Feel Good : A Practical Roadmap to Managing Hypermobility

作者　Celest PEREIRA & Adell BRIDGES
譯者　饒素芬
責任編輯　林彥甫
美術編輯　李依靜
行銷企劃　周詩嫻

發行人　何飛鵬
事業群總經理　李淑霞
出版公司　墨刻出版股份有限公司
地址　115 台北市南港區昆陽街 16 號 7 樓
電話　886-2-2500-7008
傳真　886-2-2500-7796
EMAIL　service@sportsplanetmag.com
網址　www.sportsplanetmag.com

發行　英屬蓋曼群島商家庭傳媒股份有限公司城邦分公司
地址：115 台北市南港區昆陽街 16 號 5 樓
讀者服務電話：0800-020-299
讀者服務傳真：02-2517-0999
讀者服務信箱：csc@cite.com.tw
城邦讀書花園：www.cite.com.tw

香港發行　城邦（香港）出版集團有限公司
地址：香港灣九龍土瓜灣土瓜灣道 86 號順聯工業大廈 6 樓 A 室
電話：852-2508-6231
傳真：852-2578-9337

馬新發行　城邦（馬新）出版集團有限公司
地址：41, Jalan Radin Anum, Bandar Baru Sri Petaling, 57000 Kuala Lumpur, Malaysia
電話：603-90578822
傳真：603-90576622

經銷商　聯合發行股份有限公司（電話：886-2-29178022）、金世盟實業股份有限公司
製版　漾格科技股份有限公司
印刷　漾格科技股份有限公司
城邦書號　LSP023

ISBN 978-626-398-152-2（平裝）
EISBN 9786263981515（EPUB）
定價 NTD 500
2024 年 12 月初版